全国中医药行业高等教育"十三五"创新教材
中医神志病专业系列教材

神志病康复诊疗学

（供康复治疗学、针灸推拿学、精神卫生、公共事业管理等专业用）

总主编　赵永厚（黑龙江神志医院）

主　审　王彦恒（首都医科大学附属北京安定医院）

　　　　王国才（黑龙江省食品药品监督管理局）

主　编　柴剑波（黑龙江省精神心理卫生研究中心）

　　　　冯　斌（浙江中医药大学）

副主编　（以姓氏笔画为序）

　　　　于　明（黑龙江神志医院）

　　　　王超英（湖南中医药大学）

　　　　朱小琳（黑龙江中医药大学）

　　　　都　弘（沈阳市精神卫生中心）

　　　　唐银杉（浙江大学）

中国中医药出版社

·北　京·

图书在版编目（CIP）数据

神志病康复诊疗学 / 柴剑波，冯斌主编 . —北京：
中国中医药出版社，2017.8（2020.9重印）

全国高等中医药院校创新教材 . 中医神志病专业系列教材

ISBN 978 - 7 - 5132 - 4392 - 6

Ⅰ . ①神… Ⅱ . ①柴… ②冯… Ⅲ . ①心病（中医）—
诊疗—中医学院—教材 Ⅳ . ① R256.2

中国版本图书馆 CIP 数据核字（2017）第 188561 号

中国中医药出版社出版

北京经济技术开发区科创十三街 31 号院二区 8 号楼
邮政编码　100176
传真　010 64405750
河北纪元数字印刷有限公司印刷
各地新华书店经销

开本 787×1092　1/16　印张 20　字数 464 千字
2017 年 8 月第 1 版　2020 年 9 月第 3 次印刷
书号　ISBN 978 - 7 - 5132 - 4392 - 6

定价　59.00 元
网址　www.cptcm.com

社长热线　010 64405720
购书热线　010 64065415　010 64065413
微信服务号　zgzyycbs

书店网址　csln.net/qksd/
官方微博　http：//e.weibo.com/cptcm

淘宝天猫网址　http：//zgzyycbs.tmall.com

《神志病康复诊疗学》编委会

前　言

在国家大力推进中医药在精神卫生防治工作中的作用与优势发挥新形势下，为了更好地贯彻落实《国家中长期教育改革和发展规划纲要（2010—2020）》《中医药事业发展"十三五"规划》和《中华人民共和国精神卫生法》，根据《教育部关于"十三五"普通高等教育本科教材建设的若干意见》，根据复合型、创新型高等中医药院校神志病专业人才培养的迫切需求和全国各高等中医药院校教育教学改革新发展，改变各院校自主编写、定位随意、定性多样、概念混乱等教材编写状况，在国家中医药管理局人事教育司的主持下，国家中医药管理局教材办公室、全国中医药高等教育学会教材建设研究会全面组织编写了首套"全国中医药行业高等教育'十三五'创新教材——中医神志病专业系列教材"。

本套教材坚持以育人为本，重视发挥教材在人才培养中的基础性作用，充分展现我国中医药在精神卫生防治工作中教育、医疗、保健、科研、产业、文化等方面取得的成就，以期成为符合教育规律和神志病专业人才成长规律的科学性、先进性、适用性俱佳的优秀教材。

本套教材具有以下特色。

1. 采用"政府指导，学会主办，院校联办，出版社协办"的运作机制

作为首套中医神志病专业创新教材，为了做好编写和出版工作，中华中医药学会神志病分会先后召开4次教材建设工作会议，集中各高等中医药院校及医疗、科研相关专业的专家、学者，集思广益，对目前我国高等中医药教育专业需求、课程设置、教材建设等进行了多次研讨，广泛听取一线教师和行业专家对教材使用和编写的意见，不断明确各教材的性质与定位，不断完善编写大纲与编写体例。结合目前中医神志病学科发展与专科建设情况，以及中医神志病专业的特点，明确了高等中医药院校中医神志病专业人才的培养目标和教材编写机制。

2. 充分发挥行业领军人才的主导作用和高等中医药院校在教材建设中的主体作用

作为首套中医神志病专业创新教材，本套教材的编写缺少前人经验可资借鉴，编写内容具有原创性与创新性，编写难度大、任务重。为了保证教材定位准确和编写质量，编写工作采取以行业领军人才为主导的组织模式，遴选中医神志病专业的领军人才、重点学科带头人牵头组织具体编写工作，担任丛书主编。

分册主编、副主编和编者的遴选实行公开、公平、公正的原则，首先面向全国高等中医药院校展开，各院校积极响应，众多相关专业的教学名师、学科带头人和一线优秀教师参与了编写工作。同时，基于专业人才培养目标，在编委会遴选过程中优先选择理论

教学和临床教学兼备者，最终在全国37所高等院校及医疗机构的140余位专家和学者申报的基础上，98位申报者分别遴选为主编、副主编和编委。编委会成员以积极热情、严肃认真、高度负责的态度，攻坚克难，出色地完成了本套教材的编写任务。

3. 整体规划，优化结构，注重实践性与实用性

根据专业人才培养目标，在充分调研与研讨论证的基础上，全国中医药高等教育学会教材建设研究会、中国中医药出版社规划并确定了全国高等中医药院校中医神志病专业教材7种，即《中医神志病学》《神志病中西医结合诊断学》《神志病中西医结合治疗学》《神志病护理学》《神志病预防养生学》《神志病康复诊疗学》《神志病性医学》，基本涵盖了该专业的基础理论、临床技能、预防康复护理等方面，体现了中医药精神卫生防治"一体化"，体现出复合型、创新型高等中医药神志病专业人才所必需的基本知识、基本理论、基本技能的主体框架，并基于神志病专业特殊性兼顾了中西医结合临床人才的培养。

本套教材的编写注重基本技能和临床实践能力的培养，实践性与实用性强，除符合高等院校神志病专业人才培养需要外，还可作为医务工作者临床实践的指导用书与行为指南，扩大了教材的适用范围和使用人群。

4. 继承创新，突出专业性质，强化专业特色，打造精品

本套教材将突出专业特色、切合临床实用作为编写的重要指导原则，除在继承与创新、传统与现代、理论与实践的结合上体现中医药教材的整体特色外，更加强化专业性质和特色。在系统梳理与全面整理古今文献与研究的基础上，本套教材以基本知识点作为主体内容，与时俱进，紧密结合学科发展前沿，适度融合学科、行业的新进展、新技术、新成果，体现出独特的理论体系和临床诊疗思路。学科定位准确，理论阐述系统，概念表述规范，结构设计合理，体现了科学性、继承性、先进性、启发性、教学适应性和临床实践性。

本套教材由国家中医药管理局宏观指导，全国中医药高等教育学会教材建设研究会、中国中医药出版社整体规划，中华中医药学会神志病分会牵头组织，黑龙江神志医院全程协助，全国行业专家领军人才和高水平专家联合编写，整个运作机制协调有序，为整套教材的质量和学术水平提供了保障机制。本套教材作为目前我国中医神志病专业中医药高等教育教学和人才培养唯一的国家正规教材体系，亦必将成为最权威的教学资源和临床行为指南，为进一步推动中医药在精神卫生工作中贡献力的提升和作用与优势发挥重要的作用。

本套教材的编写，得到国家中医药管理局各级主管部门的大力支持和指导，得到了全国相关院校以及医疗、科研机构领导、专家和教师的积极参与和支持，谨此，向有关单位和个人表示衷心的感谢！特别感谢黑龙江中医药大学匡海学教授、孙忠人教授，黑龙江省中医药科学院王顺教授，首都医科大学附属北京安定医院 王彦恒 教授对本套教材的筹划、编写所给予的大力支持和学术指导！

本套教材为我国中医神志病专业首套国家级教材，整体编写过程是一种继承、整理、凝炼、升华，更是一种创新，在探索的过程中难免有不足之处，敬请各单位及广大师生、医务工作者在使用中及时提出宝贵意见或建议，以便不断修订和完善，使教材质量得以不断提升，更好地满足中医神志病专业人才培养和教育教学的需要。

国家中医药管理局教材办公室
全国中医药高等教育学会教材建设研究会
中国中医药出版社
2016 年 10 月

编写说明

本教材为"全国中医药行业高等教育'十三五'创新教材·中医神志病专业系列教材"之一，在国家中医药管理局统一规划、宏观指导下，由国家中医药管理局教材办公室、全国中医药高等教育学会教材建设研究会具体负责，中华中医药学会神志病分会组织实施，黑龙江省精神心理卫生研究中心、浙江中医药大学等13家中医药院校及医疗临床实践教学机构编写，供全国医药院校康复治疗学、针灸推拿学、精神卫生、公共事业管理等专业使用，也适合从事神志病保健康复、临床诊疗工作者及科学研究者使用。

神志病康复诊疗学是以中医神志病学理论为指导，研究人体神志康复诊疗方法及其应用的一门学科。神志病康复诊疗学针对神志疾病发病特点及规律，采用中药、针灸、推拿、食疗、体疗、工娱等传统与现代手段和方法，纠正神志功能异常，使患者脑神功能得到最大限度的改善或恢复正常，促进其回归家庭、社会和工作。本教材的最大特点是基于中医神志病学理论体系，阐述神志功能康复的中医特色干预方法和手段，将中医康复手段与现代"生物－心理－社会"医学模式相结合，强调"形神一元论"及辨证康复观、整体康复观、功能康复观，调节脑与五脏功能，达到神志病治疗与康复的目的。在充分体现中医特色的基础上，强调编写内容的科学性、系统性和完整性。

本教材共分两部分。第一部分总论，共分四章：第一章，神志病康复诊疗学概述；第二章，神志病的康复原则和康复禁忌；第三章，神志病的康复方法；第四章，神志病的康复评定。第二部分各论，从疾病概述、辨证康复、康复疗法及康复护理等方面，详细论述癫病、狂病、郁病、不寐、脏躁、头痛等39种临床常见神志疾病。附篇介绍部分评定量表，以资参考。

在编写过程中，力求突出神志病康复诊疗学特色，不仅全面、广泛地介绍神志病康复的传统技法，同时结合现代医学对于神志病康复的认识，对本学科新知识、新技术、新的诊疗规范也做了简要的介绍。

本教材编写分工，总论第一章、第二章由柴剑波、冯斌、程明、刘晓丹编写；第三章由李艳、于明、王丹、王艳编写；第四章由王超英、马冲编写。各论癫病、狂病由赵思涵编写，郁病、不寐、多寐、多梦、梦游、健忘、痫病、梅核气、奔豚气、百合病、卑慄、烦躁、痴呆、惊悸、怔忡由都弘编写，汗证、产后神志异常由都弘、朱小琳、唐银杉编写，癔病、脑鸣、邪祟病由都弘、黄龙坚、高建辉编写，花癫、梦遗、失志由都弘、郝秀兰、许文杰编写，喜证、怒证、忧思证、悲证、恐证、惊证由李艳编写，颤病、厥病、痉病、昏迷、眩晕、头痛由王超英编写，脏躁、经行神志异常由王小红编写。全书由主编单位黑龙江省精神心理卫生研究中心、浙江中医药大学相关工作人员负责统稿，由总主编单位黑龙江神志医院相关工作人员负责审修，由 王彦恒 教授、王国才教授主审。

由于编者水平有限，作为我国首套中医神志病专业系列教材中的重要组成部分，无前人经验可借鉴，编写难度较大，时间较紧，恐有疏漏不足之处，祈请各院校老师及中医广大同道提出宝贵意见，以便进一步修订提高。

《神志病康复诊疗学》编委会

2016 年 8 月

目　录

总　论

各　论

总　　论

　　神志病康复诊疗学是中医神志病学的重要组成部分，也是构建中医神志病学理论体系和临床诊疗体系的重要组成部分。其既有基于中医神志病学系统的理论体系，又有基于神志功能康复的中医学特色的干预方法和手段，是挖掘中医学诊疗神志疾病特色与优势的重要学术领域。

　　中医学之"神志"以脏腑气血津液为物质基础，是脏腑精气对外界应激的反应。所谓神志病是指在六淫外邪、七情内伤、饮食失节及外伤等各种因素作用下，人体阴阳失调，脏腑功能受扰，气血津液变动，引起脑神功能失常，导致神志功能活动障碍而出现各种神志异常的一类疾病。即指在疾病的发生、发展、转归及防治过程中，以神志异常为主要临床表现，或其发病或病理机转与神志变化有着密切关系的一类疾病，如癫病、狂病、郁病等，也包括与神志变动因素有关的内、外、妇、儿等其他系统疾病。神志病基本涵盖了西医学的精神疾病、心理疾病、心身疾病及部分神经疾病等。基于神志疾病的特殊发病特点及病理性质，其康复手段的干预对提高临床疗效，促进神志病患者神志功能及社会功能的恢复具有十分重要的意义。

第一章　神志病康复诊疗学概述

第一节　神志病康复诊疗学的概念与研究意义

一、神志病康复诊疗学的基本概念

　　《尔雅·释诂》谓："康，安也。"《尔雅·释言》谓："复，返也。"康复一词自古在医学中即有使用，泛指疾病的治愈及健康的恢复。神志病康复诊疗学是以中医神志病学理论为指导，研究人体神志康复的基本理论、方法及应用的一门学科。即基于中医基础理论，针对神志疾病发病特点及规律，采用中药、针灸、推拿、食疗、体疗、工娱等传统或现代手段和方法，纠正神志功能异常，使患者脑神功能得到最大限度的改善或恢复，促进其回归家庭、社会和工作。神志病康复诊疗学将中医神志病学理论与现代中医康复学理论相融合，以神明之复常为立足点，以神志康复理论挖掘为基础，以神志康复技术为途径，以恢复神志病患者感觉、意志、思维等神志功能为目的，注重人的整体功能、社会功能和生活能力的全面康复。

二、神志病康复诊疗学与西医精神疾病康复学

在现代医学体系中，已把预防、医疗、康复相互联系，组成一个统一体，康复医学的发展是人类医学事业发展的必然趋势，也是现代科学技术进步的结果。神志病康复诊疗学与西医精神病康复学在研究对象及康复目的、康复原则、康复方法等方面皆有共同之处，但由于医学理论系统的不同而亦有着较大的差异，各具特色与优势。西医精神疾病康复学以西医精神病学理论为基础，主要着眼个人的心理和社会的需要。我国精神疾病康复模式正处于探索阶段，主要借鉴西方康复治疗模式，以社区康复、支持就业、支持教育、支持居住等为主要手段，强调精神疾病患者应享有平等的教育、工作、居住的机会，享有维持生活所必需的生活资料和社会健康服务，建立起较完备的社会与环境支持体系。神志病康复诊疗学基于传统中医学理论基础，拥有独具特色的神志功能康复理论和康复手段，并将中医康复手段与现代"生物－心理－社会"医学模式相结合，强调"形神一元"论及辨证康复观、整体康复观、功能康复观，调节脑神与五脏神功能，在精神心理疾病康复领域中具有重要地位。

三、神志病康复诊疗学与神志病治疗学

神志病康复诊疗学与神志病治疗学皆为中医神志病学中的重要组成部分，二者之间既有联系也有区别。就研究对象而言，神志病治疗学的研究对象是病证，借助中医学四诊和辨证方法确立证候，将疾病与证候相关的医学信息相结合，运用中医药疗法控制或消除神志异常症状以治愈疾病。神志病康复诊疗学的研究对象是神志功能障碍，亦通过中医学四诊和辨证，指导运用有利于神志功能康复的各种方法和手段以恢复神志功能与社会功能，改善生存质量，使思维、意识活动符合一般规律。治疗学以发病期为主，针对已发疾病采取适当治疗手段以消除症状，祛除病邪；康复诊疗学则侧重于发病后期，针对已治疗疾病采取适当手段以帮助恢复其感觉、情感、思维、认知、意志、语言、记忆、智力、行为等的异常。但对于神志病而言，其治疗与康复往往界限不能截然划分，治疗与康复是相辅相成的，康复过程对治疗过程而言既是一种正面的延续，亦是一种相互补充。

四、神志病康复诊疗学与神志病预防养生学

神志病康复诊疗学与神志病预防养生学都是中医神志病学中的重要组成部分。在传

统中医学中，预防养生与康复之间并无严格的界限，二者的基础理论具有相通之处，基本原则与方法有着密切的联系，某些神志养生技术成为神志康复技术的重要内容，如情志调摄法既可以帮助健康人预防神志病的发生，同时又是神志病患者康复的重要方法。再如针灸、导引等技术为养生与康复共用之法。但就研究对象而言，神志病预防养生学主要研究的是健康人体神志养生的理论基础、基本方法、基本原则，以及如何依据神志养生理论保证机体神志功能的正常，以应对各种应激反应，从而预防神志疾病的发生；神志病康复诊疗学主要针对的是神志疾病患者存在的神志功能障碍，研究神志功能康复理论、方法及原则，以及根据神志功能障碍评估制定个体化康复方案，构建"家庭－社会－医疗－个体"相关联的康复模式，重点在于神志功能和社会功能的恢复。

五、神志病康复诊疗学的研究意义

对于神志病而言，临床医学主要解决的是疾病发作期或癫狂，或抑郁，或哭笑无常，或悲伤欲哭等神志异常症状。但由于神志疾病特殊的病理特点与发病规律，患者在临床症状得以缓解后，仍存在不同程度的情感障碍、认知障碍、思维障碍等神志功能异常，虽对家人、社会一般不会产生明显危害，但难以完全回归正常的生活、工作和学习，成为家庭和社会的负担。且神志疾病所具有的迁延、隐匿、病情反复、易感影响因素等特点，往往使某些表现与常态人的表现难以显著区分，成为疾病复发、诱发或病情反复的内在、潜在的致病因素。因此，神志病的康复治疗与干预对患者的生存质量及社会属性的回归显得尤为重要。基于中医神志病学理论，系统阐述人体神志功能康复的理论基础、技术手段，探索符合神志病特点与规律、符合中国社会文化背景的中医学特色康复模式，对于构建完整的中医神志病学理论体系、临床诊疗体系与神志病防治框架具有十分重要的学术价值与实践意义。

第二节 神志病康复诊疗学的形成与发展

神志病康复诊疗学的学术源流具有悠久的历史，经历代医家不断充实而逐步完善。虽然在历代医学文献典籍中，尚无神志康复诊疗的专著专篇，但散列在其他古籍之中的相关内容和论述十分丰富，为现代神志病康复诊疗学的发展提供了宝贵的文献资料和历史借鉴。值得注意的是，神志病康复诊疗学的历史文献记载是与中医神志病学的整体学术发展相伴而行的，且康复诊疗学与治疗学、养生学之间往往具有一定的、必然的联系，或某种程度的融合。

一、古代源流与发展

1. 先秦时期

先秦时期生产力与科学文化事业皆得到相应的发展，诸子百家学术争鸣，有关神志康复的思想初见端倪，内容也散于各家的著作中。如《道德经》曰："人法地，地法天，天法道，道法自然。"说明了道家顺应自然而养生康复的观点，这对于神志病康复诊疗学的发展具有很大的影响。《管子·内业》中强调了饮食起居及精神调养的重要性。《大学》云："身有所忿怒，则不得其正；有所恐惧，则不得其正；有所好乐，则不得其正；有所忧患，则不得其正。"这亦强调了精神调摄的作用。先秦诸子百家所倡导的生活起居调摄、精神调摄与顺应自然的观点为神志病康复诊疗学理论的形成和发展奠定了初步基础。

这一时期，中医神志康复技术的导引术得以萌芽，马王堆汉墓出土的《导引图》是现存最早的导引图形。有关导引吐纳的论述已十分翔实，如马王堆汉墓出土的竹简医书《十问》所记载："是故道者发明唾手，循辟靡腹，从阴从阳，必先吐陈。""息必（探）深而久，新气易守，宿气为老，新气为寿。善治气者，使宿气夜散，新气朝聚。"这是最早的医籍记载。此外，非医籍中亦有关于导引术的记载，如《庄子·刻意》中描述了导引吐纳的方法，曰："吹呴呼吸，吐故纳新，熊经鸟申，为寿而已矣。"由此可见，神志康复导引术在先秦时期得以广泛认可。

《黄帝内经》是我国现存最早的中医经典理论著作，较为系统地论述了"神"与"志"的概念与基本内涵，并运用五行学说将五神、五志、五脏、五（六）腑及脑神密切关联，形成了中医神志病学理论体系的基本框架，对神志疾病的病因病机、发病规律、病证特点及神志病防治思想等皆做了较为系统的阐述，成为后世发展神志理论的基石。与此同时，亦使神志康复思想得以全面总结与升华，成为神志病康复诊疗学发展的重要基础，其所论之阴阳五行学说、整体观念、脏象经络学说等，皆为指导神志病康复诊疗的纲领性指导思想。《黄帝内经》认为"人以天地之气生，四时之法成"，把人和自然界看成一个整体，所论"天人相应""形神一元"的整体观成为神志病康复学的核心理论；《素问·异法方宜论》所论"杂合以治，各得其所宜"的观点与现代神志康复的多因素社会化康复模式十分契合，成为神志病康复诊疗学的重要理论；所提出的调和阴阳、疏通气血、协调脏腑及脑主神明等康复原则与观点及调摄情志、针灸、气功、导引、体育康复等方法称为现代神志病康复诊疗学的重要内容。有关"精、气、神"的强调，有关神志变化与脏腑之间的关系论述，以及有关色彩、声音、时序等与五行之间的配属关系等，皆为神志病调摄情志康复、饮食康复、工娱康复技术奠定了基础。此外，对神志病康复而言，良好的医患关系是开展临床诊疗行为的重要前提，《素问·汤液醪醴论》已论及"病为本，工为标，标本不得，邪气不服"，说明了医患关系的重要性。

2. 汉晋六朝时期

汉晋六朝时期经历了汉代封建社会的繁荣盛世，又经历了多次战乱纷争，时局的动荡不安对人们的精神与心理健康产生了重要影响，促进了中医神志病学的发展，神志病康复诊疗学知识亦随之得以充实，并涌现出不少名医名家。

张仲景所创立的六经辨证体系对神志病康复诊疗学的临床诊疗模式形成具有重要的指导意义，并对百合病、脏躁、奔豚病等多种神志病证进行了详细论述。《伤寒杂病论》中专列"瘥后劳复"篇，阐述了大病瘥后的康复原则和方法，并开创药物康复法之先河，其代表方如半夏厚朴汤、甘麦大枣汤、奔豚汤、桂枝加桂汤、百合地黄汤、黄连阿胶汤等至今仍用于神志病的康复治疗，是我国现存最早的有关药物康复的专篇。张氏倡导"养慎避邪、调神怡情、既病早治、杂合以治"等康复原则，如《金匮要略·脏腑经络先后病脉证》有云："若人能养慎，不令邪风干忤经络，适中经络，未流传脏腑，即医治之；四肢才觉重滞，即导引、吐纳、针灸、膏摩，勿令九窍闭塞。"这为后世神志康复诊疗学"杂合以治"的康复理念奠定了基础。

东汉名医华佗重视体育锻炼对神志功能康复的意义，认为"人欲得劳动，但不当使极耳。动摇则谷气得消，血脉流通，病不得生，譬犹户枢不朽是也"（《三国志·魏书·华佗传》）。在继承古代导引、吐纳等功法的基础上，模仿虎、鹿、熊、猿、鸟5种动物的神态和动作，创编了古代体育康复法"五禽戏"，对促进患者心身康复具有良好的作用，经历代流传与发展，成为现代神志康复疗法中体育疗法的重要内容。此外，其他相关疗法如音乐疗法、舞蹈疗法等亦广泛用于现代神志康复医学中，如《吕氏春秋·古乐》记载："昔陶唐之始……民气郁闷而滞者，筋骨瑟缩不达，故作为舞以宣导之。"又云："乃伴五弦之瑟。"此皆为现代神志康复疗法中体育、工娱疗法的有力借鉴。

晋代葛洪进一步发挥导引术的医学康复理论，强调"内以养身，外以祛邪"，导引之功法应以简便易行、有益身心为原则，可动静结合，不拘形式。诚如《抱朴子·祛惑》所云："疗未患之疾，通不和之气，动之则百关气畅。"其形式"或屈伸，或俯仰，或行卧，或倚立，或徐步，或吟，或息，皆导引也"。其所著《肘后备急方》，收集了许多民间的方剂，其中治疗神志病的方剂和针灸方法达20余种，其所提出的用水喷淋的方法实为我国最早的神志病物理康复疗法的代表。晋代名医皇甫谧《针灸甲乙经》系统总结了晋代以前医家有关针刺、灸法、热敷、导引等康复疗法，并重视神志变动对施针的影响，《针灸甲乙经·针灸禁忌第一》云："大怒无刺，已刺勿怒。""大惊大怒，必定其气，乃刺之。"指出在神志异常变动的临证治疗中，应先定气，方能施针，为现代神志康复针灸技术提供了参考与借鉴。

南朝陶弘景系统总结梁代以前康复经验之所长，撰写了《养性延命录》，并专列"服气疗病"和"导引按摩"两篇，提出"引气攻病"康复法，即"凡行气欲除百病，随所在作念之，头痛念头，足痛念足，和气往攻之"。这一理论与西医精神病学心理暗示疗法及认知行为疗法颇有相似之处，虽未直接言及神志康复，但相关医学康复理论广为后世所用。

3. 隋唐时期

隋唐时期是我国封建社会鼎盛时期，中医神志病学得以充分发展，有关神志康复诊疗的理论和技术亦得到了较系统的整理和应用，在实践中有了长足的进步，并积累了较为丰富的经验。

隋代巢元方编撰的《诸病源候论》对神志病康复诊疗学的发展产生了较大的影响。其将疾病病因归为寒气、热气、怒气、恚气、忧气、喜气、愁气七气，而与神志病相关的则为怒、恚、忧、喜、愁五气，并将"郁"称为"结气"，认为"结气病者，忧思所生也"，充实了中医神志病学的理论内容，亦为神志病康复诊疗学的发展提供理论依据。该书前40卷对导引、气功、按摩等康复疗法进行了较详细的论述，针对癫、狂、痫等神志病证或其不同证候施以不同导引术，并强调"一病多法"的康复理念，体现了现代神志病多因素干预康复模式的基本思想。

唐代医药学家孙思邈著有《备急千金要方》《千金翼方》，在总结前人学术理论和成果的基础上，结合自身实践经验，对人体神志功能的认识颇有见地，提出"心气虚则悲不已，实则笑不休……心藏脉，脉舍心，怵惕思虑则伤神，神伤则恐惧自失"（《备急千金要方·心脏脉论》）。他认为机体失调可出现幻觉、悲忧、狂笑、惊恐等神志异常表现，并以悲、笑等异常神志变化作为虚实辨证的依据。孙氏十分重视饮食康复，在《备急千金要方》中专列"食治"一门，提出"安身之本，必资于食"，对154种谷肉果菜的性味、功能及服食禁忌等详加论述，指明其康复作用，为神志病康复学的食疗康复提供了宝贵经验。其所论的康复法十分丰富，所创之"药枕愈疾"至今为神志病康复的常用疗法。孙氏倡导的针药并施、内外兼顾的综合康复法及全面康复的观点，对神志病康复诊疗学发展具有很大的指导意义。

4. 宋金元时期

中医学在唐宋以前，皆遵循《黄帝内经》《伤寒论》之论。两宋、金元时期，各家学说不断崛起，中医学界流派丰富，学术争鸣，对神志病的病因、病机、治疗等提出了许多新的见解，进一步丰富发展了神志病康复诊疗学的内容。

宋代陈无择在张仲景"三因致病说"的基础上，提出了"七情"为致病因素之内因，并在阐释其致病特点的基础上，创立了七气汤、大七气汤、小定志丸等方剂。其在《三因极一病证方论·头痛证治》所言："头者，百神所聚。"此为后世以"五行理论""脑主神明"为基础的神志理论增添了新的内涵。

这一时期，金元四大家的学术成就对后世神志病康复诊疗学的理论基础及临床实践皆产生了重要影响。刘完素认为"五志过极皆为热病""情之所伤，则皆属火热"，心之火热扰乱神明，导致神志异常，而见癫狂、谵妄等，治疗宜泻心火，滋肾水。同时认为"神依气立，气合神存"，重视气、精的保养，并创立何首乌丸、大补阴丸，为神志康复的病因学及治疗提供了一定的学术参考。其所著《素问玄机原病式》对神志病康复的临床辨证具有一定的指导意义。张从正有关神志病病机言"九气致病论"，并重视人与社会环境的整体观，善于运用情志康复法，体现了其独特的康复理念。李东垣认为"人以胃土为本""内伤脾胃，百病由生"，在重视脾胃在人体生理、病理过程中作用的同时，亦强调情志因素的影响，提倡调摄情志以保护脾胃，认为"气乃神之祖，精乃气之子，气者，精神之根蒂也……积气以成精，积精以全神"（《脾胃论》）。故气是神志活动的基本物质，而元气产生于脾胃，故保护脾胃在神志功能调节中十分重要。此外，神志病的康复往往需要较长时间，患者经过临床针对性治疗，在各种药物等干预因素作用下，加之神志病患者饮食多不规律，故常见脾胃功能失调者；同时，药食康复疗法发挥作用的主要途径亦需通过脾胃的运化功能，故李氏"顾护中焦"的学术思想是神志康复医疗中应始终遵循的基本原则，这对后世神志病康复诊疗学理论体系的形成具有重要的影响。朱丹溪首创六郁学说，认为"气血冲和，百病不生，一有怫郁，诸病生矣"（《丹溪心法》），对于神志理论的发展具有重要学术价值。朱氏善用"以情胜情"康复法，如《丹溪心法》所云："五志之火，因七情而起，郁而成痰，故为癫痫狂妄之证。

宜以人事制之，非药石所能疗也，须诊察其由以平之。"由此看来，所谓"人事制之"即指现代心理治疗康复之意，朱氏对此法还特别提出"此法唯贤者能之"。朱氏还强调远帷幕，自珍重，宁心保精，则有益于身心调护，说明了修心养性的重要性。

宋代设立了校正医书局，官方组织编撰了许多大型的医籍，使得医药学得到系统整理、总结和提高，对神志病康复诊疗学亦有相应的影响。如《太平圣惠方》《圣济总录》《太平惠民和剂局方》等所论之药疗与食疗相结合的康复疗法、药粥、药酒疗法为现代神志康复疗法提供了借鉴；神志病康复经典方药，如归脾汤、逍遥散等皆为本时期所创。宋代陈直编著、元代邹铉增订的《寿亲养老新书》对神志功能康复独有心得，云："自身有病自身知，身病还将心自医，心境静时身亦静，心生还是病生时。"直言调神养性的重要性。此外，宋代亦涌现出大量有关针灸、按摩、导引、气功、体育疗法等医学书籍和道家书籍，这对神志病康复诊疗学的发展都有重要的价值。

5. 明清时期

明清时期，医家们对神志疾病更加重视，纷纷阐述了神志病内涵、分类、病因病机及学术观点，随着中医神志病学理论体系的日趋充实，神志病康复诊疗学的理论内涵亦得以完善。

这一时期，神志病"脑主神明"观点得以充分体现，认为脑为十二官之主，统领五脏六腑，神明之体藏于脑。如《素问·脉要精微论》所言："头者，精明之府。"即指明了脑主神明的观点，其中"精明"就是指精神与意识而言。之后明代李时珍亦提出"脑为元神之府"（《本草纲目》），开辟了脑神学说的先河。《类证治裁·卷之三》云："脑为元神之府，精髓之海，实记忆所凭也。"清代医家汪文绮在《杂证会心录·鼻渊》中有云："夫脑属神脏，藏精髓而居高位。"《医宗金鉴·正骨心法要旨》所谓："头为诸阳之会，位居至高，内涵脑髓。脑为元神之府，以统全身者也。"这认为人的精神、意识及脏腑功能、四肢百骸皆需脑的协调和统摄。王清任则直云："灵机记性不在心在脑。"（《医林改错·脑髓说》）这把记忆、视听、嗅觉及语言等高级神经活动统归于脑。诸医家所论之"脑神"观点，是现代神志病康复诊疗学发展的重要指导思想。

明代王肯堂在其《证治准绳》专列出"神志门"，对神志病进行了比较系统的总结，形成了比较完备的中医神志病学论述专篇，将神志病分为癫、狂、痫、烦躁、惊恐等几种类型，改变了以往混乱的分类方法，为后世医家所宗，为神志病康复诊疗学的发展奠定了重要基础。

清代沈金鳌《杂病源流犀烛》认为"百病之生，皆由气之涩滞"，故在药物治疗后，还应调气以使病人得以有效康复。日·丹波元坚《杂病广要》中所列"调摄法"，其"调理、善后"等论述，皆为现代神志康复理论及辨治提供了有力参考。清代医家叶天士将情绪郁滞分为怒郁、思郁、忧郁，主张"速成恼怒，怡悦开怀"，认为"情志内伤"非偏寒偏热药治，必得开爽，冀有向安，强调了精神调摄、情志疗法的康复作用。

这一时期，情志康复疗法被广泛认可和应用。明代张介宾在《黄帝内经》"移精变气""祝由"理论基础上，进一步明确了神志病的情志疗法，认为神志疾病应根据其神志异常变动的特点而采用情志疗法，即所谓"以情病者，非情不解"（《景岳全书》），相当于现代的心理疗法。清代徐大椿《医学源流论》强调"谨护元气"，并提出"人心之感召，无所不通"，说明情志疗法在神志疾病中的影响。清代陈士铎《石室秘录》所载的睡眠疗法，对神志病的康复治疗具有很重要的应用价值。

此外，明清期间，随着印刷业的发展，大型综合性的医学书籍得以刊行，如《古书医统大全》《名医类案》《古今医案按》《本草纲目》等，载有大量神志康复的有效方药和经典医案，乃神志病康复学重要的古籍文献学参考资料。

二、近现代研究与发展

中华人民共和国成立后，在大力发展中医药事业的潮流中，神志病康复诊疗学亦得以发展，但最主要的发展契机自20世纪70年代以来，随着社会环境及人文要素的不断改变，人类疾病谱发生了明显的改变，医学模式开始由生物模式向"生物－心理－社会－环境"相结合模式转变，从而各类精神疾病、心理疾病、心身疾病的发病率不断升高，严重危害了人类健康及社会的安定，成为一个显著的全球性社会问题。人们逐渐把视角落在了传统医学身上，发展中医学理论的相关学术体系成为亟待解决的问题，中医神志病学正是适应时代要求而产生的一门古老又新兴的学科，大量有关神志理论、临床及其应用的研究日渐兴起。2009年赵永厚教授首次基于"神志"概念组织编写了《中医神志病学》，至此，中医神志病学作为一个学科概念被明确提出，其基于五行学说及脑主神明理论系统构建了中医神志病学理论体系及学术发展框架，并相继提出了神志病"体用学说"及神志病"神—脏交互影响理论"等创新理论，成为神志病康复诊疗学发展的重要基础。同时，随着中医神志病学重点学科建设及神志病临床重点专科建设工作的开展，有关神志康复的理论挖掘及中医药干预得以有效落实；随着中华中医药学会神志病分会及世界中医药学会联合会神志病专业委员会等学术团体的成立，使得神志康复诊疗的学术成果得以有效交流。

随着中医神志病学的发展，中医神志康复诊疗方面独特的理论内涵和行之有效的干预方法得到系统的整理和总结，神志病康复诊疗学学术体系及神志功能康复的多因素干预模式得以构建，并通过神志病相关学术交流及其他方式面向世界传播，为人类的精神、心理康复作出重大的贡献。

第三节　神志病康复诊疗学的研究范畴

中医神志病学学科的建立为中医学与西医精神病学、西医心理学的接轨搭建了平台，有效拓宽了中医学的应用领域。基于中医神志病学的学科性质与范畴，神志病康复诊疗学有着自身的学科特点及研究范畴。

一、研究对象与内容

神志病康复诊疗学的研究对象是神志疾病，以及其他疾病存在的神志功能障碍，主要包括神志异常与神志衰退两方面。神志病康复诊疗学基于中医神志病学理论体系，系统研究神志功能障碍的现象与本质，神志功能康复对神志疾病的疗效、预后影响及作用规律；注重挖掘中医学特色，发挥中医药在精神卫生康复领域中的作用与优势，使神志功能障碍患者最大限度恢复或改善其感觉、情感、思维、意志、认知、语言、记忆、智力、行为等神志功能异常或神志功能的整体衰退，能够最大限度回归家庭和社会。

1. 揭示神志功能康复的科学内涵，构建神志病康复诊疗学理论框架

神志是整个中医神志病学学科的核心概念，神志产生的生理学基础与神志功能异常的病理学机制是探讨神志功能康复的必要前提。无论从中医神志病学，还是从西医精神病学与心理学角度来认识，神志功能康复的科学实质都是十分复杂的，其科学内涵与理论框架是开展神志病康复诊疗学研究工作的重要依据与导向，因此，揭示神志功能康复的科学内涵、构建神志康复理论框架是本学科需要解决的首要任务。

2. 探寻神志功能康复的相关影响机制

神志功能与人体脏腑功能、气血津液有密切关系，神志病的诊断和辨治都离不开形质五脏，依赖于阴阳五行，同时皆受脑神之统摄。神志功能康复不仅与上述理论相关，又与人格具有一定的关系。神志康复的相关影响机制则是神志病康复诊疗学科学理论建立的重要基础，应合理引入现代科技手段，系统研究神志功能障碍与脏腑、气血、经络及脑神之间的关系，揭示神志功能康复的影响机制。

3. 挖掘中医特色的神志病康复原则与技术、方法

神志功能的康复重在恢复与改善，结合神志功能障碍的病理机制，在中医神志病学理论指导下，研究有利于神志功能恢复的康复原则及各种方法和手段，能使神志疾病患者在思维、意志、认知、行为等方面得到最大限度的恢复和改善，帮助其恢复生活自理和工作能力。

神志康复的技术与方法所涵盖的内容十分丰富。首先，神志病与其他系统疾病具有显著的区别，其病情的反复且极易受不良刺激的影响，即现代医学理论所说的心理、情绪应激能力较差，因此神志功能康复的原则与方法必然包括调摄情志，以预防人体神志活动的异常变动，这对于神志疾病的康复具有重要的预防意义。再者，系统挖掘整理传统的神志康复疗法，如方药疗法、针灸疗法、情志疗法、药浴、导引等。中医神志康复疗法建立在"形神一元""整体辨证"等理论基础之上，而将人之神志与世间万物相结合形成各种独具特色的疗法。随着研究技术的发展，现代神志病康复诊疗学研究应借助现代科研手段，形成更加科学的、系统的康复疗法。

4. 构建神志功能障碍评估体系，制定个体化康复方案

神志功能障碍中医药干预的起始环节是建立完善的功能障碍评估体系，即根据神志功能障碍群体性质的不同建立评估体系；核心环节是以此制定个体化的神志功能康复方案。

神志功能障碍群体具有多样性的特点，可根据不同的原则划分为多种群体。如可按照年龄、性别进行划分，为青少年、中年、老年、孕产女性等；按照地域划分，为城市、乡村；按照职业性质划分，为考生、企业家、退休人员等；按照病种性质，为狂病、郁病、不寐等。不同群体由于其生理周期、职业性质、生活工作环境及病种的不同而体现出不同的神志功能障碍特点，因此应根据不同的人群开展个体化的神志功能障碍评估。具体而言，首先应对神志功能障碍者进行基本信息采集，对其自然状况、既往病史及治疗史进行详细记录，再根据其群体性质选择匹配的评估量表进行神志功能状况评估，可包括人格检测、社会功能及适应能力测评、情绪测量、心理测评及精神测评等。人格检测，如艾森克个性测验（EPQ 青少年/成年）等；情绪测评，如 WHO 情绪状态问卷等；职业倾向测评，如霍兰德职业倾向系列问卷等；精神状态测评，如症状自评量表（SCL－90）、抑郁自评量表（SDS）、焦虑状态－特质问卷、焦虑自评量表（SAS）、防御方式问卷（DSQ）、抑郁状态问卷（DSI）、爱情关系合适度评定量表、简明精神病量表（BPRS）等；儿童测评，如儿童行为量表（CBCL）、儿童自我意识量表（SCALE）、儿童社会期望量表（CSD）、儿童社交焦虑量表（SASC）、小学生情绪稳定测验等；青少年测评，如青少年生活事件量表（ASLEC）、超常行为检查表等；社会适应能力测评，如社会适应性自评问卷等。依据所得信息综合评定，有效评估当前的神志功能状况及相关危险程度、发展趋势及与其相关的危险因素，明确神志功能障碍的病情、病性，为制定个体化的神志功能中医药干预康复方案提供重要参考依据。

5. 探索以"医疗"为核心的社会化神志病康复模式

动员与神志功能康复相关的各种积极因素，形成以"医疗"为核心的"社区－家庭－个体"相协调的全方位的"社会化"神志病中医药康复体系，将中医药干预措施渗透到各环节，充分体现中医药特色与优势。

（1）医疗与社区   专业神志病诊疗机构与患者所在社区形成关系链，建立神志功能障碍群体档案管理信息系统，医疗机构提供完善的康复咨询、康复知识教育和康复状况随访。使神志功能障碍患者能随时进行医疗咨询和康复期用药指导，及时解决各种情绪、应激及心理等方面的问题，并及时得到必要的医疗服务，坚持维持与巩固治疗，落实医疗措施，从而恢复其思维、认知及行为能力，以减少病情反复及复发的机会。

（2）医疗与家庭   家庭环境对神志疾病患者的康复非常重要，专业神志病诊疗机构应定期组织开展有关神志疾病家庭护理与康复的知识培训，依据不同病种的神志功能障碍特点，加强对中医护理、康复与调摄常识的认识，掌握常规神志功能康复的中医药干预疗法，如推拿、足浴、气功及中医食疗等。提供生活调护指导，指导患者及其家属生活调护方法，特别是饮食、睡眠及情志调节等方面，养成健康的生活规律，避免不良的情绪刺激，防止病情波动或复发。同时，重点对家庭成员进行家庭心理教育、指导与支持，进行知识教育及解决问题技能训练，系统介绍如何正确对待神志功能障碍的患者，减少对病人的精神压力，促进康复期患者和其他人的正常人际交往，以及尽早识别神志异常变动征兆及复发的早期症状，使患者在康复期得到最利于神志康复的生活环境。调整患者与家庭成员间的关系和情感表达，创造有利于患者康复的良好家庭环境，降低家庭内应激导致疾病复发的危险性。

（3）医疗与个体   倡导患者本人积极参与的康复理念。首先，应重视神志功能障碍患者的认知教育，帮助其正确认识自身存在的问题，懂得相关病证的表现及中医药干预的途径及方法。由于神志功能易受外界因素及情绪刺激影响，故应让患者学会体察自己的情绪处于怎样的状态，学会正确面对各种不良刺激，提高应激能力。其次，功能训练在神志功能障碍康复中十分重要，应让患者学会自我康复疗法，引导患者进行一般的生活自理、家务劳动、社交等方面技能的恢复训练，防止精神衰退，促使其完全回归社会。帮助患者分析各种不良习惯形成的原因，引导患者能自觉地参加训练，并在家属的督促下，参与洗衣、购物、做饭等家务劳动，鼓励患者参与家庭内外的人际交流活动及适当的集体活动，通过社会实践来产生心理和生理效应，改善患者的社会适应性和独立生活技能。应注重神志功能障碍患者社会功能的全面恢复，有效依托社区管理，组织开展各种生活自理能力、人际交往能力、职业工作能力的康复训练，促使患者在心理、行为技能上争取适应社会和环境，使之尽快回归社会。通过康复训练减轻神志异常问题的后遗症，改善患者社会功能，提高生活质量，减少精神残疾的发生。

二、研究方法

神志病康复诊疗学基于中医神志病学理论体系，将中医神志病学与西医康复医学相融合，又独具理论特色与实践基础。神志病康复诊疗学的研究应充分立足于中医神志病学的理论特色，运用适合其自身发展的研究方法，又应借鉴与应用现代相关学科的研究方法。

1. 文献学研究与学术理论挖掘

文献学研究与学术理论挖掘是大多数中医类学科研究的主要方法之一，也是基于中医学特色研究的首要方法。关于神志病，历代名医阐述了各种学术思想，历代医学古籍记载了非常丰富的理论与诊疗经验，成为现代神志病康复诊疗学学术理论挖掘与创新的基础和依据。如目前中医神志病学理论体系的研究，神志病"体用学说"及癫狂病"痰滞脑神"等创新学术理论，无一不是基于文献学研究而形成的理论创新与构建。因此，文献学研究与学术理论挖掘也是神志病康复诊疗学必要的研究方法。系统梳理与分析论证中医学古今文献中神志病康复诊疗相关文献，规范相关名词术语，挖掘古今学术思想及特色疗法，归纳中医药干预神志功能康复的证治规律，还可以以古鉴今，汲取现代康复学术思想精华，指导现代神志康复干预措施，从神志病病种特点出发，揭示中医药干预神志功能康复的复杂性和规律性，不断完善神志康复的中医学内涵，探寻神志康复的中医病机内核。

2. 多因素干预的临床研究

按照以"医疗"为核心的社会化神志病康复诊疗模式理念，临床研究仍是神志病康复诊疗学的主要研究方法之一，也是基于中医学特色研究的核心方法。神志病康复与神志病治疗的最显著区别在于，康复需要介入的环节与因素较多，除了临床治疗手段以外，还包括社区及家庭参与的功能训练，其临床研究的范围除了医疗机构，还可延伸至家庭、社区及社会环境，必然形成多因素干预的临床研究模式。鉴于神志疾病注重个体化辨证论治、治疗方案变异大等特点，目前其临床研究方法以经验的定性总结和观察性研究为主，并逐渐引入队列研究及循证医学研究概念，制定规范化的临床研究设计方案，严格按照 DME 方法学的各项设计原则进行临床研究，提倡大样本、多中心、前瞻性的临床随机对照试验，旨在探寻基于不同病种神志功能障碍的最佳康复策略。

3. 以问题为切入点的实验研究

实验法是通过特定的实验条件设置来观察受试对象的实际效果。虽然神志病康复诊疗学临床研究需涉及的因素较多，但其实验研究往往是针对某一特定问题而开展的。就某一中医康复理论，或基于某一理论的康复疗法（如方药、针灸等），与神志功能相关的神经 - 内分泌、激素、自由基代谢等诸多机制相链接，探寻可能存在的作用机制，旨在揭示神志功能康复关键问题的科学实质与内涵。

第四节　神志病康复诊疗学的特点

神志病康复诊疗学是在中医神志病学发展过程中逐渐分化出来的，作为中医神志病学的重要组成部分，其学术渊源、理论基础、基本原则及方法皆体现着中医神志病学的基本特点，同时也有着自身的独特性。

一、整体康复理念

整体康复理念是神志病康复诊疗学的核心特点。整体论贯穿于中医学的生理、病理、辨治、养生及康复各个方面，对于神志功能康复而言，整体康复观更为突出。

五行学说将人体与外在环境，人体内各器官之间的生理现象和病理变化进行了联系。中医神志病学以中医五行学说为理论构建基础，认为物质是第一性的，凭借 5 种物质来认识自然现象，同样亦基于物质基础来阐释人的神志功能与现象。五行配属五脏，五脏又藏有五神、五志，基于五行学说的生克乘侮关系，神志的产生和变化与躯体紧密相关，同样神与志也基于五行学说构建起网络关联体系，神志与五脏相关、神志归属于脏腑所主都要遵循五行规律，这些理论乃神志病康复学科学研究赖以开展的基础要素。神志病"体用学说"认为，脑为神之体，脏腑为神之用，"神"以物质作为存在的基础，而神的活动则必须依附于人体脏腑，并通过形体、五官等功能活动表现出来。对于神志病而言，无论是诊断、治疗还是预防与康复皆要以五行学说来构建理论体系，这符合中医学的认识规律。因此，神志病康复学亦基于五行学说理论，将人体之"五神、五志"与脏腑、经络、形体及自然与社会相联系。人体之神志变动与脏腑、气血功能及自然、社会环境刺激皆密切相关，强调神志功能康复与形体相统一，与自然环境相统一，与社会环境相统一，因此在制定个体化康复方案时应根据其脏腑气血、气候时节、生活环境等因素综合分析。

二、辨证康复理念

辨证康复理念是神志病康复诊疗学的优势特点。对于中医学而言，辨证是开展任何中医诊疗行为的前提和基础，同时将辨证与辨病相结合共同指导医疗行为，神志病康复诊疗亦应如此。神志功能的康复必须在中医学辨证论治的基础上，方能称之为神志病康复。即在遵循中医学所强调的天人合一、形神一元、整体观及"生物－心理－社会－环境"医学模式的基础上，灵活应用望、闻、问、切四诊法，充分发挥传统诊察法的特点和优势，针对不同类型的神志疾病出现的神志功能障碍，进行四诊合参，搜集患者症状资料，进而为辨证论治提供素材，明确诊断及病证之间的关系，指导神志功能康复治疗，促进疾病向愈。具体而言，神志疾病的康复过程中，首先应探寻其引起神志功能障碍的病因，针对病因采取个体化的中医药康复措施，此即"审证求因""审因论治"。基于神志病的病证特点，究其情志内伤之喜、怒、忧、思等性质的不同，责其体质的不同，察其病理痰、火、瘀、气机虚实之不同，体其时序季节及环境地域之不同，明其发病始动原因、病理机制及传变规律，因时、因人、因地而异，审证求因，采用不同的神志功能康复策略。

三、功能康复理念

对于神志功能障碍而言，采用中医药干预的最终目的在于恢复其感觉、情感、思维、认知、语言、行为等神志功能，最大限度恢复个人生活、家庭生活和社会生活及职业工作的能力。

神志病康复诊疗学功能康复理念的核心是在人体脏腑组织、气血经络等生理功能恢复的基础上，强调日常生活、社会生活及职业工作能力达到可调控状态，即感觉、情感、思维、认知、语言及行为等符合一般自然规律。在整体康复和辨证康复理念的基础上，针对患者内在病理机制，采用中医药康复策略，使脏腑组织、气血津液功能得以协调，脑神功能得以复常，使患者最大限度恢复日常生活、社会生活和职业工作能力。针对神志功能康复采用的针对性功能训练是神志病康复的重要环节，如基于恢复日常生活活动能力所必需的衣、食、住、行及个人卫生等基本动作和技巧的日常生活训练，恢复社会活动所需基本交流、处理问题等技巧的社会功能训练，恢复不同职业所需的体力、技能、智能和心理等职业工作能力的训练。通过适当有效的功能训练，促进患者回归个人生活、家庭和社会生活及职业工作。

四、杂合以治康复理念

神志疾病常具有隐匿性，发病往往因多因素交织且长时间受累所致，因而具有多重病理机制的特点。同时，神志功能障碍患者的情感、思维、意识、认知等方面皆易受外界环境因素的影响，其康复治疗亦会受到外界环境各种因素的干预。因此，对于神志康复而言，单一疗法常难以奏效，需"杂合以治"，将各种疗法有机联系，进行全面综合性的康复干预。诚如《素问·异法方宜论》所云："杂合以治，各得其所宜。"这符合现代神志病康复诊疗学多因素社会化康复模式。对于神志功能康复而言，可将医疗与自疗相结合，即专业诊疗机构及专业医护人员实施药物、针灸、按摩及情志康复等专业疗法，神志功能障碍者在专业人员指导下，自行开展体育疗法、工娱疗法、日常生活训练等。可将医疗与环境疗法相结合，即采用针药疗法、食疗以外，结合社会及工作能力训练等，形成"杂合以治"的神志病康复诊疗方案。

第二章 神志病的康复原则和康复禁忌

第一节 神志病的康复原则

神志病康复是指综合地运用医学、教育、社会及职业等各方面的措施，通过训练、调整周围的环境和社会条件，使神志病患者在疾病康复期获得最佳的机遇，以恢复其社会性及智能性功能，从而促进患者重返社会，提高生活质量，达到最理想的病愈程度。

神志病康复与其他躯体疾病康复一样，需遵循中医学基本的治疗原则，即在中医学整体观念和辨证论治思维指导下，制定对于神志病康复的立法、处方、用药、选穴、施针等方面皆具有普遍指导意义的基本原则。神志病康复的主要内容是对神志病患者采用中医药疗法、行为训练、作业疗法、运动疗法、言语疗法、文体训练等各种治疗措施，改善其神志功能，重点是心理与社会功能的训练。在康复过程中，以医学康复作为基础，配合心理康复、社会康复、职业康复，应遵循的原则主要有整体原则、辨证原则、三因制宜原则、"既病防变，愈后防复"原则，以及遵循"生物－心理－社会"康复模式。

一、整体原则

西医学认为脑是人体生命活动的指挥中枢，是人精神、意识、思维的活动场所，神志病的发生是大脑的结构功能出现异常而导致的。中医学理论也认为，"头为诸阳之会"，手足三阳经皆上达于头面，手足三阴经通过相表里的阳经也与头发生联系，人体的经络系统与脑有着密切的联系，而经络有"内联脏腑"的功能，所以认为"脏腑－经络－脑－神志"形成了一个紧密联系的生理病理系统。

传统中医藏象学说将脑的生理和病理统归于心而又分属于五脏，认为心是"君主之官，神明出焉"，为"五脏六腑之大主，精神之所舍也"。把人的精神、意识和思维活动统归于心，故曰"心藏神"。但按照现代中医学观点，其"心"实则为"脑"的功能。同时又把神分为5种不同表现的神，即魂、神、意、魄、志，这5种神分别归属于五脏，但都是在脑神的统领下发挥作用的。病理上，神志的异常可影响五脏的功能状态；反过来，五脏的虚实变化可造成神志的异常。因此，对精神、意识、思维活动异常的神志病的认识应定位在脑，病机调理可遵从脏腑功能。

在神志病发病过程中，人体的脏腑并不是机械孤立地产生病理变化及影响，更多的是相互作用、相互影响。往往某一脏的生理机制遭到破坏，会发生母病及子、生克乘侮等一系列传变，所累及的其他相关脏腑功能异常则出现相应的神志异常症状表现，使病情趋于复杂化。这说明在神志病的康复过程中要遵循整体原则，要充分考虑到各脏腑间的生理、病理影响，即人体自身的整体性。

除此以外，与人体密切相关的外界环境和社会条件的优化与改善也是神志病康复过程中需要考虑的内容，即人与环境的整体性。神志疾病的康复过程实际上是患者对社会再适应的过程，在此过程中，患者周围的人际关系、社会关系及环境都对其神志功能的恢复有着重要的影响。神志病患者经过系统临床治疗后进入康复期，神志异常症状基本消失，对自身的现实状况及周围环境有了一定的认识和分析能力，但仍存在思维、意识与社会环境、社会功能的不协调与不适应，容易产生焦虑、抑郁等精神心理障碍。神志病患者的急性治疗期往往是短暂的，而康复是需要持续终生的，所以，在药物治疗的同时，将人与社会当作整体，对患者进行及时、全面、综合的康复治疗。

二、辨证原则

从神志病的学科从属范畴而言，基本涵盖了现代医学中的各种独立的精神心理疾病，如精神分裂症、抑郁症、焦虑症、神经症、癔病、失眠、痴呆等，也包括了在发生、发展及防治过程中，其发病或病理机转与神志变动有着密切关系的或以神志异常症状为主要表现的内、外、妇、儿等其他系统疾病。因此，应根据不同的病种结合不同的证候而采取不同的治疗方法。

神志病病程缠绵，兼证繁杂，病机变化多端，脏腑病变关系复杂，需要运用特殊的诊察技术、辨治思路和方法才能把握其病变实质与脏腑相关性，最关键的则是需要抓住辨证之本。在神志病整体脏腑气血阴阳辨证的基础上，明确最核心的病理关系，找到病机的主要矛盾而治之。如对于心肾不交的神志病患者，调治当滋水清火；对中焦失和、肝郁气滞的患者，调治应当以调和脾胃，兼疏肝理气为法；对肝肾阴虚、亢阳扰神的患者，调治应当急则镇其亢阳、缓则益其阴为法。此外，痰、火、瘀、气滞等病理产物的存在是神志病反复发作的宿根，在临证辨治时还要注意病邪的兼夹，如痰瘀互结、瘀热相兼、痰气郁结、痰火交结等。如由于痰为津熬，血行瘀滞，津血同源，故用药常宜痰瘀同治，除痰泄浊，活血化瘀；热邪是发生神志病的常见原因，邪热扰神，轻则烦躁，重则神昏谵语，其治疗以祛除邪热为主，热除则神宁；瘀热常互结，上扰神明，而发生神志病，故应活血清热药物同施。

总之，神志病病情复杂，在其康复的过程中要遵循辨证的原则，即同一疾病在不同的发展阶段可以出现不同的证候；而不同的疾病在其发展过程中又可能出现同样的证候。因此，在治疗疾病时就可以分别采取同病异治或异病同治的辨证原则。

三、三因制宜原则

因人、因时、因地制宜，是指治疗疾病时要根据患者的体质、年龄及季节和地区等的不同来制定相应的治疗方法。在神志病康复中，只有做到因人、因地、因时制宜，才能真正发挥中医学特色和优势。神志病康复期必须把诸方面的因素综合考虑，具体情况具体分析，并制定出相应的个体化的康复治疗方案。

在三因制宜的原则中，因人制宜是首要考虑的因素。因人制宜的原则相当于现代康复医学中的个体化原则，即根据患者神志功能障碍的特点、疾病情况、康复需求等制定康复治疗目标和方案，而且应根据神志功能康复情况适时调整方案。所谓因人制宜主要包含因患者的病情和病程差异、年龄和性别差异、兴趣和文化差异、经济和环境差异等，所确定的个体化康复目标及康复方案。同时，亦应考虑不同患者的人格差异对疾病的发生、发展及康复治疗的影响。《灵枢·阴阳二十五人》对阴阳五态人和阴阳二十五人的性格、体质特征进行了描述，说明不同的人格类型在神志方面存在一定的差异性。

除了人的因素，地理环境及时令、季节等因素也应被考虑在内。中医神志病学的理论体系以"五行学说"为核心，而将五神、五志与自然、方位、季节等相联系，因此神志功能的康复必然因地、因时而异。如人体神志活动会随季节之变化而变动，根据时序之阴阳消长，依据五行相属而异。春阳渐升，属肝所主，则肝气亢旺而易怒；秋阴渐长，属肺所主，则肺气耗散而易悲。同理，不同的地域及生活环境对神志变动亦产生不同影响。因此，不同的人、不同的地域、不同的时间，所采取的康复策略应有所不同。

四、"既病防变、愈后防复"原则

所谓既病防变包括4个方面的内容，按照疾病发展阶段的先后依次为："有病早治"（亚健康、亚临床调理），是防治在疾病未加重之时；"先安未病之脏"（临床并发症），是防治在疾病未演变之时；"病后止遗"（临床后遗症），是防治在疾病治愈之时；"愈后防复"也是"治未病"的核心思想，在神志病的康复原则中"既病防变"和"愈后防复"十分重要，树立该观念亦具有十分重要的意义。

对于神志疾病而言，应提倡早期发现、早期诊断、早期干预、早期治疗，并注重康复训练。由于目前人们普遍缺少神志病康复知识，尤其是早期康复意识不足，导致很多患者临床治愈后难以继续坚持进行有效的康复治疗，患者的精神、思维、意识活动能力不能得以充分恢复，生活行为日渐退缩。患者家属亦缺乏必要的神志病预防知识，经常导致患者的病情复发，或产生严重的神志功能衰退。因此，早期充分认识、病后积极治疗、病愈后积极预防康复是神志病治疗的几个重要环节。

"既病防变、愈后防复"原则涵盖了现代康复医学的一级、二级、三级预防原则。一级预防主要是要提高知晓率，以及从病因探索发病因素，做到特异性防范，以做到早期预防。二级预防主要是早发现，提高识别率；早治疗，提高治疗率；预测与神志病发展密切相关的因子以防复发；减少并发症。三级预防主要是神志健康的跟进和促进；减少神志疾病发生后各种因素对相关功能的影响，并且积极干预已经引起的残损、残疾及功能障碍。

五、"生物－心理－社会"康复模式

"生物－心理－社会"医学模式的提出是以人类的疾病谱及健康观念的变化为依据的，这一模式认为导致人类疾病的不只是生物因素，还有社会因素和心理因素。因此，疾病的治疗方法除了传统的生物学方法以外，还应包括社会科学法和心理学方法。"生物－心理－社会"医学模式的研究对象不仅是自然的人，还要研究人的状态和人所处的环境。医学内涵的诠释必须建立在人与其生存环境和谐适应的基础上，改善人的生存状态，而不仅仅是简单的治病、防病和促进健康。随着单纯生物医学模式向"生物－心理－社会"医学模式的转变，"心理－社会因素"的致病作用逐渐受到重视，人们也愈来愈认识到了其在神志功能康复中的重要影响。

随着对"生物－心理－社会"医学模式的充分认识，与其密切相关的神志病的发病率日益攀升。神志病患者具有生物性、心理性和社会性的属性，其神志活动及其转变无时不受到文化、教育、社会制度、社会环境、风俗习惯、宗教信仰等因素的制约和影响。神志病患者不同的性格对外界因素的反应会有不同表现，因而对各种情况的适应状态、应激状态及治疗效果都会产生差异，所以神志病的康复问题不能单纯从生物观点出发，还要重视神志病患者心理性和社会性的特点。

神志病康复需要以医学康复作为基础，在医疗干预的同时，要重视患者的心理健康及社会功能。除了优生优育、保证营养、预防传染疾病、体育锻炼及休息娱乐等生理干预外，尤其要注意心理干预。心理健康的干预途径，如情感关怀，养育氛围，促进社会化发展，家庭学校及社会提供科学的教育训练、给予心理疏导，缓解心理压力，培养乐观积极的生活态度，控制调节情绪，发展人际关系，树立健康的人生观等。而社会功能康复的"提供"包含了提供更多的社会支持系统，减少来自社会的压力，良好的政策机构和设施，消除危害健康的因素如控制污染和疾病防治，建立、健全心理卫生三级防治网络，全社会的关注和消除偏见，大众媒体的宣传等。

全面康复的原则就是要在心理上（精神上）、生理上（躯体上）及社会生活上（各种功能上）对患者进行整体的、全面的康复，帮助患者在医疗、教育、职业、社会4大领域里获得康复。既要通过改善患者的各种功能，又要通过发挥社区效能和挖掘社会潜力，多方面创造条件才能达到，即"生物－心理－社会"康复模式的最终指向是让神志病患者重返社会。

第二节　神志病的康复禁忌

由于神志病的复杂性和特殊性，神志病患者往往存在认知功能和社会功能不同程度的损害，且易复发，加上受传统观念的影响，使得许多人对神志病患者存在偏见和误解，从而使他们在生活、学习、工作、婚姻等方面困难重重，生活质量不高。因此，在

神志病康复的过程中，无论是医护人员还是家庭成员亦或是社会其他成员，在面对神志病患者的时候均应考虑到一些禁忌，如果不能有效规避，则康复治疗的效果会受到影响。因此，在神志病的康复过程中，要特别关注伦理，尊重隐私。

一、关注伦理，尊重隐私

医学伦理学的三个基本原则是病人利益第一、尊重病人、公正待人。具体体现在两个方面，一方面是尊重患者隐私，另一方面是患者"知情同意"权。这两点在神志病患者的康复过程中尤为重要。

首先，神志病患者属于社会上的特殊群体，常表现出其思维、意识、语言、行为等方面的异乎常人，特别是某些疾病在其发病时会出现伤害他人、毁坏物品、衣不遮体、口吐脏言、举止幼稚愚蠢等症状，所以人们会把神志病患者的病态表现和他们人格叠加在一起，认为神志疾病是种见不得人的疾病，导致神志病患者受到歧视、不公正待遇。因此，这就要求神志病相关医护人员在诊治神志病患者时要非常谨慎，尊重病人隐私，尤其是在患者出现早期症状及疾病康复期这两个特殊时期，更应保护患者及家庭隐私，防止因处置不当给病人及家庭带来的心理伤害和思想负担。

其次，在神志病的康复过程中，我们还应遵循的伦理原则就是尊重病人的自主权利（特别是关于自己的医疗问题），明确"知情同意"原则的重要性及神志病患者"知情同意"的特殊性。所谓"知情同意"是医患关系中临床、心理、法律和伦理的基础，神志病患者可以随时决定是否需要医疗保健，是否要建立或中断与医生的关系，是否遵从医生给出的临床建议等。与此同时，我们还应当认识到，在神志病患者症状发作时，患者的自知力往往缺乏，往往不承认自己有病，所以让其本人决断自己的诊断和治疗亦不当，为此，伦理学及法律规定，可以由合法监护人代理执行"知情同意"权，从而确保患者的权利，也保证医患关系朝着促进患者康复的方向发展。随着疾病的康复，如果患者的认知功能得到恢复，能够理解信息，理性地分析信息并根据自己的处境作出合乎逻辑的选择，则需要对患者进行知情同意，由患者自己做出接受治疗与否及治疗方案调整的决定。

关注神志病人的伦理问题包含3个群体的影响：一是医疗机构及医护人员，他们肩负着治疗神志病患者的重大责任，其对待患者的态度和医术直接关系到病人的康复状态。因此，对病人的伦理关注和隐私保护尤为重要。二是神志病患者的家属，神志病患者中的许多人平常看起来和常人并无明显差异，但当他们面临就业、婚姻、子女、养老等生存压力时，其无助感和挫折感可能成为疾病的导火索，因此家人对于神志病患者的理解、关爱与照顾及正视疾病，对患者的康复极为重要。三是社会群体，社会对神志病患者应持有平等尊重的态度，体现在要理解和关爱神志病患者，尊重他们的人格和价值，关注心理健康，营造轻松自由的生存环境。

神志病康复治疗中的伦理问题及隐私问题必须得到重视，这对于其社会功能的恢复及生活质量的提高具有十分重要的影响。

二、重视三因康复

与中医学三因病因相对应，神志病病因也可分为内因、外因、不内外因 3 个方面，在康复过程中也要充分考虑由于内因、外因、不内外因等不同因素引发的疾患，并且要根据不同病因采用不同的康复方法，与现代康复医学的因人而异、因病而异的原则相似。

重视内因，对因情志过极、饮食劳逸失当及病理产物（痰、火、瘀）等因素导致的神志病发病，要针对具体病因而采用不同的治疗方法，做到辨证论治。如七情喜、怒、忧、思、悲、恐、惊本是人神志活动的正常表现，但如果超过了正常限度或受到突然及长久的刺激，而又缺乏心理应激能力和处理技巧，就会导致生理及脏腑功能失调、脑神功能紊乱而发生神志病，此时的康复治疗应以消除七情内伤因素为主；如果由于父母亲均有神志病，则在考虑生育的问题上就要谨慎。

考虑外因，对因外界的某种刺激因素（生活工作环境、社会人际关系、家庭状况、角色适应和转换、社会制度、经济条件、风俗习惯、社会地位、职业、文化教育、宗教信仰、种族观念）等引发的神志病要尽量做到及时施治，并祛除外界因素以防复发。如由于噪杂声音、居房拥挤、交通乱杂、环境卫生不良、人际关系等增加了心理和躯体应激引发的神志病，则要祛除环境因素以防疾病进一步发展等。

对于其他不内外因素所引发的神志病，如医药之过、先天因素、性格等，也要针对具体因素具体施治。

由于神志病患者病情容易复发，反复发作易导致病情加重，因此神志病的相关医护人员、家属及社会其他人员均须了解和熟知导致该类疾病复发的相关因素，更要注意该病的禁忌事项，以使神志病患者的病情得以控制和有效康复。

第三章　神志病的康复方法

第一节　中医药康复

一、中药康复

中药疗法是以辨证康复观为指导，运用中药方剂，减轻和消除病人身体和神志功能障碍，促进其身心康复的方法。本法是根据中药的性味、功能特性及方剂的组方配伍法则进行调治，以补益虚损、化痰祛瘀、协调脏腑经络功能、调畅脑神，从而促进患者神志功能康复的方法。

中药疗法的使用应遵循中医辨证论治的指导原则，做到辨证施药。神志病康复对象的病理特点较为复杂，常虚实并作，因此药物治疗应补虚泻实，常补益法配合疏通祛邪之法。治疗时还应结合患者神志异常症状的特点，注意形神兼顾。由于患者病程较长，为方便长期服用，可制成丸、散、膏剂。中药疗法的治疗途径主要有内治法和外治法两种，根据疾病的性质、病位、药物作用趋向等方面的不同情况，分别采用内服、外治或两者相结合的治疗形式。

1. 中药内治法

（1）治风法　以辛散祛风或息风止痉的药物为主，通过疏散外风或平息内风等作用以治疗风病的方法。常用于神志病康复期因肝肾亏虚而致的眩晕、耳鸣、昏仆、抽搐、惊厥、肢体麻木等症。主要用于治疗痫病、颤病、惊证、眩晕、头痛、惊悸等神志病的治疗。代表方如镇肝息风汤、大定风珠等。

（2）清热法　以清热药为主，通过清热、泻火、凉血、解毒、滋阴透热等作用以治疗疾病的方法。常用于神志病康复期因外感热邪而致的神昏、谵语、躁狂、抽搐等症；或因肝胆火盛而致头痛、失眠、烦躁易怒等症；或因久病伤阴体弱而致五心烦热、肢体麻木、虚烦不寐等症。主要用于躁狂、头痛、多梦等神志病的治疗。代表方如安宫牛黄丸、紫雪丹、黄连阿胶汤等。

（3）祛痰法　以祛除或清解痰浊的药物为主，通过祛除脏腑、经络、筋膜、脑髓中的痰浊以治疗疾病的方法。痰浊可因脾失运化引起，也可因肝郁气滞，气不行津而成，还可因火热炼液为痰。痰浊致病广泛，故有"百病多由痰作祟"之说；痰浊致病以神志病的症状为多见，属疑难之病，其症多离奇古怪，故又有"怪病多痰"之说，所以本法为治疗神志病的常用之法。主要用于癫狂、头痛、痴呆、痫病、梅核气、眩晕等神志病。代表方半夏白术天麻汤、癫狂梦醒汤、半夏厚朴汤等。

（4）祛湿法　以辛燥、苦燥、淡渗、温化的药物为主，通过化湿利水、祛除湿浊等作用以治疗疾病的方法。湿浊虽有内湿和外湿的不同，但二者皆可闭阻清窍，蒙蔽神明；或者伤及筋脉肌肉，而致肢体麻木、拘挛、运动失灵、痿废等。主要用于头痛、痉病等神志病。代表方如羌活胜湿汤等。

（5）理气法　以行气或降气的药物为主，通过调理气机的升降出入运动而使气机恢复正常，用以治疗气滞、气逆病证的方法。常用于神志病康复期因情志不遂，邪气犯肝而使肝失疏泄引起的精神抑郁、悲伤欲哭、善太息、多疑善虑、女性月经不调等；或痰浊内停，阻滞气机而致头胀目眩、恶心呕吐、闷闷不乐、痴呆等。主要用于癫病、痫病、郁病、脏躁、百合病等神志病。代表方如逍遥散、半夏厚朴汤、顺气导痰汤、柴胡疏肝散等。

（6）通腑泻下法　以泻下药物为主，通过通导肠道，排除肠胃积滞，荡涤实热或攻逐水饮、寒积等作用以治疗实证的方法。善于治疗邪热内结于肠胃，与肠中糟粕互结成燥屎，腑气不通，浊气上熏等症状。常用于神志病康复期热结肠胃，腑气不通而致便秘、腹胀腹痛、呕吐恶心或神志昏乱谵语、躁狂等的治疗。临证中，结合舌苔黄厚或黄燥，脉象滑数而确为实热证候者方可用通腑泻下之法。主要用于狂病、烦躁等神志病。代表方如大承气汤、调胃承气汤等。

（7）活血法　以活血化瘀药物为主，通过促进血液运行、通利血脉、祛除瘀血的作用以治疗血行不畅或瘀血内结病证的方法。就神志病而言，瘀血多发生于脑、心、肝、子宫及筋肉等处而致病，故主要用于郁病、癫病、脏躁、不寐、痴呆、头痛、脑鸣及痉病等神志病，尤其常用于神志病慢性迁延期的治疗。代表方如癫狂梦醒汤、桃核承气汤、通窍活血汤、血府逐瘀汤等。

（8）安神法　以重镇安神或滋养安神的药物为主，通过安神定志作用以治疗神志不安的方法。神志有因精、气、血、津液失养而致神衰者，也有因火热、痰浊、瘀血、虫毒等犯扰而昏乱者，故治疗神志病应辨别虚实。实证以重镇安神为主，虚证以补虚安神为主。主要用于不寐、惊证、脏躁等神志病。代表方如朱砂安神丸、柴胡桂枝龙骨牡蛎汤、归脾汤、甘麦大枣汤等。

（9）开窍法　以芳香开窍的药物为主，通过开窍醒神作用以治疗邪气闭塞、脑窍不通、神昏蒙蔽之症的方法，其目的是苏醒神志。常用于神志病康复期因痰浊、火热或阴寒阻闭心神脑窍，致使神识不清、发热神昏、躁狂不宁、心烦等症。主要用于昏迷、厥病、狂病、不寐等神志病。代表方如安宫牛黄丸、苏合香丸等。

（10）补益法　以补益的药物为主，通过滋养、补益人体气血阴阳不足的作用以治疗各种虚证的方法，此法广泛应用于神志病的恢复期。凡出现神志病异常症状的同时，兼有气虚、血虚、精亏、津液不足、阴虚、阳虚证特点时，均可结合具体证候表现而选择相应的补益方法。主要用于以虚证为主要表现的神志病。代表方如四君子汤、归脾汤、补中益气汤等。

2. 中药外治法

（1）膏药疗法 古称"薄贴"，是指将药粉配合香油、黄丹或蜂蜡等基质而成的硬膏，再将药膏摊涂在一定规格的布、皮、桑皮纸等上面而成。膏药黏性较好，使用方便，药效持久，便于储存和携带，适合治疗多种疾病。膏药疗法主要根据中医学的经络理论，针对神志病选穴，并常以任脉、督脉、阳明经、少阳经为主，穴位敷贴药物可渗透进入机体，引药入脏腑，调畅气血，疏通心脑经络，舒缓经筋，调和阴阳，安神定志，促进神志病康复。

（2）熏蒸疗法 是指利用中药煎煮后所产生的温热药气熏蒸患者身体，以达到康复目的的一种方法。其通过温热与药气共同作用于患者体表，致毛窍疏通，腠理开发，气血调畅，使郁者得疏、滞者得行而起到散寒、活血通络、化瘀消肿、宣水利湿的功效。

（3）烫洗疗法 是指根据疾病的病机特点与症状表现，选配某些中药制成煎剂，趁热进行局部或全身浸洗，以促进患者康复的方法，又称药浴疗法，古称浸渍法。它既具有热水浴的作用，又包括了药物的作用。

（4）烫敷疗法 是指根据疾病的病机特点与症状表现，用中药熨敷于患部或一定的穴位，在热气和药气的共同作用下，以温通经脉、畅达气血、协调脏腑，达到康复目的的一种方法。

（5）中药离子导入疗法 是指利用直流电使中药离子进入人体以达到治疗目的的一种操作简便、作用独特的治疗方法。中药离子导入疗法多应用具有疏通经络、活血止痛作用的中药，同时结合临床辨证，配以补气血、益肝肾、祛风湿、强筋骨之类的中药，针对症状和证候来治疗。

二、针灸推拿康复

1. 针灸疗法

针灸康复疗法是指用针刺、艾灸、拔罐等方法调护保养身体，提高机体抗病能力，调节脏腑功能，保持身心健康从而起到预防疾病、康复疾病和延年益寿作用的一种疗法。该疗法具有适应范围广泛，疗效确切，操作简便、安全，无毒副作用等优点。针灸疗法在神志病康复中占有十分重要的地位，是养生康复的一种重要手段。

针灸康复重在调节失常的气血津液和脏腑经络功能，纠正机体阴阳的偏盛偏衰，使之建立新的平衡，恢复异常受损的功能。临床需根据其病证的部位和阴阳、表里、虚实、寒热等情况辨证论治；选穴多选取病变经脉的腧穴施术。施术方法多种多样，当补则补，当泻则泻，通过补泻调理，使病人失调的神志功能得到恢复。

（1）治疗原则

1）标本缓急

治病求本 根据《黄帝内经》"治病必求于本"，强调了治疗疾病应掌握治本的重要性。治病求本，即针对疾病的本质进行辨证治疗。临床症状只是疾病反应于外的现象，临证应通过证候对病情进行分析，找出发病机制，探寻疾病的本质，针对具体证型进行辨证论治，以达到治病求本的目的。如神志病之不寐，可由多种原因引起，如肝郁、血虚、痰热、食滞、气滞血瘀，心脾两虚等，仅用安神的方法选取局部腧穴治疗很难达到理想的治疗效果，还应配合采取疏肝解郁、补气养血、清热化痰、化滞和胃、理气活血、补益心脾等法，选用相应经脉的腧穴予以治疗，才能收到事半功倍的效果。

急则治标　在特殊情况下，标与本在病机上相互夹杂，有些证候表现为标病急于本病，如不及时处理，标病可能转为危重病证，论治时应随机应变，以标病为先，后治本病。

缓则治本　病情比较稳定的情况，均可按"缓则治本"的原则进行治疗。

标本兼治　《素问·标本病传论》中指出"间者并行"，即指病情稳定，无危急证候者，可用标本兼治的方法。

2）补虚泻实

补虚　针灸补虚主要是通过补其本经，补其表里经和虚则补其母的方法选穴配伍，结合针刺手法之补法的施用，达到补虚的目的。某脏腑的虚证，尚未涉及其他脏腑者，均可选取本经腧穴，施用补法治疗。

泻实　针灸泻实主要是通过采取泻其本经，泻其表里经和实则泻其子的方法选穴配伍，并结合针灸手法之泻法的施用，达到泻实的目的。某脏腑的实证，尚未涉及其他脏腑者，均可选取本经腧穴，施以泻法治疗。

补泻兼施　神志病的临床证候常表现为虚实夹杂，治疗上当补泻兼施。

3）三因治宜

因时治宜　即根据不同的季节和时辰特点，制定适宜的治疗方法。四时气候变化对人体的生理功能及病理变化均可产生一定的影响。春夏之季，阳气生发，人体气血趋向体表，病邪伤人亦多在浅表；秋冬之季，阴气渐盛，人体气血藏于内，病邪伤人亦多在深部。治疗上，春夏宜浅刺，秋冬宜深刺。此外，因时治宜还应该把握针灸的有效时机，如经期神志异常病人宜在月经来临前进行诊治。

因地治宜　即根据不同的地理环境特点制定适宜的治疗方法。由于地理环境、气候条件和生活习惯的不同，人体的生理功能和病理特点也有区别，治疗方法亦有差异。《素问·异法方宜论》中指出："北方者……其地高陵居，风寒冰冽，其民乐野处而乳食，脏寒生满病，其治宜灸。南方者……其地下，水土弱，雾露之所聚也，其民嗜酸而食，故其民皆致理而赤色，其病挛痹，其治宜微针。"这说明治疗方法的选用与地理环境、生活习惯和疾病性质有密切关系。

因人治宜　即根据患者的性别、年龄、体质等不同的特点制定适宜的治疗方法。男女性别不同，各有其生理特点，尤其是对于妇女患者经期、怀孕、产后等情况，治疗时须加考虑。年龄不同，生理功能和病理特点亦不同，治疗时应予考虑。《灵枢·逆顺肥瘦》中指出："年质壮大，血气充盈，肤革坚固，因加以邪，刺此者，深而留之。"

（2）治疗作用

1）协调阴阳平衡　调和阴阳是恢复人体神志功能正常的关键，也是针灸康复治疗的重要原则。针灸疗法可调整阴阳的失衡，损其有余，补其不足，使失衡的阴阳建立起新的平衡，达到康复、保健、防病的目的。由于针灸具有双向调节的特点，因此在调整机体的阴阳失衡方面具有独特优势，安全可靠，副作用较少。

2）疏通经络气血　气血畅行是人体神志功能正常的基本保证，各种疾病的产生及机体功能的障碍，都与经络气血运行不畅有关。当机体某些经脉或局部经络发生阻滞或运行不畅时，针灸相应的经络腧穴可疏通经络，激发经气，增强经气的运行，使经络得以疏通，气血畅通，阴阳调和。诚如《灵枢·邪客》所说："此所谓决渎壅塞，经络大通，阴阳得和者也。"只有经络畅通，气血运行正常，脑神方能得调，神明自安。

3）扶正祛邪相得　针灸疗法的优势在于能够发挥其扶正兼顾祛邪的作用。《素问·刺法论》中指出："正气存内，邪不可干。"《素问·评热病论》曰："邪之所凑，其气必虚。"说明疾病的发生，是由于正气不足，邪气强盛所致。因此，在治疗上必须坚持补虚泻实的原则，并通过具体补虚泻实的施针方法，起到扶正祛邪的目的。

4）调节脏腑功能　保持脏腑正常的功能状态是神志病康复的重要环节，脏腑虽然位于机体深部，但经络与脏腑相通，脏腑的功能和病理信息均可通过经络传到位于人体表面的皮部和经络腧穴，因此当采用针灸方法作用于经络腧穴时，便可激发经气，通过经络系统的联系起到调节脏腑功能的作用。

5）调神宁志醒脑　针灸在调节人的神志方面具有明显的优势，神志功能包括人的精神、意识和思维等活动，其正常与否和心、脑的功能密切相关。针灸相应的经络腧穴，如心经、心包经的井穴，头部穴位和水沟等腧穴，可起到醒脑开窍、健脑益智和宁心安神的作用，使患者的神志功能恢复正常。如不寐、健忘的患者，通过针灸心经和相应经脉的腧穴进行调治，可使病人恢复正常的睡眠，改善和消除健忘症状。

（3）治疗方法

1）针刺疗法

体针　又称毫针法，是以毫针为针刺工具，在人体经络的腧穴施以一定的操作，用以调和营卫气血，调整经络脏腑功能，治疗相关疾病的一种方法。在神志病临床诊疗中应用范围广泛，可用于多种病证的康复治疗。

头针　又称头皮针疗法、颅针疗法，是根据大脑皮层的功能定位理论，在头皮划分出皮层功能相应的刺激区，在有关刺激区进行持续快速捻针以治疗疾病的方法。可用于因脑神失调所致的各类神志疾病的康复。

电针　是指针刺得气后，在针柄上通以微量电流加以强刺激，从而达到治疗目的的一种疗法。对急性病可加强刺激以缓解病情与症状；对慢性病可进行轻而持续较时间长的刺激以提高临床疗效。

水针　又称穴位注射，是将中西药物或组织液等液体注入人体有关穴位或部位以治疗疾病的方法。水针疗法既有针刺的机械作用，又有药物的药理作用。

三棱针　是通过三棱针刺络放血，达到通经活络、开窍泻热、消肿止痛目的的一种针刺方法。常用于痛证和实热证的治疗。

耳针　是用针或其他方法，通过刺激耳穴来治疗疾病，促进康复的一种方法。多用于头痛、眩晕、不寐等某些慢性神志疾病的康复治疗。

2）灸法　借助灸的热力及药物作用，通过经络传导给人体以温热刺激，达到温通经脉、祛风散寒、回阳固脱的目的。《灵枢·官能》云："针所不为，灸之所宜。"灸法分为艾炷灸、艾卷灸和温针灸，常用的是温针灸。临床上多用于因虚因寒所致精神萎靡、神志衰退，兼有躯体冷痛、肢体麻木、脘腹隐痛、便溏泄泻等神志疾病的康复治疗。

3）拔罐疗法　是以火罐为工具，利用燃烧排除罐中空气造成负压，使火罐吸附在患处，产生温热刺激并造成瘀血现象的一种方法。其作用在于行气活血、消肿止痛、祛风散寒除湿，多用于经络阻滞不通所致神志疾病，如中风、痉病及头痛等疼痛性疾病的康复治疗。

（4）注意事项

1）患者在过于饥饿、疲劳及精神过于紧张时，不宜立即进行针刺。对于身体瘦弱、气虚血亏的患者，针刺时手法不宜过强，应尽量选用卧位。

2）妇女妊娠3个月以上者，不宜针刺小腹部的腧穴；通经活血的腧穴，在此期间亦应禁刺。妇女行经期间，若非为了调经，亦不应针刺。

3）常有自发性出血或损伤后出血不止者，不宜针刺。

4）对胸、胁、腰、背脏腑所居之处的腧穴，不宜直刺、深刺，肝脾肿大、心脏扩大、肺气肿等患者更应注意。

5）针刺眼区和项部的风府、哑门等穴和脊椎部的腧穴，要注意掌握一定的角度，更不宜大幅度的提插、捻转和长时间的留针，以免伤及重要组织器官，产生严重的不良后果。

6）对于神志异常，紧张、焦虑、恐惧的患者，应事先做好患者工作，在治疗时，需要有家属陪护，防止患者兴奋冲动，自伤或者伤人。

2. 推拿疗法

中医推拿，是以中医学脏腑、经络学说为理论基础，并结合西医的解剖和病理诊断，用手法作用于人体体表的特定部位以调节机体生理、病理状况，达到治疗目的的一种方法，从性质上来说，中医推拿属于物理的治疗方法，对于神志病而言，主要体现在疏通经络、调和气血、缓解精神压力与疲劳、调畅情绪、缓解兼有症状等作用。临证需根据实际情况合理选择运用。

（1）治疗原则

治病求本　"治病必求于本"，疾病的临床表现多种多样，必须从复杂多变的现象中抓住疾病的本质，方可确立正确的治疗方法，达到祛病除邪的目的。

扶正祛邪　"虚者补之，实者泻之"。在推拿过程中通过补虚泻实等手法调整脏腑阴阳、调和气血、提高机体抵抗力，从而起到祛除病邪、促进康复的作用。

三因制宜　治疗疾病时要根据患者的体质、年龄及季节气候等因素，采用相应的治疗方法。如踩跷法不宜于体质虚弱的患者，春夏季节不适宜用摩擦类手法。

（2）治疗作用

疏通经络　《黄帝内经》有云："经络不通，病生于不仁，治之以按摩。"说明按摩有疏通经络的作用。从现代医学角度来看，按摩主要是通过刺激末梢神经，促进血液、淋巴循环及组织间的代谢过程，以协调各组织、器官间的功能，使机体的新陈代谢水平有所提高。如按揉足三里、推脾经具有增加消化液的分泌功能等。

调和气血　明代养生家罗洪在《万寿仙书》中有云："按摩法能疏通毛窍，能运旋荣卫。"这里的运旋荣卫，就是调和气血之意。因为按摩就是以柔软、轻和之力，循经络、按穴位，施术于人体，通过经络的传导来调节全身，借以调和营卫气血，以恢复机体健康。现代医学认为，推拿手法的机械刺激通过将机械能转化为热能的综合作用，以提高局部组织的温度，促使毛细血管扩张，改善血液和淋巴循环，使血液黏滞性减低，降低周围血管阻力，减轻心脏负担，故可防治相关疾病。

提高机体免疫力　由于按摩能够疏通经络，使气血周流，保持机体的阴阳平衡，所以按摩后可感到肌肉放松，关节灵活，使人精神振奋，消除疲劳，故而能提高机体免疫力，增强人体的抗病能力。推拿手法作用于体表局部，在局部通经络、行气血、濡筋骨，并且由于气血循着经络的分布流注全身，故还能影响到内脏及其他部位。如按揉背部十一、十二椎旁开一寸半的脾俞、胃俞能健脾和胃。

（3）治疗方法

推法　用手或掌等部位着力于被按摩的部位上，进行单方向的直线推动为推法。轻推法具有镇静止痛、缓和不适感等作用，用于按摩的开始和结束时，以及交替使用于其他手法之间。重推法具有疏通经络、理筋整复、活血散瘀、缓解痉挛、加速静脉血和淋巴液回流等作用，可用于按摩的不同阶段。常用以治疗躯体疼痛、麻木、胸胁胀痛、头痛、失眠等病证。

擦法　用手的不同部位着力，紧贴在皮肤上，做来回直线的摩动为擦法。本法具有温经通络、行气活血、镇静止痛、提高皮肤温度、增强关节韧带的柔韧性等作用。轻擦法多用于按摩开始和结束时，以减轻疼痛或不适感。重擦法多交替使用于其他手法之间。常用以治疗胸闷、胃肠不适、腰背疼痛、风湿痹痛及软组织损伤等。

揉法　用手的不同部位着力于一定的部位上，做圆形或螺旋形的揉动，以带动该处的皮下组织随手指或掌的揉动而滑动的手法为揉法。本法具有加速血液循环、改善局部组织的新陈代谢、活血散瘀缓解痉挛、软化瘢痕、缓和强手法刺激和减轻疼痛等作用。全掌或掌根揉多用于腰背部和肌肉肥厚部位，拇指揉法多用于关节、肌腱部，拇、中指端揉是穴位按摩常用的手法。揉法常用以治疗头痛、眩晕、不寐及外伤引起的红肿疼痛等。

揉捏法　拇指外展，其余四指并拢，手成钳形，将全掌及各指紧贴于皮肤上，做环形旋转的揉捏动作，边揉边捏边做螺旋形向心方向推进的手法为揉捏法。本法具有促进局部组织的血液循环和新陈代谢，能增加肌力和防止肌肉萎缩，缓解肌肉痉挛，消除肌肉疲劳和活血、散瘀、止痛等作用。揉捏法多用于四肢、臀部等肌肉肥厚处，常与揉法交替使用。常用以治疗神经衰弱、头晕、失眠、肢体麻木等。

搓法 用双手夹住被按摩的部位，适度用力，方向相反，做来回快速地搓动为搓法。本法具有疏经通络、调和气血、松弛组织、缓解痉挛、加速疲劳消除、提高肌肉工作能力等作用。适用于腰背、胁肋及四肢部，以上肢部和肩、膝关节处最为常用，常在按摩的后阶段使用。常用以治疗肩背痛、肌肤麻木、胸胁胀痛等。

按法 用指、掌、肘或肢体的其他部分着力，由轻到重地逐渐用力按压在被按摩的部位或穴位上，停留一段时间（约30秒），再由重到轻地缓缓放松的手法为按法。本法具有疏筋活络、放松肌肉、消除疲劳、活血止痛、整形复位等作用。拇指按法适用于经络穴位，临床上常与拇指揉法相结合，组成按揉复合手法，以提高按摩效应及缓解用力按压后的不适感，掌按法多用于腰背部、肩部及四肢肌肉僵硬或发紧，也用于关节处，如腕关节、踝关节等。用指端、肘尖、足跟等点按穴位，是穴位按摩常用的手法，常用以治疗胃脘痛、头晕、头痛、眩晕、失眠、风湿痹痛、肢体麻木等。

摩法 用食指、中指、环指指面或手掌面着力，附着于被按摩的部位上。以腕部连同前臂，做缓和而有节奏的环形抚摩活动的手法为摩法。本法具有和中理气、消积导滞、调节肠胃蠕动、活血散瘀和镇静、解痉、止痛等作用。刺激轻柔缓和舒适，常用于按摩的开始阶段，以减轻疼痛或不适，配合揉法、推法、按法等手法，常用以治疗脘腹胀痛、消化不良、痛经等。

拍击法 用手掌或手的尺侧面等拍击体表的手法为拍击法。常用的有拍打法、叩击法和切击法3种手法，均具有促进血液循环、舒展肌筋、消除疲劳和调节神经肌肉兴奋性等作用。多用于肩背、腰臀及四肢等肌肉肥厚处。缓缓的拍打和叩击常用于运动后加速消除疲劳；用力较大，频率较快，持续时间短的切击，常用于运动前提高神经肌肉兴奋性；此外，单指或多指的叩击也是穴位按摩常用的手法。

抖法 有肢体抖动法和肌肉抖动法两种。肢体抖动法时，用双手或单手握住肢体远端，微用力做连续小幅度的上下快速抖动。肌肉抖动法时，用手轻轻抓住肌肉，进行短时间的左右快速抖动。本法具有疏筋通络、放松肌肉、滑润关节等作用，多用于肌肉肥厚的部位和四肢关节，常用于消除运动后的肌肉疲劳，是一种按摩结束阶段的手法。

运拉法 用一手握住被按摩者关节远端肢体，另一手握住关节近端肢体，在关节的生理活动范围内做被动性运动的手法为运拉法。本法具有滑润关节、舒筋活血、防止或松解关节粘连、改善关节运动功能和纠正小关节处的微细解剖位置改变等作用。适用于四肢关节及颈腰部，常在按摩的后阶段使用，能增进关节的活动幅度和消除关节屈伸不利等疲劳性酸痛。

拿法 用单手或双手的拇指与食、中两指，或拇指与其他四指指面着力，做相对用力，在一定的穴位或部位上进行有节律的提拿揉捏为拿法。本法具有疏通经络、解表发汗、镇静止痛、开窍醒神、缓解痉挛等作用。适用于颈项、肩背及四肢部。临床上常拿风池等穴位及颈项两侧部位，治疗外感头痛；也用于运动过程中振奋精神，是穴位按摩的常用手法。

㨰法 用手背近小指侧部分或小指、无名指、中指的掌指关节突起部分着力，附着于一定部位上。通过腕关节伸屈和前臂旋转的复合运动，持续不断地作用于被按摩的部位上为揉法。本法具有活血散瘀、消肿止痛、缓解肌肉痉挛、增强肌肉的活动能力和韧带的柔韧性、促进血液循环及消除肌肉疲劳等作用。本法压力较大、接触面积较广，适用于肩背部、腰骶部及四肢部等肌肉较肥厚的部位，常用于治疗运动损伤及肌肉疲劳。

刮法　拇指屈曲，用指甲（也可用硬币、匙等代替）在病变部位作单方向的匀速刮动的手法为刮法。本法具有松解粘连、消散瘀结、改善病变部位的营养代谢和促进受伤组织的修复等作用，常用于治疗髌骨张腱末端病。

掐法　用拇指指端或指甲缘着力，选取一定的部位或穴位，用持续或间断的力垂直向下按压的手法为掐法。本法具有消肿、防止粘连及开窍醒脑、提神解痉、行气通络等作用，适用于消除局部肿胀，也常用于急救，是穴位按摩常用的手法。

弹筋法　用拇指与食、中两指或拇指与其他四指指腹将肌肉或肌腱速提速放的手法为弹筋法。本法具有舒筋活络、畅通气血、解痉止痛等作用，并对局部神经有强刺激作用，常用于治疗肌肉酸痛和肌肉痉挛等。

拨法　用双手的拇指指端陷压于一定部位上，适当用力做与韧带或肌纤维垂直方向来回拨动的手法为拨法。本法具有分离粘连、消肿散结、解痉止痛等作用，常用于治疗肌肉肌腱和韧带的慢性损伤。拨与揉结合，即拨揉是穴位按摩常用的手法。

理筋法　用拇指指腹压迫伤部，顺着肌纤维、韧带或神经行走的方向缓慢移动，以顺理其筋的手法为理筋法。本法具有调和气血、顺筋归位的作用，常用于治疗急性闭合性软组织损伤等。

（4）注意事项

1）应用推拿疗法时，应全面掌握患者的疾病情况，辨证施治，排除推拿禁忌症，如各种传染病、感染性疾病、醉酒、严重精神病及各种出血倾向的疾病等。

2）在推拿过程中，要随时观察和询问患者的反应，适时调整手法和力度，对老年人、儿童、久病体虚等患者要掌握适当的刺激量，对于女性在经期和孕期应谨慎操作腹部和腰骶部。

3）在推拿时要注意避免因手法操作不当而损伤患者皮肤，必要时可施用介质。

4）推拿前应指导患者采取适当的体位，再开始进行手法操作。

三、体质辨识康复

1. 体质的概念

体质，是指人体生命过程中，由于先天禀赋、后天生活方式、生存环境等多种因素影响，在其生长发育和衰老过程中所形成的，在机体形体结构、生理功能、物质代谢、心理活动等方面综合的、相对稳定的固有特质。中医学理论认为，在不同的先天禀赋基础上，人的五脏六腑、阴阳气血、经络输转、水谷代谢、神志活动等方面存在着生理性差异。体质由形与神两方面组成，形指形态结构，神指功能活动、物质代谢过程、心理活动等。体质形神合一，缺一不可。体质决定了机体对于某些疾病的易感性、表现形式、预后转归和治疗反应等，是产生不同疾病的决定因素之一，也是辨证施治、辨体施养、辨残康复的前提之一。体质是证的形成基础，对于体质的充分把握是神志病康复、治疗的关键之一。

2. 不同体质形成的原因

体质是有差异的，神志病康复养生重视个体体质的差异，强调个体化的康复和治疗，因此体质康复必须"因人而宜"，即根据个体体质决定康复策略。而地域、种族所决定的人群体质差异，则作为辅助参考因素。

（1）先天禀赋　是体质差异形成的基础，是决定与影响体质形成和发展的内在因素，也是体质保持相对稳定的重要条件。《灵枢·寿夭刚柔》曰："人之生也，有刚有柔，有弱有强，有短有长，有阴有阳。"父母素体强盛，其禀受多强，反之则多弱；父母素有痰湿，其子女先天禀受而痰湿与之俱生，常表现为痰湿体质。另外，母亲妊娠时的状况也影响子代的体质，如过食辛辣燥热、烦躁不宁则可能使胎儿形成阳盛体质；营养不足、思虑过度、气血亏虚则可能使胎儿形成气虚或血虚体质；过食肥甘厚味则胎儿可能形成痰湿体质。

（2）后天因素　首先生存环境对人的体质有极大的影响，如西北部地区，气候较寒冷、干燥，耗损人体阴液，而多阴虚体质。而沿海地区，湿气偏盛，人体常处于湿气环境，易于形成湿热体质。社会环境对体质也有不可忽视的影响，如家庭生活优越的人，生活稳定，过食肥甘，活动量少，多以湿热体质、痰湿体质较多。饮食习惯的不同对体质的影响也不可忽视，过食肥腻则生热，过食甘甜则生湿，湿热积久必然导致体质的变异，如长期饮酒会出现湿热体质。现代人生活方式的改变，如紧张工作、竞争激烈、思虑过度、起居不规律、饮食不节、缺少活动等，都不可避免地影响到脏腑功能、形神协调、气血运行、阴阳平衡，使体质发生变化。

3. 体质的分类

根据人体脏腑、阴阳、气血、津液的盛衰和气化代谢的强弱，人类体质大体可分为平和质、阴虚质、阳虚质、气虚质、痰湿质、瘀血质、湿热质、气郁质等 8 种基本类型。在实际生活中，更为常见的是兼夹体质，即同时具有两种或两种以上的体质特征的体质状态。常见的兼夹体质有痰湿兼瘀血、痰湿兼气虚阳虚、气虚阳虚兼瘀血、阴虚兼瘀血等，但是有轻重、标本虚实的差异。

4. 不同体质的康复方法

（1）平和质（A 型）

总体特征　阴阳气血调和，以体态适中、面色红润、精力充沛等为主要特征。

形体特征　体形匀称健壮。

常见表现　面色、肤色润泽，头发稠密有光泽，目光有神，鼻色明润，嗅觉通利，唇色红润，不易疲劳，精力充沛，耐受寒热，睡眠良好，胃纳佳，二便正常，舌色淡红，苔薄白，脉和缓有力。

心理特征　性格随和开朗。

发病倾向　平素患病较少。

外界环境适应能力　对自然环境和社会环境适应能力较强。

康复养生方法　协调阴阳，畅通气血，促进代谢。要保持良好的生活习惯，生活起居遵循"春夏养阳，秋冬养阴"的原则，学习、工作要有规律，饮食没有特殊禁忌，但不可烟酒无度、暴饮暴食或过食肥甘厚味，应多食新鲜食物。适当运动，使精神情绪舒展畅快。

调体要点　平和质者应保持良好习惯，如饮食有节、劳逸结合、生活规律、坚持锻炼。并根据人体生长规律，进行养生。妇女绝经前后为体质的转变时期，可根据阴阳偏颇酌服补益肝肾之品。在老年期，五脏逐渐虚衰，应适当调补，促其新陈代谢、延缓衰老，宜以平补为主，酌用健脾益气之品，如山药、白术、黄芪等。

（2）气虚质（B型）

总体特征　元气不足，以疲乏、气短、自汗等气虚表现为主要特征。

形体特征　肌肉松软不实。

常见表现　平素语音低弱，气短懒言，容易疲乏，精神不振，易出汗，舌淡红，舌边有齿痕，脉弱。

发病倾向　易患感冒、腹泻、营养不良、汗证、惊悸、不寐、内脏下垂等病，病后康复缓慢。

对外界环境适应能力　不耐受风、寒、暑、湿邪。

康复养生方法　补益脾肺，升举清阳。以饮食调养，慎避风邪为主。在季节转换、气候变化时，谨防呼吸道疾病及过敏性疾病。平时坚持轻度运动锻炼，避免劳累。过度思虑、过久看书、看电视，均会劳伤心脾，耗气伤血。平时经常按摩、艾灸大椎、风池、气海、关元、脾俞、肺俞、肾俞等穴。饮食不宜多食生冷苦寒、辛辣燥热等寒热偏性比较明显的食物，少食油腻及不易消化的食物，宜食性质平和偏温的食物如胡萝卜、南瓜、香菇、蜂蜜、黄鳝等。

调体要点　把握剂量，不可峻补。气虚质者可使用人参、黄芪补气强质，缓图渐进或配伍其他方药使用。盖因气有余便是火，慎勿补之太过；补气佐以理气。补气之品易于壅滞气机，若兼有痰湿者要与化痰祛湿药同用，或少佐理气行滞之品；补气须防虚中夹实。气虚质者脏腑功能虚弱，常因外邪或内在饮食积滞而形成虚实夹杂之证，当予顾及。

（3）阳虚质（C型）

总体特征　阳气不足，以畏寒怕冷、手足不温等虚寒表现为主要特征。

形体特征　肌肉松软不实。

常见表现　平素畏冷，手足不温，喜热饮食，精神不振，舌淡胖嫩，脉沉迟。

发病倾向　易患痹证、感冒、心悸、怔忡、不寐、郁病、痰饮、肿胀、泄泻等病；感邪易从寒化。

对外界环境适应能力　耐夏不耐冬，易感风、寒、湿邪。

康复养生方法　温补脾肾，温化水湿。以饮食调养、运动健身为主。日常生活应坚持体育锻炼，多晒太阳，进行日光浴。不可久居阴暗潮湿之处，可经常泡温泉浴、药浴熏蒸、热水澡等。饮食宜温热、甘缓食物，如荔枝、龙眼、栗子、韭菜、香菜、洋葱、黑豆、山药、羊肉、鸡肉等。

调体要点　温阳佐以养阴。根据阴阳互根的理论，在温壮元阳的同时，佐入适量补阴之品，如熟地黄、山茱萸等，以达阳得阴助而生化无穷；阳虚者，又可阳损及阴，导致阴阳两虚，用药要阴阳相顾，切忌温阳太过，耗血伤津，转为燥热。因此，调理阳虚质时要慢温、慢补，缓缓调治；温阳兼顾脾胃。调治阳虚之质，有温阳、补火之别，除温壮元阳外，当兼顾脾胃，只有脾胃健运，始能饮食多进，化源不绝，体质强健，亦即养后天以济先天。

（4）阴虚质（D型）

总体特征　阴液亏少，以口燥咽干、手足心热等虚热表现为主要特征。

形体特征　体形偏瘦。

常见表现　手足心热，口燥咽干，鼻微干，喜冷饮，大便干燥，舌红少津，脉细数。

发病倾向　易患虚劳、不寐、便秘、眩晕、消渴、脏躁、多梦、肺痨、遗精等病，感邪易从热化。

对外界环境适应能力　耐冬不耐夏，不耐受暑、热、燥邪。

康复养生方法　养阴降火，镇静安神。以饮食调理、心神调养为主。生活起居应有规律，情绪平和，工作有条不紊，保证睡眠质量。避免熬夜、工作紧张、剧烈运动、酷热环境等，其均会加重阴虚体质。适宜太极拳、气功、八段锦等健身术。饮食宜寒凉清润的食物，如葡萄、西瓜、香蕉、绿茶、丝瓜、黄瓜、豆腐、海参、桂鱼等。不宜温燥、辛辣、香浓的食物，如辣椒、韭菜、香菜、狗肉、羊肉、虾等。

调体要点　滋阴与清热并用。阴虚生内热，故滋阴应注意与清热法同用，即滋阴亦可除热，清热可以存阴之意；保血、养血即可生津。由于人体生理、病理上的相互关系，真阴不足，可涉及精、血、津、液的虚亏，因此在调治阴虚的同时，注意结合填精、养血、生津的方药；养阴兼顾理气健脾。滋阴药多性柔而腻，久服易伤脾阳，容易引起胃纳呆滞、腹胀腹泻等，可加木香、砂仁、陈皮、鸡内金等理气健脾消导之品。

（5）痰湿质（E型）

总体特征　痰湿凝聚，以形体肥胖、腹部肥满、口黏苔腻等痰湿表现为主要特征。

形体特征　体形肥胖，腹部肥满松软。

常见表现　面部皮肤油脂较多，多汗且黏，胸闷，痰多，口黏腻或甜，喜食肥甘甜黏，苔腻，脉滑。

发病倾向　易患消渴、中风、胸痹、不寐、痰饮、眩晕、中风、癫病、狂病、痫病等病。

对外界环境适应能力　对梅雨季节及湿重环境适应能力差。

康复养生方法　健脾化痰，疏理气机。以饮食清淡、运动锻炼为主。中年人定期检查血脂、血糖、血压。多户外活动，锻炼身体，晒太阳和日光浴。嗜睡者应减少睡眠时间，避免久居潮湿之处。饮食宜清淡，稍偏温燥或有祛湿作用的食物，如山药、薏苡仁、扁豆、黄豆芽、白萝卜、鲤鱼、羊肉等。不宜多食水果及油腻、肥甘、滋补、酸性、寒凉的食物，如芝麻、核桃、银耳、板栗、梨、香蕉、猪肉等。

调体要点　温化通阳。湿为阴邪，其性黏滞，宜温化通阳，根据病情需要可酌加桂枝、厚朴、干姜及仙灵脾、补骨脂等，但须防温热太过，水液受灼，化热生变；细察痰瘀互夹。痰湿黏滞，阻遏气机，常致血瘀，形成痰瘀互夹，治宜化痰利湿，兼以活血；少用甘润之品。甘酸柔润之药，亦能滞湿生痰，应予慎用。日常饮食宜少食肥甘甜腻之品。

（6）湿热质（F型）

总体特征　湿热内蕴，以面垢油光、口苦、苔黄腻等湿热表现为主要特征。

形体特征　形体中等或偏瘦。

常见表现　面垢油光，易生痤疮，口苦口干，身重困倦，大便黏滞不畅或燥结，小便短黄，男性易阴囊潮湿，女性易带下增多，舌质偏红，苔黄腻，脉滑数。

发病倾向　易患脏躁、不寐、郁病、疮疖、黄疸、热淋等病。

对外界环境适应能力　对夏末秋初湿热气候、湿重或气温偏高环境较难适应。

康复养生方法　健脾祛湿，疏肝利胆，通腑泄热。以饮食调养、运动锻炼为主。生活起居不宜熬夜及过度疲劳，注意个人卫生，加强锻炼，增强体质，保证二便通畅。饮食宜清淡祛湿的食物，如冬瓜、苦瓜、绿豆、芹菜、扁豆、豆腐、萝卜、海带等。少食性热生湿、肥甘厚味的食物，如奶油、动物内脏、辣椒、猪肉、羊肉、甲鱼等。

调体要点　宣透化湿以散热。根据"火郁发之"之理，可于泻火解毒之剂中加用藿香、防风、茵陈、白芷等品以宣透清化；通利化湿以泄热。根据渗湿热于下之理，在清热化湿同时佐以通利之白茅根、木通、竹叶、薏苡仁，使热从下泄；慎用辛温助火之品。湿而有热，宜苦寒之剂燥之，慎用辛温，以防助热。宜戒烟限酒，少食辛辣香燥，常食绿豆、冬瓜汤及瓜果蔬菜，保持大小便通调。

（7）血瘀质（G型）

总体特征　血行不畅，以肤色晦黯、舌质紫黯等血瘀表现为主要特征。

形体特征　胖瘦均见。

常见表现　肤色晦黯，色素沉着，容易出现瘀斑，口唇黯淡，舌黯或有瘀点，舌下络脉紫黯或增粗，脉涩。

发病倾向　易患郁病、癫病、狂病、癥瘕、痛证、血证等。

对外界环境适应能力　不耐受寒邪。

康复养生方法　疏肝理气，活血化瘀。以情绪调节、运动锻炼、避免寒冷为主。生活中应多做户外活动，坚持运动，如跑步、登山、游泳等。饮食宜具有健胃、活血、行气作用的食物，如鸡内金、陈皮、山楂、黑木耳、桂皮、洋葱、蘑菇、螃蟹等。不宜多食寒凉、温燥、油腻、收涩的食物，如奶油、动物内脏、石榴、柿子等。

调体要点　养阴以活血。由于津血同源，津枯则血燥，体内津液不足，"干血"内留，亦是瘀血质的成因之一。《金匮要略》大黄䗪虫丸中的生地黄用至十两，说明养阴凉血在阴虚有"干血"的情况下是重要的治法。调气以化瘀。气滞则血瘀，气行则血畅，故活血调体常配以理气之剂，药如枳壳、陈皮、柴胡等。

（8）气郁质（H 型）

总体特征 气机郁滞，以精神抑郁、忧虑不舒、情绪低落等气郁表现为主要特征。

形体特征 形体瘦者为多。

常见表现 神情抑郁，情感脆弱，烦闷不乐，舌淡红，苔薄白，脉弦。

心理特征 性格内向不稳定，敏感多虑。

发病倾向 易患脏躁、梅核气、百合病、不寐、卑慄及郁病等。

对外界环境适应能力 对情志刺激适应能力较差，不适应阴雨天气。

康复养生方法 疏肝理气，调畅情志。以饮食调节、心理疏导、适当增加运动为主。生活中避免情志刺激，保持心情通畅，加强运动，多晒太阳，减少怫郁。饮食宜清淡、行气的食物，如萝卜、陈皮、葫芦、冬瓜、苦瓜、鲫鱼等。少食油腻、肥甘厚味之品，如烟酒、糖茶、猪肉、动物脂肪等。

调体要点 掌握用药法度。理气不宜过燥，以防伤阴。养阴不宜过腻，以防黏滞。用药不宜峻猛，以防伤正；提倡情志相胜。气郁质者情志不畅，必须充分重视精神调节，如语言开导、顺情解郁，或采用情志相胜、移情易性等方法。

（9）特禀质（I 型）

总体特征 先天失常，以生理缺陷、过敏反应等为主要特征。

形体特征 过敏体质者一般无特殊特征；先天禀赋异常者或有畸形，或有生理缺陷。

常见表现 过敏体质者常见哮喘、风团、咽痒、鼻塞、喷嚏等；患遗传性疾病者有遗传、先天性、家族性特征；患胎传性疾病者具有母体影响胎儿个体生长发育及相关疾病特征。

心理特征 随禀质不同情况各异。

发病倾向 过敏体质者易患哮喘、荨麻疹、花粉及药物过敏等；遗传性疾病如血友病、先天畸形等；胎传性疾病如五迟（立迟、行迟、发迟、齿迟和语迟）、五软（头软、项软、手足软、肌肉软、口软）、解颅、胎惊等。

对外界环境适应能力 适应能力差，如过敏体质者对易致过敏季节适应能力差，易引发宿疾。

康复养生方法 增强体质，调补精、气、血，充髓养脑。宜性质温和、易消化、富含维生素、营养合理的饮食，忌暴饮暴食及坚硬、黏滞、腥臭和过于油腻的饮食。

调体要点 注重养生。生活中要加强身体锻炼，顺应四时变化，以适寒温，加强调护。尽量避免接触致敏物质，如尘螨、花粉、油漆等。古代文献认为，饮食过敏可致哮喘，因而有"食哮""鱼腥哮"等名，因此要注意饮食，忌食鱼腥发物。

四、气功康复

气功是指通过呼吸（调息）、意念（调心）、姿势（调身）相结合的练气和练意的功夫。气功康复法是患者用意识不断地调整呼吸和姿势，以意引气，循经运行，增强元气，调和气血及脏腑功能，恢复机体的阴阳平衡，从而促进身心健康的方法，它是中医神志病康复学中独特的锻炼精、气、神的自我身心康复法。

由于气功具有自我调控、内练精气神、外练筋骨皮、神形兼顾的作用，故应用范围很广，所谓"有病治病，无病强身"，对年老体虚、久病体弱者皆可用于治病、防病、强身。

气功的功法很多，可分为静功和动功两大类：常用的静功有放松功、内养功、强壮功、站桩功等，以练功时不做肢体运动为特征；动功多种多样，以导引运动、保健气功为主，练功时必须做肢体运动，而保健功又称按摩拍打功，它是气功中的辅助功种，既可疗疾又能健身，尤其适用于老年体弱患者。

1. 康复作用

（1）调摄情志，协调脏腑　对于神志病康复期的患者，大多久病体弱，受病情影响，极易产生精神抑郁、悲观失望或急躁易怒等不良情绪。这些不良情志因素，反过来又可进一步影响人体的脏腑功能，有碍于神志功能的康复。此时患者参加相应的传统体育运动，主动积极地锻炼，一是可以"移情易性"，减少不良情志因素的刺激；二是可以调达气机，协调脏腑功能，增强康复信心。

（2）疏通经络，调和气血　气功疗法通过调神、调息、调身对肢体或全身进行功能锻炼，达到疏通经络、调和气血、强筋健骨，推动周身的血液循环，加强骨骼和肌肉的营养作用，使气血经络畅通，强身健体。

（3）平衡阴阳，扶正祛邪　气功疗法可以通过促进精气流通，调畅气血生化之权，平衡阴阳，以增强体质，扶助人体正气，祛除邪气，提高患者抗御病邪及修复病体的能力，从而加速神志功能的康复。

2. 康复原则

（1）主动性　气功疗法属于自我身心锻炼，需要充分发挥个人的主观能动性才能收到良好的效果。能否获得康复的成功与个人的意志和毅力有很大的关系，所以能主动坚持锻炼，控制自己的心理和行为，坚持运动锻炼，方能达到康复的目的。

（2）渐进性　按先简后繁，先易后难，分段学习进行锻炼，有计划、有步骤地进行康复锻炼，不可急于求成，欲速则不达。

（3）经常性　气功疗法并非是一朝一夕的事，要经常而不间断、持之以恒才能收到良好的康复效果。

（4）整体性　机体对内外环境的适应是一个统一的整体来实现的，机体内各脏腑系统活动是相互联系、相互制约、相互影响、相互促进的，所以必须注意全面锻炼，才能收到良好的康复效果。

（5）适度性　合理地安排和调节运动量，使其适度，运动量太小则达不到锻炼的目的，起不到康复作用；太大则易超过机体耐受的限度，反而会使身体因运动过度而受损，神志功能障碍因此进一步加重。

（6）针对性　气功疗法必须考虑到每一个人的身体素质、锻炼水平、年龄等因素，要因人而异，区别对待，不可强求一致。必要时，医务人员可以进行合理的组织和指导。

3. 康复方法

（1）放松功　是以吸气时默念"静"字，呼气时默念"松"字为引导方法，有步骤、有节奏地依次注意身体的各部位，逐步把全身调整得自然、轻松、舒适，进而解除精神紧张和形体疲劳，使身心都处于一种放松状态，让紧张与松弛趋于平衡。同时，应逐步集中注意力，摒除杂念。如眩晕病患者，如果血压偏高，可以想象如淋浴一样，呼气时如流水似的从头松到脚，这样下行放松，可引导气血下行，有利于休息放松和降低血压。如果是血压偏低导致的眩晕，可以想象如躺在河水里仰泳一样，呼气时好像河水从足向头上流过，从脚一直松到头。这样倒行放松，可引导气血上升，有利于体弱者补养气血和血压恢复，从而减轻眩晕。临床常应用于中风后遗症、眩晕、心悸、怔忡、不寐，以及伴有精神紧张、焦虑等症状的各种神志病康复期的治疗。

（2）内养功　是一种静功，它通过特定的姿势、呼吸和意念的调练，使形体松适、呼吸调和、意念恬静，从而起到静心宁神、复元固本、协调脏腑等作用。该功法的特点是在调息、调心上多法合用，帮助凝神聚气，使心静神宁，真气内养，故名内养功。内养功在调息上，并用腹式呼吸法、节律呼吸法和动舌呼吸法；在调心上，并用意守法和默诵法。这种多法并用的方式能有效地控制心神外驰，使练功者易于凝神定志，进入心神静、脏腑动的境地，从而达到清心宁神、培补元气、调和气血、疏通经络、协调脏腑之功，起到神志康复、保健延年的作用。临床常应用于郁病、脏躁、眩晕、不寐等慢性神志病康复期的治疗。

（3）八段锦　是指八节运动肢体的动功，由古代导引总结而成，可谓是古代医疗保健体操。八段锦歌诀："两手托天理三焦，左右开弓似射雕；调理脾胃须单举，五劳七伤往后瞧；摇头摆尾去心火，两手攀足固肾腰；攒拳怒目曾气力，背后七颠百病消。"常练此功不但可柔筋健骨、养气壮力，而且可以行气活血、调理脏腑。能够激发各系统器官的功能，纠正机体异常的反应，对多种神志疾病有康复作用，长期坚持锻炼，可以调神宁志，调节心身，促进神志疾病康复。

（4）五禽戏　是一套动功保健疗法，通过模仿动物的动作和神态达到强身防病的目的。《三国志·华佗传》记载："吾有一术，名五禽之戏，一曰虎，二曰鹿，三曰熊，四曰猿，五曰鸟。亦以除疾，兼利蹄足，以当导引。体有不快，起作一禽之戏，怡而汗出，因以着粉，身体轻便而欲食。"它是一种外动内静、刚柔并济、内外兼练的仿生功法。

五禽戏能使人动作灵敏，协调平衡，改善关节功能及身体素质，从四肢百骸到五官九窍，一动百动，从而也带动着脏腑功能的调节。具有疏通经络、输布气血、增强肌肉力量、活跃生理功能等作用。根据中医学藏象学说，五禽配五脏，虎戏主肝，能疏理肝气，舒筋活络；鹿戏主肾，能益气补肾，壮腰健骨；熊戏主脾，能调理脾胃，充实四肢；猿戏主心，能养心补脑，开窍益智；鸟戏主肺，能补肺宽胸，调畅气机。人体是一个有机整体，五脏相辅相成，五禽戏中任何一戏的演练，主治一脏的疾患，又兼顾其他各脏，达到心身调畅、通达神明、促进神志功能康复的功效。

（5）太极拳　是依据《易经》阴阳理论，中医经络学说，道家导引、吐纳，综合地创造出的一套有阴阳性质，符合人体结构及大自然运转规律的一种拳术。太极拳是由练身、练意、练气三者结合而成，是一种"周身一家""劲走螺旋"的整体立体化运动。

太极拳要求思想集中，全神贯注于动作，做到神聚、心静、意专、体松。心静是练太极拳的重要原则，心静要求要专心，在练拳时，思想要集中，意识不断地引导动作，并且灵活变换，使任何动作都有一定的指向，不能顾此失彼。心静要有耐心，不可焦躁或心猿意马，否则动作方向、姿势不正确，就难以掌握其康复保健的要领。体松是和心静同样重要的一个原则，是贯彻"用意不用力"的重要措施。运动时，在心静的前提下用意引导肢体内外各个器官、关节和肌肉的放松，逐步做到全身不该用力处毫不用力，内外各部分无一处不松，尽量使身体自然舒展而不僵硬。按照规矩用力，以意贯注于动作过程之中，按照动作的虚实变化适度地完成动作。常练太极拳可以起到疏通经络，平衡阴阳气血，修身宁神，以提高阴阳自和能力的作用。

五、膳食及药膳康复

1. 膳食康复

运用膳食疗法（简称食疗、食治），有针对性地选择食物的品种，用食物来调节机体各方面的功能，以促进人体身心健康，防止神志疾病发生的一种康复方法。

由于神志病患者在康复期大多正气不足，气血虚弱，脏腑功能衰减，气机郁滞，阴阳失调，而食疗与中药治疗疾病一样可因其寒热温凉属性的不同而功效各异。如《本草求真·卷九》中指出："食之入口，等于药之治病，同为一理。"所以，在辨证的基础上，可施用食疗以扶正补虚、协调阴阳的偏盛偏衰以康复疾病。正如《养老奉亲书·序》中曰："是以一身中之阴阳运行，五行相生莫不由于饮食也。"如羊肉味甘性温热，有补虚温中、益肾壮阳之效，故能治疗脏腑虚寒一类病证，以调整脏腑功能，恢复阴阳平衡。

《素问·脏气法时论》云："毒药攻邪，五谷为养，五果为助，五畜为益，五菜为充。"在治病的过程中，用药物祛除邪气的同时，辅以食疗，可使人体得以充养，正气充盛则邪气难犯。

《黄帝内经》基于五行理论认为五味入五脏，即苦与心相应，辛与肺相应，酸与肝相应，甘与脾相应，咸与肾相应。因此"谨和五味"可使五脏无伤，这一理论可以运用于神志疾病的预防与康复之中。

《素问·宣明五气》根据五味所入的原理，提出气病无多食辛，血病无多食咸，骨病无多食苦，肉病无多食甘，筋病无多食酸，"是谓五禁，无令多食"。《灵枢·九针》曰："口嗜而欲食之，不可多也，必自裁也，命曰五裁。"《素问·六元正纪大论》云："用寒远寒，用凉远凉，用温远温，用热远热，食宜同法。"又称之"热无犯热，寒无犯寒"。认为药食除了应遵循五行理论外，还应注意与季节之寒热温凉相避。即用温热之品时，宜避开温气热气主令；用寒凉之品，宜避开寒气凉气主令之时。在治病过程中，需注意兼顾饮食，了解饮食中的禁忌，存患者正气，增药物疗效，而不至因饮食不当而影响食疗疗效或使疾病迁延不愈。

《素问·五常政大论》曰："大毒治病，十去其六；常毒治病，十去其七；小毒治病，十去其八；无毒治病，十去其九；骨肉果菜，则食养尽之。"凡药皆有毒性，因此在疾病已"十去其九"时，当以食疗治之，方能无伤患者正气。

（1）膳食康复的作用

1）具有康复身心的作用，如《备急千金要方·食谱》所云："食能排邪而安脏腑，悦神爽志以资气血。"

2）具有延年益寿的作用，如《素问·生气通天论》认为"谨和五味"则"长有天命"。

3）具有瘥后调理的作用，如《医宗金鉴·伤寒心法要诀》所云："新愈之后，脏腑气血皆不足，营卫不通，肠胃未和，惟宜白粥静养。"

（2）膳食康复的原则　膳食康复法的运用，需根据一定的原则。食物虽然作用平和，但仍有一定的偏性，故要根据不同食物的特点进行灵活取舍，并强调合理利用。即根据个体需要，选用相应的食物或合理搭配，以符合人体神志健康的需要。

1）辨证施食　辨证施食是膳食康复法的根本原则，贯穿于整个康复过程中。它以所辨的证为前提和依据，按不同证的需要分别配制不同的饮食，是中医辨证施治在膳食康复法中的具体应用。如脾胃虚寒所致的脘腹隐痛，可将糯米与大枣、胡桃仁煮粥食用，以健脾和胃，散寒止痛；若外感风寒表证，见畏寒、鼻塞、流涕、全身酸痛、头痛等表现，可选用生姜、葱白、红糖等煎汤热服，以发汗解表散寒；阴虚有热者可将冰糖、银耳、百合等煮汤服用以滋阴清热。

2）辨病施食　辨病施食是以辨证施食为前提，根据病种的不同而选用不同的饮食。如心悸怔忡的患者，可选用猪心加补益气血之品一同服用；寒虚咳嗽可经常食用姜汁杏仁猪肺汤；肝血虚引起的视力减退、夜盲可选用菠菜猪肝汤。古代就有"以形补形，以脏补脏"之说，即是这一原则的具体应用。

3）三因制宜　三因制宜，即因人、因地、因时制宜。因人的性别、年龄、禀赋强弱及性格类型等的差异，其饮食忌宜有所不同。不同形体的人，其饮食禁忌也有差异。体胖者多痰多湿，宜多食清利化痰之品；体瘦者多有阴虚、津亏血少，宜多吃滋阴生津的食物。我国地域辽阔，各地自然条件、饮食习惯亦有不同，在膳食康复法中，应遵其相应的饮食结构。膳食康复法还应随四季气候的变化而相应地改变，如春季为万物生发之始，阳气发越，不宜过食辛辣发散之物，以免助阳外泄；冬季万物收藏，天寒地冻，应多食温热御寒之品。

此外，膳食康复法中，不可偏嗜五味中的某一味或某几味，否则日久，可导致脏腑功能失调，正气受损，不利于机体康复，甚至病情加重。故《素问·脏气法时论》中云："五谷为养，五果为助，五畜为益，五菜为充，气味和而服之，以补精益气。"

（3）膳食康复法的注意事项

1）食不偏嗜　合理膳食首先要求人们饮食要多样化。中医学以"五味理论"诠释各种食物及其特点，也认为各种食物的摄取不能有偏；如果长期偏食，就会影响正常生理状态，甚至引发疾病。如《黄帝内经》所说："味过于酸，肝气以津，脾气乃绝；味过于咸，大骨以劳，短肌，心气抑；味过于甘，心气喘满，色黑，肾气不衡；味过于苦，脾气不濡，胃气乃厚；味过于辛，筋脉沮驰，精神乃央。"又说："多食咸，则脉凝泣而变色；多食苦，则皮槁而毛拔；多食辛，则脉急而爪枯……"这都反复说明了这一问题。

合理膳食也要求人们膳食的粗细、荤素要搭配、协调，尤其不能吃含饱和脂肪酸过多的动物性膳食。因为过多的饱和脂肪酸对大多数人来说，会增高血中胆固醇的含量，导致动脉粥样硬化，诱发冠心病。古代中医也指出膏粱厚味足以使人致病。

此外，《黄帝内经》曰："饮食者，热无灼灼，寒无沧沧。"《金匮要略》云："服食节其冷热。"说明既不能过食生冷、瓜果，也不能食温度过高、辛温燥热的食物。因为前者易损伤脾胃阳气，引起纳呆、腹泻、腹痛，或妇女月经不调等；后者易肠胃积热，伤阴劫液，引起口渴咽干、胃脘灼热或腹痛便秘等。

2）饮食有节　饮食有节或饥饱适当都是指饮食要适度，不能过少也不能过多，它是保证合理膳食的重要内容之一。一般来说，当食欲得到满足时，热量需要即可以满足，标志人体健康的标准之一的体重也可以维持正常。进食过少引起消瘦，进食过多引起肥胖，无疑都是应避免的。

我国古代对饮食过多给人带来的损害十分注意。《黄帝内经》云："勿使过之，伤其正也。"首先是"饮食自倍，肠胃乃伤"，再则可引起某些疾病。对于饮食营养过于丰富造成的严重后果，《寿世保元》有曰："恣口腹之欲，极滋味之美，穷饮食之乐，虽肌体充腴，容色悦泽，而酷烈之气内蚀脏腑，精神虚矣！"

如何掌握好饮食有节，《饮膳正要》有云："善养性者，先饥而食，食勿令饱；先渴而饮，饮勿令过。食欲数而少，不欲顿而多。"这对现代膳食康复法颇具参考与借鉴意义。

2. 药膳康复法

药膳康复法是将药物与食物相配合，经过烹调而形成具有康复治疗作用的一种康复方法。药膳既有营养、美味爽口，又能防治疾病、保健强身。

食药同源，皆以性味功效疗疾，只要合理调配，烹调有方，食药性味与五脏病性结合，就能产生康复的养治作用。如《素问·脏气法时论》曰："毒药攻邪，五谷为养，五果为助，五畜为益，五菜为充，气味和而服之，以补精益气。此五者，有辛酸甘苦咸，各有所利，或散或收，或缓或急，或坚或软，四时五脏，病随五味所宜也。"尤其是老弱病残者，"真气耗竭，五脏衰弱，全仰饮食以资气血"，从而起到康复脏腑和形神的功能。

（1）制作方法　药膳康复法的饮食调理配方、制作方法，多取法于日常饮膳，常用的有煎、煮、熬、蒸、煨、焖、炖、卤、烧等。其制成品主要有膏、羹、粥、饼、面、酒、醴、糖、汤、饮、汁、蜜饯、罐头、糕粉、膳食及菜肴等。

（2）药膳类型

补益类　本类药膳具有滋补强壮、延缓衰老、益寿的功效，针对气虚、血虚、阴虚、阳虚的不同，进行针对性药膳调理。其中补气类如人参酒、黄芪膏；补血类如红枣黑木耳汤；气血双补如参枣汤、归参鳝鱼羹；补阴类如五味子膏；补阳类如鹿茸酒等，可结合病情特点、脏腑阴阳虚实选用。

安神类 本类药膳具有养心安神、养血镇静、强身健脑、益智的功效，如核桃仁粥、枣仁粥、龙眼肉粥等。

祛风除湿类 本类药膳多具有祛风湿、强筋骨的功效，如虎骨酒、五加皮酒、川乌粥等。

理气消导类 本类药膳具有消积导滞、理气止痛、快胃除满、温中止呕、健脾燥湿等功效，如橘饼汤、山楂粥、藿香粥、五香槟榔等。

活血化瘀类 本类药膳具有活血化瘀、通脉止痛、开窍醒神的功效，如丹参酒等。

润下类 本类药膳具有润燥通便的功效，如瓜蒌饼、牛乳粥、紫苏麻仁粥、芝麻粥等。

（3）适应证 药膳主要适用于神志病康复期、慢性病、老年病的恢复期及各种虚损，如心悸、眩晕、消渴、不寐、健忘、痴呆、梦遗、阳痿、便秘、中风后遗症、夜盲、耳聋、脏躁、郁病、癫狂病、百合病、奔豚气、小儿五迟五软等。

（4）注意事项

1）运用药膳康复法时，应注意食物与药物的禁忌，如黄连、甘草、乌梅、桔梗忌猪肉，鳖肉忌薄荷、苋菜，鸡肉忌黄鳝，蜜忌葱，天门冬忌鲤鱼，白术忌大蒜、桃、李，人参忌萝卜等。

2）由高血压、冠心病及严重心、肝、肾脏疾病引起水肿者，在配制药膳时应少放或不放盐，宜清淡。

3）对体质肥胖，患有动脉粥样硬化性疾病的患者，宜服低脂肪（尤其是动物脂肪）食物的药膳。

4）糖尿病患者慎用或不用以淀粉类或糖类烹调的药膳。

5）应用药膳还应注意中药的五味与五脏的关系。一般说来，辛入肺，甘入脾，苦入心，酸入肝，咸入肾。只有根据性味合理选用药膳，才能达到滋补身体，防病治病康复的目的。

6）注意选料与加工，药膳所用的中药材和食物都应认真挑选，为保证药膳疗效，还应对药材与食物进行必要的加工处理。

7）注意烹调技巧，优良的药膳必须讲究烹调技巧。药膳除应具备一般饮食的色、香、味、形外，还要尽可能保留其营养、有效成分，以便更好地发挥治疗及康复作用。

六、药浴康复

药浴康复是根据中医辨证，将选择的中药煎成汤液，通过洗浴或浸泡全身，使药浴液中的有效成分直接作用于病变部位，起到杀菌、止痛、止痒、消炎的作用，同时通过皮肤吸收进入血液循环，达到人体各个组织器官，发挥药物的治疗作用，属于中医外治法中的一种。中药浴操作简单，廉价无痛苦，只要在医生指导下选对药，按正确的方法使用，相对而言安全可靠，能避免其他给药途径所引起的毒副反应，便于患者实施自我药疗。

1. 作用

药浴洗浴，可起到疏通经络、活血化瘀、驱风散寒、清热解毒、消肿止痛、调整阴阳、协调脏腑、通行气血、濡养全身等养生康复功效。

2. 方法

药浴是在中医理论的指导下，选配适当的中药，利用经煮沸后产生的蒸汽熏蒸，或药物煎汤取液进行全身或局部洗浴，如坐浴、足浴、手臂浴、面浴、目浴等，以达到防治疾病、康复的目的。药浴用药与内服药一样，亦需遵循处方原则，辨病辨证选药，即根据各自的体质、时间、地点、病情等因素，选用不同的方药，各司其属。煎药和洗浴的具体方法也有讲究，将药物粉碎后用纱布包好（或直接把药物放在锅内加水煎取亦可），一般可加清水适量，浸泡 20 分钟，然后再煮 30 分钟，将药液倒进盆内，待温度适度时即可洗浴。在洗浴中，其方法有先熏后浴之熏洗法，也有边擦边浴之擦浴法。

（1）烫洗疗法　是指选配某些中药制成煎剂，趁热进行局部或全身浸洗，以促进患者康复的方法。又称药浴疗法，古称浸渍法。它既具有热水浴的作用，又包括了药物的作用。

先将药物浸泡半小时以上，煎煮成药汁，再兑入洗浴水中，水温在 40℃～50℃，每次浸浴 15～20 分钟，每日 1 次，或隔日 1 次，或视病情而定，一般每剂药物可煎煮 2 次。药浴以午后或晚间进行为宜。浴后用干毛巾拭干，盖被静卧片刻。

（2）熏蒸疗法　是利用中药煎煮后所产生的温热药气熏蒸患者身体，以达到康复目的的一种方法。其通过温热与药气共同作用于患者体表，致毛窍疏通、腠理开发、气血调畅，使郁者得疏，滞者得行，而起到散寒、活血通络、化瘀消肿、宣水利湿的功效。

将药物置于纱布袋中，放入较大容器中煎煮，用煎煮时产生的热气熏蒸局部，或用蒸汽室作全身浴疗。

（3）烫敷疗法　是指用中药熨敷于患部或一定的穴位，在热气和药气的作用下，以温通经脉、畅达气血、协调脏腑，达到康复目的的一种方法。

将药物分别放入两个纱布袋中上笼屉或蒸锅内蒸透，趁热交替放在局部烫贴，配合按摩，效果更好，每次 20～30 分钟，每日 1～2 次，可用于多种神志病的康复治疗。

3. 注意事项

（1）中药浴必须由中医师针对病情对证下药，并按照医嘱制作药汤，切勿盲目自行择药。

（2）泡浴前必须先淋浴洁身，以保持药池的卫生。浴后应立即用温清水冲洗干净，拭干皮肤，及时穿衣服。一般而言，热水药浴（39℃～45℃）适用于风湿性关节炎、风湿性肌痛、类风湿性关节炎、各种骨伤后遗症、肥胖及银屑病等；神经过度兴奋、失眠、一般疼痛、消化不良等的药浴温度，以相当于或稍低于体温为宜；25℃～33℃适用于急性扭挫伤。药浴时，室温不应低于 20℃，局部药浴时，应注意保暖，夏季应避风，预防感冒。

（3）初浴时，水位宜在心脏以下，3～5分钟身体适应后，再慢慢泡至肩位；洗浴时间不可太长，尤其是全身热水浴。由于汗出过多，体液丢失量大；皮肤血管充分扩张，体表血液量增多，造成头部缺血而可能发生眩晕或晕厥。如一旦发生晕厥，应及时扶出浴盆，平卧在休息室床上，同时给病人喝些白开水或糖水，补充体液与能量。或用冷水洗脚，使下肢血管收缩，补充头部供血。

（4）严重心衰、肺功能不全、心肌梗死、主动脉瘤、动脉硬化、高血压患者、有出血倾向者以及老年人、儿童，慎用水温39℃以上的药浴，而应以接近体温之药液沐浴，并有家人或医护人员陪护，且沐浴时间不宜过长。妊娠或经期不宜泡药浴，尤其不宜盆浴及坐浴。

（5）由于全身热药浴易发生晕厥，故浴后要慢慢地从浴盆中起身；药浴时出现轻度胸闷、口干等不适，可适当饮水或饮料；若有严重不适，应立即停止药浴。

（6）饭前、饭后半小时内不宜进行全身药浴。饭前药浴，由于肠胃空虚，洗浴时出汗过多，易造成虚脱。饭后立即药浴，可造成胃肠或内脏血液减少，血液趋向体表，不利消化，可引起胃肠不适，甚至恶心呕吐。临睡前不宜进行全身热水药浴，以免兴奋后影响睡眠。

第二节 中医情志康复

情志疗法是中医神志病学治疗体系中的重要组成部分，也是心理治疗中最系统、最具有中医学特色的心理疗法。情为七情，包括喜、怒、忧、思、悲、恐、惊7种情绪。志包括五志，心在志为喜，肝在志为怒，脾在志为思，肺在志为悲，肾在志为恐。《素问·阴阳应象大论》有"人有五脏化五气，以生喜、怒、忧、悲、恐"，悲与忧、惊与恐相类似，故又把情绪归纳为喜、怒、悲、思、恐五志。总之情志是对喜、怒、忧、思、悲、恐、惊所代表的一切心理活动的概况，主要指人的情绪活动。广义的情志疗法包括情志相胜疗法、顺情从欲疗法、两极情绪疗法、宣泄疗法、移情易性疗法等。

在神志病康复期，对于具有理解力、自知力和认知能力的患者，情志康复疗法是简便而有效的治疗手段，也是不可或缺的治疗方法。郁病、狂病等神志病与精神心理因素皆密切相关，与生活工作事件，尤其与个性偏颇相关。运用情志疗法以调整个性，平衡情绪，可以帮助患者增强自我调节能力和适应社会能力，对患者的康复有着积极的作用。如《素问·宝命全形论》中指出："一曰治神，二曰知养身，三曰知毒药为真……"其中"治神"为首位。吴师机《理瀹骈文》中云："情欲之感，非药能愈；七情之病，当以情治。"许浚《东医宝鉴》指出："古之神圣之医，能疗人之心，预使不致有疾；今之医者惟知疗人之疾，而不知疗人之心。是犹舍本逐末，不穷其源而攻其流，欲求疾愈，不亦愚乎？"

神志病患者通常伴有人格偏倚或者家庭关系异常，或者长期患病而伴有病耻感，生活工作事件经常诱发患者情绪波动。在原有神志病基础上，可能伴发郁病、不寐、喜证、怒证、忧思证、悲证、恐证、惊证、惊悸等病证或者合并其他神志病。临证中，如郁病、不寐、惊悸等，一般结合劝说开导、移情易性、暗示解惑等情志疗法治疗；而喜、怒、忧、思、悲、恐、惊证等疾病则主要运用以情胜情等情志疗法治疗。对于器质性疾病引起的神志异常或较为严重的神志病，则常需采用中医药综合疗法。

一、情志疗法的作用

1. 调畅情志，改善异常情绪

神志功能障碍时，包括当躯体遭遇功能障碍时，会产生相应的精神情绪改变，集中体现在对功能障碍的态度上，其反应的程度与功能障碍的性质和程度有关，也与患者的人格类型和行为特点相关，同时还与周围社会环境相关。常见的异常情志反应包括抑郁、焦虑、愤怒、否认、依赖等，这些情绪改变根据患者的具体情况，会以单一或兼夹的形式出现。异常情志反应一方面提示功能障碍所导致的后果，另一方面在体内的蓄积又会妨碍疾病的康复，甚至加重病情，导致新的功能障碍。因此，改善异常情志反应，不仅能够促进原有神志功能障碍的康复，而且能够预防出现新的功能障碍，这是情志疗法的重要作用之一。

2. 消除病因，协调情感行为

情志疗法通过制定具体可行的康复计划，运用语言、表情、姿势、行为等手段，积累对机体的良性刺激，提高患者的心理风险抵御能力，来消除致病的精神因素。"心病还须心药医"就是这个道理。从根源上解除了患者的精神负担，帮助患者真正从神志功能障碍的心理阴影中走出来，这也是情志疗法的重要作用之一。

二、治疗原则

1. 形神合一，以神为主

中医学强调形神统一，认为形神合一是生命存在的重要保证。形乃神之宅，神乃形之制，无形则神无以生，无神则形无以化，二者相辅相成，不可分离。所谓"得神者昌，失神者亡"，强调了神志对形体健康的影响。神是情志疗法的主要着眼点和切入点，所以情志疗法必须形神同治，以神为主，充分把握和处理形神的对立统一的关系，由神及形，才能更好地促进神志功能康复。故形神同治，以神为主是情志疗法的重要原则之一。

2. 医患共参，以患为重

神志疾病的诊治过程，是医患双方共同参与的多方位、多角度的交往探讨过程。在这个过程中，患者的中心地位不容动摇。诊治成功与否，很大程度上取决于患者对医者的态度和配合程度。故情志疗法尤为重视和谐良好的医患关系的建立。医者良好的医德、精湛的医技、优秀的沟通技巧都是取得患者信任的重要因素。以患者为中心，苦患者之苦，急患者所急，医患共参，以患为主，不仅是情志疗法的主要诊疗模式，而且也是其重要原则之一。

3. 防治结合，以防为先

情志疗法不仅应运用于神志疾病的发病阶段，而且应贯穿于治疗任何的时期和阶段。从平时的摄生调神，到出现神志障碍的各个阶段，直到重新享受到健康积极人生的过程中，患者的精神世界不断丰富、成长，从而揭示情志疗法在预防和治疗中循序渐进的角色演进。只有加强预防，提高心理抵御风险的能力，在出现问题和病证时，才能从容前行。同时防治结合，以防为主也是"治未病"思想在情志疗法领域中的体现。

三、治疗方法

1. 情志相胜疗法

情志相胜疗法是指医师有意识地运用一种或多种情志刺激，去制约、调节因某种情志所引起的某种神志疾病。该疗法是指在中医学理论指导下，依据生克理论而产生的不同情志之间的相互制约关系以情胜情来治疗神志疾病的方法。诚如《素问·阴阳应象大论》所曰："怒伤肝，悲胜怒，喜伤心，恐胜喜，思伤脾，怒胜思，忧伤肺，喜胜忧，恐伤肾，思胜恐。"

（1）怒胜思疗法　肝木之志为怒，脾土之志为思，木克土，怒胜思。正常的思虑为生理现象，但"思则气结"，过思可使人出现神情倦怠、形容憔悴、胸膈满闷、纳食不旺、失眠健忘、四肢乏力等脾气郁滞，运化失常的症状。愤怒虽然是一种不良的情绪，但它属于阳性的情绪变动，有忘思眠、解忧愁、消郁结、抑惊喜之效，治之以"污辱欺罔之言"触之。激患者胜怒以冲破郁思，利用愤怒的情绪克制过度思虑为主的情绪障碍，因此对忧愁不解而意志消沉、思虑太过而致脾气虚弱等属于阴性情绪变化所致神志疾病，均可用激怒疗法治之，使患者改变心理状态达到治疗的目的。

（2）恐胜喜疗法　心火之志为喜，肾水之志为恐，水克火，恐胜喜。喜是正常的心理现象，保持愉快的心境有益健康。但喜则气缓，喜悦过度则耗伤心气，令人心气涣散，神不守舍，出现神志恍惚、心悸不宁、失眠健忘、喃喃自语等症状。治之以"祸起仓卒之言"怖之，或其他方法使之产生恐惧心理，克制过度喜悦的情绪或由过度喜悦引起的神志疾病。

（3）喜胜忧疗法　肺金之志为悲，心火之志为喜，火克金，喜胜悲。悲忧皆属于消极情绪，"悲则气消"，悲伤太过则使人肺气耗散而见面容憔悴、咳嗽气喘、毛发枯萎、悲忧欲哭、紧张恐惧、意志消沉等症状，还可以由肺累及心脾致神志痴癫，脘腹痞块、疼痛，食少呕恶等，治之以"虐浪亵狎之言"娱之。可设法使患者欢快喜悦而克制忧愁或由忧愁引起的神志疾病。

（4）忧胜怒疗法　肝木之志为怒，肺金之志为悲。金克木，忧胜悲。怒为肝的情志表达。"怒则气上"，过度愤怒导致肝阳上亢，肝失疏泄而表现出肢体拘急、握持失常、高声呼叫、狂越不寐、烦躁不止、头晕目眩等症状。治之以"恻怆苦楚之言"感之，诱使和诱导患者产生悲伤的情绪，有效地控制或缓解因愤怒引起的神志疾病。

（5）思胜恐疗法　肾水之志为恐，脾土之志为思。土克水，思胜恐。惊恐为肾的情志表达。"恐则气下"，过度或突然的惊恐会使人肾气不固，气陷于下，出现惶惶不安、心虚胆怯、神气涣散、二便失禁、意志不定等症状。思可以治恐，"以虑彼志此之言"夺之。可以用各种方法引导患者对有关事物进行思考，以制约患者的过度恐惧，或由恐惧引起的神志疾病。

2. 顺情从欲疗法

顺情从欲疗法又称顺意疗法，是指顺从患者的意念、情绪，满足患者的身心需求，以释却患者情志不遂的一种情志治疗方法。"从"即顺从、适应、遵循，顺情从欲疗法取中医学"从治"之意。其名称直接取自《素问·阴阳应象大论》"从欲快志于虚无之守"，其本意乃顺势利导之意。《灵枢·师传》曰："顺者，非独阴阳脉气之逆顺也，百姓人民皆欲顺其志也。"此处明确指出所从者，不仅是"身"，还包括"志"。"身"乃阴阳脉气代表的生理病理规律，属于人的生物属性范畴；"志"乃意愿、欲求，属于人的社会属性范畴。医者治病不仅要顺从人的生物规律，也要顾及患者的意愿欲求，顺应心理规律。《荀子·修身》解释"顺"为"以善和人者谓之顺"。

因个人意愿未能得到满足，遂致内怀深忧而生神志病变时，宜采用顺情从欲疗法进行医治。《素问·上古天真论》称其为"合于道"，用于此处指合于人心之道，即合于心理活动规律。情志疗法合于"道"，可获事半功倍之效，诚如《孙膑兵法·奇正》所曰："行水得其理，漂石折舟，用民地其性，则令行如流。"

3. 两极情绪疗法

"阴阳喜怒"是中医神志病学中的一个重要的理论，如果局限于七情学说，它即可指喜怒为代表的两极情绪发病，又可引申为利用肯定与否定等两极相反情绪来治疗疾病。

情绪阴阳太过或不及均可发病。关于七情两极极性而发病，《素问·调经论》概括为"阴阳喜怒"，以怒代表否定的一极，以喜代表肯定的一极。同样"阴阳喜怒"的理论也可用于治疗疾病，用肯定之喜去调节否定之怒或以否定之怒去调节肯定之喜，是为阴阳两极调理。即以快乐为手段来缓解悲忧等负性心境，或是以不快为手段，用悲伤去纠正过度兴奋的情绪。

4. 宣泄疗法

宣泄疗法是让患者把压抑的情绪发泄出来，以减轻和消除心理压力，从而达到治疗目的的一种情志疗法。当人受到挫折后，用意志力量压抑情绪，导致患者精神紧张，抑郁不舒，无法解决内心冲突而引起神志疾病。情绪的发泄，尤其是不良情绪的适度发泄，可以把不快情绪释放出来，从而使紧张、抑郁等不良情绪得到缓解，避免情志过极产生病理变化。主要有发怒宣泄、哭泣宣泄、太息宣泄、旅游宣泄、运动宣泄等方法。

5. 移情易性疗法

移情易性疗法即转移注意力疗法，通过分散患者的注意力，使患者不再专注于自己的内心体验，从而打破不良循环，达到治疗疾病的目的。如吴师机《理瀹骈文》中所云："七情之病者，看书解闷，听曲消愁，有胜于服药者也。人无自不在外治调摄中，持习焉不察耳。"

6. 精神内守法

中医学认为，脑神为五神、五志统摄之主，神动则五脏六腑皆摇。因此应该做到"恬淡虚无，真气从之，精神内守，病安从来"。保持心理的平衡和对环境的适应是减少疾病和加快神志功能康复的基本健康策略。调节情志，顺应季节变化的自然规律，起居有常，建立有规律的生活方式。减少接触可能引起内心不安和骚动的外界刺激来保持内心的平静；对待七情变化，保持中庸，勿过激；调节欲望，有节制，不贪不纵。所谓"静则神藏，躁则消亡"。如果神志保持安宁，就能少生疾病，健康长寿；即使患病，也容易治疗，恢复健康也比较容易。

7. 认知引导疗法

《素问·移精变气论》曰："古之治病，唯其移精变气，可祝由而已。"所谓移精变气，就是移易精神，改变气机。《素问》曾有其言曰："人之情，莫不恶死而乐生，告之以其败，语之以其善，导之以其所便，开之以其所苦，虽有无道之人，岂有不听者乎。"所谓"告之以其败"，即提出疾病的危害，使患者对疾病认真对待；所谓"语之以其善"，即向患者指出怎样才能向好的、有利的方面转化；所谓"导之以其使"，即告诉患者如何治疗及调养；所谓"开之以其苦"即是解除患者的消极心理状态。总之，通过提示患者不良情绪的危害，帮助患者改变以前的不良行为和思维模式，引导患者通过正确的途径释放内心的苦闷和压抑来调节情绪，以达到治疗疾病的目的。

值得注意的是，基于神志病患者尤其是慢性神志病患者通常伴有人格偏倚、家庭支持不足、重返社会困难、对疾病治疗缺乏信心等问题，针对其开展神志病的家庭治疗和团体治疗也非常重要。借鉴西方的治疗方法，结合中国实际情况，并融合中医情志治疗的特色，通过家庭成员、团体成员和治疗师提供互助支持，定期连续治疗，达到理解并重建家庭良性互动关系，调整人格，大有裨益。家庭治疗通常以家庭为单位，根据家庭互动关系建立的主要治疗模式，必要时结合个体心理治疗，调整家庭关系。而团体治疗多数以 10～20 人为团体，分为异质性团体、同质性团体、青少年团体、人际关系团体等，年龄、性别等可根据团体治疗的目的而有灵活调整。通常每周 1 次，每次 90～120 分钟，值得临床广泛推广。

第四章 神志病的康复评定

康复评定是康复治疗的重要环节及重要组成部分，是康复治疗的基础，应始终贯穿于康复的全过程。康复评定的目的，是通过对患者人格特点、心理、思维、情感、智能、记忆、行为方式等方面的评估，来确定患者神志功能障碍的程度、范围、部位、性质，以及康复的预后、转归等，以便医师制定适宜的康复计划和目标，制定进一步的治疗方案。神志病的康复评定主要包括两方面内容，一是神志症状的程度评估，二是心理、生理功能的现状评估。康复评定既可以是自评也可以是他评。古代医籍中虽然没有具体的康复评定等相关记载，但有关康复及评估的思想、理念、方法却散在于许多古医籍中，有较充分的体现，譬如《黄帝内经》称"阴平阳秘，精神乃治"，就是对康复状态的一种判定及描述，是康复的终极本质。

使用评估、评定量表作为标准工具，来进行神志症状、社会功能的相关研究，是近百年来国外逐渐兴起并逐步引入我国而开展起来的方法，其能更客观地量化患者各方面的情况，增加神志病康复学相关科学研究参照标准的一致性，对中医神志病学的发展和科研水平的整体提高，以及与国外相关研究方法相接轨等方面皆具有积极的意义。随着医学科学的发展、治疗手段的丰富和疾病模式的改变，神志疾病这类高致残性疾病的社会功能损害及发病期治疗后神志功能的康复等问题日益受到重视。下面介绍一些与神志病康复有关的评定量表及评定工具。

第一节 神志功能康复评定

神志功能评定，包括神志症状评定、认知功能评定、情绪评定、智力测定、性格评定等几个方面。

神志功能康复评定的具体操作和其他慢性疾病一样，首先要全面了解患者的个人生活史、家庭状况、社会环境等情况，然后再确定功能障碍的部位、范围、性质、程度，以及所有影响功能障碍的相关因素，做好医患解释沟通，取得患者的配合支持。其次，要分析功能障碍的程度，制定符合患者实际情况的康复目标，如是要达到生活自理、恢复学业，还是希望能重返社会，再就业等。第三，根据不同的目标，制定适宜的康复计划及康复治疗方案。第四，分段评估，经过一段时间的治疗、训练后，应及时评价康复疗效，对其效果予以客观的、定量的评价，同时调整下一步治疗措施。第五，通过对患者情况的全面评价，判断疾病的转归、预后。

一、神志功能评定的注意事项

1. 要掌握适应证，并向患者说明评定的目的、意义及方法。

2. 选择安静的环境，注意患者的情绪变化，不宜过度疲劳，如出现不安全因素或明显不能完成则停止评定。

3. 尊重患者的文化、宗教背景及隐私等特殊情况。

4. 对于言语表达、理解有困难，或年幼或有严重认知功能障碍者，可选择其亲属作为受检者。

5. 评定者用量表评估前需进行相关培训，评定者与受检者间应保持友好和信任的关系，取得受检者的配合。

二、常用的神志功能评定

1. 人格评定

（1）五态人格测验　是基于阴阳理论，结合现代社会具体情况而建立的人格测量表。五态人为太阴之人、太阳之人、少阴之人、少阳之人、阴阳平和之人5种人。该测验表已广泛应用于我国医学、教育、科研等领域，成为我国通用的心理测验法之一，得到国内外著名心理学与内经学专家认可。它包含了"艾森克测验"的所有优点，并将AB型行为模式测验也包含于内，在医学界具有一定的影响力。《心理学大辞典》称之"填补了中国没有自己的人格测验的空白，推动了中医心理测量的发展"。该测验的制订人是中国中医科学院研究员薛崇成。1964年，薛崇成根据中西医及心理学方面的理论，制订了该测验表，观察到人的气质类型、神经机能状态和针灸效应的关系非常密切。在1985年测验表重新修订时，定名为"五态人格测验"。该测验表主要反映人的阴阳盛衰、自然禀赋不同，体现在气质、人格上的差异。曾在国内28个省、市、自治区，63个单位的协作下进行全国抽样，共进行1.5万余人的测试，并按国际准则将测验表进行了标准化和样本标准化，制订出全国与各大地区的总体与性别、年龄、教育程度、职业等常模，还作了差别检验以便对比该量表将五态人之间的差异，如男女性别间、不同地区间、阴阳柔刚间的差异进行了量化，并使之数据客观化。该量表可用于神志病患者的人格评定。

（2）明尼苏达多项人格测验（Minnesota multiphasic personality inventory，简称MMPI）是至今应用最广的一种纸－笔试人格测验，是上世纪40年代初由美国S. R. Hathawag和J. C. Mckinley编制的，广泛应用于人类学、心理学、医学等领域的研究，其对人格特点提供客观评价，为治疗提供理论和实践依据，并发挥着越来越重要的作用。测验为399及566题两种，主要确定10个与临床有关的指标及5个研究量表指标。10个与临床有关的指标是：Hs（hypochondriasis，疑病）、D（depression，抑郁）、Hy（hysteria，癔病）、Pd（psychopathic deviate，心理变态）、Mf（masculinity－femininity，男性化－女性化）、

Pa（paranoia，偏执）、Pt（psychasthenia，精神衰弱）、Sc（schizophrenia，精神分裂）、Ma（hypomania，轻躁狂）、Si（social introversion，社会内向）。5 个研究量表指标：外显性焦虑（Mas）、依赖性（Dy）、支配性（Do）、社会责任（Re）、控制力（Cn），其他 3 个因素：说谎或掩饰（L）、诈分（F）、校正分（K）。该量表不但适用于神志病患者的人格测验，而且对神志病的诊断也有一定提示。

（3）艾森克人格问卷（简称 EPQ）　是由英国心理学教授艾森克及夫人根据人格 3 个维度的理论编制而成。它由 3 个人格维度和 1 个效度量表组成编制，分别为：①精神质（P）维度：测查一些与精神病理有关的人格特征。高分可能具有孤独、不关心他人、难以适应外部环境、不近人情、与别人不友好等特征；也可能具有异于常人的人格特征，如喜欢干奇特的事情，且不顾危险等。②内 – 外向（E）维度：测查内向和外向人格特征。高分反映个性外向，具有好交际、热情、冲动等特征；低分则反映个性内向，具有好静、稳重、不善言谈等特征。③神经质（N）维度：测查情绪稳定性。高分反映易焦虑、抑郁较明显的情绪反应等特征。

EPQ 把人格分为精神失调型和精神整合型，相对于其他以因素分析法编制的人格问卷而言，它所涉及的概念较少，施测方便，有较好的信度和效度，是国际上最具影响力的心理量表。可用于神志病人格的评定、评估。

（4）洛夏测验　又称洛夏技术，有时简称洛（Rorschach），属投射测验中的一种人格测验。Herman Rorshach 是一位瑞士精神科医生，他在 1921 年出版的《心理诊断学》一书中正式提出该方法。通过向被试呈现标准化的由墨渍偶然形成的模样刺激图版，让被试自由地看并说出由此所联想到的东西，然后将这些反应用符号进行分类记录，加以分析，进而对被试人格的各种特征进行诊断。主试不仅要尽量原原本本地记录被试的所有言语反应，而且也要对他的动作和表情给以细心的观察和记录。此测验最后给出对运动、形态、浓淡、色彩的反应次数的剖析图，给出受测者的智力、情绪、控制能力、经验类型、一般适应能力与成熟、预后等方面的解释。该量表适用于神志病患者的人格、心理特征测验。

2. 神经心理评定

目前神经心理评定多采用操作行为方面的内容，在临床上应用最广泛的是神经心理成套测验（简称 HRB）。是霍乐斯特在研究人脑与行为关系的基础上编制出来的，后来又由他的学生里坦进行了修订。我国由心理学家龚耀先教授主持修订，形成了中国常模。HRB 神经心理成套测验共有 3 套：成人式（用于 15 岁以上成人）、儿童式（9～14 岁儿童）、幼儿式（5～8 岁）。现介绍成人式 HRB 神经心理学成套测验。

该测验有如下一些分测验：

（1）测试优势检查　通过测定利手、利足、利肩等来判断优势大脑半球。

（2）失语检查　通过临摹图案、解释词义、重复语言来测查是否有失语症。

（3）握力测验　握力计测量左右手，比较利手和非利手。

（4）范畴测验　检查病人的抽象能力。

（5）手指敲击测验　测查手指精细运动能力。

（6）语音知觉测验　检查听辨别能力。

（7）连线测验 测量顺序化能力和空间能力。

（8）触摸操作测验 测量触觉、空间知觉和触觉回忆能力，这是 HRB 的主要测验。

（9）音乐节律 测量受试者对音乐节拍的辨别能力。

（10）感知觉检查 通过一些常用的神经病学临床检查，来检查患者是否有触、听、视觉的缺失。

最后把每一个人测验的分数相加，以总测验分数得出脑损伤指数。医生以这种损伤指数评估大脑损害程度，了解损伤是弥漫性还是局限性，是稳定的还是变化的，以此进行定位诊断。HRB 神经心理成套测验是鉴别"脑－行为障碍"的一种较可靠的测量工具，其结果有助于诊断神志病变的情况，同时确定某些病理症状群的性质和定位，尤其是它能够评估脑与行为的关系，但此测验也存在一定局限性，如测验所需时间较长，结果处理比较复杂等。

3. 认知功能评定

（1）威斯康星卡片分类测验（Wisconsin card sorting test，简称 WCST） 是为数不多的能够敏感的检测有无额叶局部脑损害的神经心理测验方法之一，尤其是对额叶外侧病变较为敏感，用于检测神志病患者的抽象思维能力。其评估过程是受检者根据已往的经验进行分类、概括、记忆及转移的能力、执行能力等，能反映受试者认知功能状况，如抽象概括能力、工作记忆能力、认知及转移能力、神经心理过程、注意力、信息提取、分类维持、分类转换、刺激再识和加工、感觉输入和运动输出等。适用于神志病患者、脑损伤者等非色盲者。

威斯康星卡片分类测验有 4 张刺激卡、128 张反应卡（8cm × 8cm），测量指标共有18 个（国际标准）：总应答数（Trials administered，TA）、正确应答数（Total correct responses，CR）、正确应答百分比（Percent correct responses，PCR）、错误应答数（Total errors，TE）、错误应答数百分比（Percent errors，PE）、持续性应答数（Perseverative responses，PR）、持续性应答数百分比（Percent perseverative responses，PPR）、持续性错误数（Perseverative errors，PE）、持续性错误的百分数（Percent perseverative errors，PPE）、非持续性错误数（NPE，Nonperseverative errors）、非持续性错误百分比（PNPE，Percent Nonperseverative errors）、概念化水平应答数（CLR，Conceptual level responses）、概念化水平百分比（PCLR，Percent conceptual level responses）、完成分类数（CC，Categories completed）、完成第一个分类所需应答数（TCFC，Trials to compete first category）、不能维持完整分类（FM，Failure to maintain set）、学习到学会（L－L，Learning to learn）、用时（Time）。该量表适用于神志病患者的认知功能、注意力检测等方面的评定，以及康复治疗阶段性的评估。

（2）韦氏成人智力测验 韦氏智力量表（Wechsler intelligence scale，简称 WAIS－RC）是由美国心理学家韦克斯勒（D. Wechsler）于 1939 年主持编制的系列智力测验量表，它是继比内－西蒙智力量表之后为国际通用的另一套智力量表，是目前世界上应用最广泛的智力测验量表。该量表于 1961 年由湖南医科大学龚耀先教授等主持修订，国内修订版本韦氏成人智力测试量表在临床、司法鉴定、心理学界及教育界等领域得到广泛运用，具有良好的信度和效度。该量表共有 3 套：成人（WAIS）、儿童（WISC）、幼儿（WPPSI）；包括 11 个分量表（言语量表 6 个：常识、理解 、算术、相似、背数、词汇；操作量表 6 个：填图、积木、图法排列数字符号、图形拼凑、迷津）。

优点：①可同时提供 3 个智商分数和多个分测验分数，能够较好地反映智力的整体和各个侧面。②各量表之间可一定程度相互衔接，适用年龄范围广。③首先使用离差智商代替比率智商，克服了计算成人智商困难的问题。④在临床应用方面，积累了大量资料。可用于研究神志病患者的神经心理学特性、情绪、行为、认知功能等。

缺点：①3 个量表衔接欠佳。②测验起点偏难，不便测量低智力者。③各分测验项目数不均衡。④测验程序复杂费时。

各分测验的主要功能：①知识：韦克斯勒认为，智商越高的人，兴趣越广泛，好奇心越强，所以获得的知识就越多。故此测验主要测量人的知识广度、一般的学习及接受能力、对材料的记忆及对日常事物的认识能力。②领悟：此测验主要测量判断能力、运用实际知识解决新问题的能力及一般知识。该测验对智力的 G 因素负荷较大，与知识测验相比，受文化教育影响小，但记分难以掌握。③算术：此测验主要测量数学计算的推理能力及主动注意的能力。该能力随年龄而发展，故能考察智力的发展，同时对预测一个人未来心智能力很有价值。④相似性：此测验设计用来测量逻辑思维能力、抽象思维能力与概括能力，是 G 因素很好的测量指标。⑤数字广度：此测验主要测量人的注意力和短时记忆能力。临床研究表明，数字广度测验对智力较低者测的是短时记忆能力，但对智力较高者实际测量的是注意力，且得分未必会高。⑥词汇：此测验主要测量人的言语理解能力，与抽象概括能力有关，同时能在一定程度上了解其知识范围和文化背景。研究表明，它是测量智力 G 因素的最佳指标，可靠性很高。但其记分较麻烦，评分标准难掌握，实施时间也较长。⑦数字符号：此测验主要测量一般的学习能力、知觉辨别能力及灵活性，以及动机强度等。该测验与职业、性别、性格和个人缺陷有关，不能很好地测量智力的 G 因素，但具有记分快、不受文化影响的特点。⑧图画填充：此测验主要测量人的视觉辨认能力，以及视觉记忆与视觉理解能力。填图测验有趣味性，能测量智力的 G 因素，但它易受个人经验、性别、生长环境的影响。⑨木块图：该测验主要测量辨认空间关系的能力、视觉结构的分析和综合能力，以及视觉 - 运动协调能力等。该测验对于诊断知觉障碍、注意力障碍、神志功能衰退等具有很高的效度。⑩图片排列：此测验主要测量被试者的分析综合能力、观察因果关系的能力、社会计划性、预期力和幽默感等。它也可以测量智力的 G 因素，可作为跨文化的测验。但此测验易受视觉敏锐性的影响。⑪图形拼凑：此测验主要测量处理局部与整体关系的能力、概括思维能力、知觉组织能力及辨别能力。在临床上，此测验可了解被试的知觉类型，对尝试错误方法所依赖的程度，以及对错误反应的应对方法等。

（3）瑞文标准推理测验（Raven's standard progressive matrices） 是英国心理学家瑞文（J·C·Raven）1938 年设计的非文字智力测验。瑞文测验的编制在理论上依据斯皮尔曼（C·Spearman）的智力二因素论，该理论认为智力主要由两个因素构成，其一是一般因素，又称"G"因素，它可以渗入所有的智力活动中，每个人都具有这种能力，但水平上有差异；另一个因素是特殊因素，可用"S"表示，这类因素种类多，与特定任务高度相关。普遍认为瑞文测验是测量"G"因素的有效工具，尤其与测量人解决问题能力，清晰知觉和思维，发现和利用自己所需信息，以及有效地适应社会生活的能力有关。

瑞文标准推理测验属于渐近性矩阵图，整个测验一共由 60 张图组成，按逐步增加难度的顺序分成 A、B、C、D、E 五组，每组都有一定的主题，题目的类型略有不同。从直观上看，要求被试者对量表中的图形关系进行推理，可测量图形比较、互换、组合及系列关系等抽象推理能力。瑞文测验适用于 5 岁半以上智力发展正常的人。瑞文测验的优点在于测验对象不受文化、种族与语言等条件的限制，适用范围广，测验既可个别进行，也可团体实施，使用方便，省时省力。它适合于跨文化研究，以及神志病患者、智力迟钝者的认知功能评估，还可以作为大规模筛查或智力初步分等级的理想工具。

（4）简易智力状态检查（MMSE）　由 Folstein 于 1975 年编制，它是最具影响的认知缺损筛选工具之一。该项目评定共 19 项：项目 1~5 是时间定向；项目 6~10 为地点定向；项目 11 分 3 小项，为语言即刻记忆；项目 12 为 5 小项，检查注意和计算；项目 13 分 3 小项，查短程记忆；项目 14 分 2 小项，为物体命名；项目 15 为语言复述；项目 16 为阅读理解；项目 17 为语言理解分 3 小项；项目 18 为言语表达；项目 19 为图形描画；总分为 30 分。回答或操作正确计 1 分，错误计 2 分，拒绝或说不会计 9 分或 7 分。以 24 分为分界值：1~24 分为有认知功能缺损。按教育程度的分界值：文盲 17 分，小学文化程度 20 分，中学文化程度以上 24 分。该量表适用于神志病患者及脑损害患者的智能、认知功能评定。

（5）老年痴呆检查量表（Hasegawa dementia scale，简称 HDS）　1974 年由日本学者长谷川和夫制定，至今已和简易智力状态量表（MMSE）等共同成为当今世界上使用最为广泛的老年痴呆初筛工具之一，它主要是用于老年人群体的调查。HDS 总计 11 项问题，其中包括定向力（2 题）、记忆功能（4 题）、常识（2 题）、计算（1 题）、物体铭记命名回忆（2 题）等 5 个方向的测试，总分为 32.5，HDS>30.2 为正常，30.5~22之间为亚正常，21.5~10.5 为可疑痴呆，10~0 为痴呆。在实践应用中发现，只有严重痴呆才会在 10 分以下。同时还发现，本表用于测试健康人，其得分与受教育程度有关，即受教育程度越低得分越少，因此用 HDS 评定是否痴呆，不同文化程度的标准应该有所区别，不要完全用上述得分标准轻易地下诊断。在长谷川痴呆量表的基础上，根据我国的实际情况，对个别提问作了修改，已适合中国国情。该量表在我国应用比较多，可以说是目前国内应用最广泛的量表，适用于神志病患者的认知功能评定。

4. 神志症状评定

（1）阳性与阴性症状量表（Positive and negative symptoms scale，简称 PANSS）　适用于不同类型神志病症状的严重程度的评定，由简明精神病量表和精神病理评定量表合并改编而成。PANSS 主要用于评定神志症状的有无及各项症状的严重程度，主要用于区分癫病及狂病。

PANSS 的组成由阳性量表 7 项、阴性量表 7 项和一般精神病理量表 16 项，共 30

项，以及 3 个补充项目评定攻击危险性。主要适用于成年人，由经过量表使用培训的神志病科医师对病人做神志功能检查，综合临床检查和知情人提供的有关信息进行评定。评定的时间范围通常指定为评定前一周内的全部信息，整个评定需 30～50 分钟。为使量表更客观和标准，量表作者制订了 PANSS 的定式检查提纲（SCI—PANSS）供检查者参考使用。

PANSS 的每个项目都有定义和具体的评分标准。其按精神病理水平递增的 7 级评分为：①无；②很轻；③轻度；④中度；⑤偏重；⑥重度；⑦极重度。这是一种简便、全面、有效而又可靠的评估工具，能迅速评定神志病患者的症状特点、病情严重程度和变化情况。该量表适用于合作与不合作的神志病患者的评估，主要用于评定患者的症状存在与否及严重程度。

（2）躁狂评定量表（Mania Rating Scale，简称 MRS） 适于评定狂病等神志病的严重程度及症状变化，是目前应用最广的躁狂量表。

评定一般采用会谈与观察相结合的方式，由经过量表检测培训的神志病科医师进行临床精神检查后，综合家属或工作人员提供的资料进行评定。一次评定约需 20 分钟，评定的时间范围一般规定为最近一周，若再次评定则为间隔期的长短，一般为 2～6 周。项目和评定标准：MRS 共有 11 项，项目采用 0～4 分的 5 级评分法：⓪无该项症状或与患者正常时的水平相仿；①症状轻微；②中度；③较重；④严重。每项症状都有工作用评分标准，病情严重程度（severity of illness，SI）采用 0～7 分的 8 级记分法，根据具体病人的病情与同一研究的其他同类病人比较，作出评定：⓪无病；①基本无病；②极轻；③轻度；④中度；⑤偏重；⑥重度；⑦极重。评定分数越高症状越重。

（3）症状自评量表（Symptoms Checklist 90，简称 SCL－90） 包括 90 个项目，可以全面评定受评者的神志状态，如思维、情感、行为、人际关系、生活习惯及神志异常症状等。共有 9 个因子，包括躯体化、强迫症状、人际关系敏感、抑郁、焦虑、敌对、恐怖、偏执、精神病性因子等。该量表广泛应用于神志病的康复评定，如郁病、癫病、焦虑、应激障碍等。

量表每一个项目均采取 1～5 级评分，具体说明如下：①没有：自觉并无该项问题（症状）；②很轻：自觉有该问题，但并不频繁、严重；③中等：自觉有该项症状，其严重程度为轻到中度；④偏重：自觉常有该项症状，其程度为中到严重；⑤严重：自觉该症状的频度和强度都十分严重。作为自评量表，这里"轻、中、重"的具体涵义应该由自评者自己去体会，不必做硬性规定。该量表可以用来进行神志功能健康状况的诊断，也可以作为中医神志病学相关现代临床研究的参考依据。本测验可以用于他评，也可以用于自评，适用对象包括初中生至成人（14 岁以上），可以从感觉、情感、思维、意识、行为、生活习惯、饮食睡眠、人际关系等多方面，评定是否有神志异常症状及症状的严重程度。

（4）抑郁自评量表（Self－Rating Depression Scale，简称 SDS） 由 Zung 编制于 1965 年，为美国教育卫生福利部推荐的用于精神药理学研究的量表之一，因使用简便，应用较广。SDS 按症状出现频度评定，分 4 个等级：①没有或很少时间；②少部分时间；③相当多时间；④绝大部分或全部时间。若为正向评分题，依次评为粗分1、2、3、4；反向评分题，则评为4、3、2、1。评定时间为过去一周内，把各题的得分相加为粗分，粗分乘以1.25，四舍五入取整数即得到标准分。抑郁评定的临界值为T=53，分值越高，抑郁倾向越明显。中国常模：分界值为53分，53~62为轻度抑郁，63~72为中度抑郁，72分以上为重度抑郁。

（5）焦虑自评量表（Self-Rating Anxiety Scale，简称SAS） 由华裔教授Zung编制，从量表构造的形式到具体评定的方法，都与抑郁自评量表（SDS）十分相似，是一种分析神志病患者主观症状的相当简便的临床工具，适用于具有焦虑症状的成年人。国外研究认为，SAS能够较好地反映有焦虑倾向的精神病求助者的主观感受，而焦虑是心理咨询门诊中较常见的一种神志障碍，所以近年来SAS是咨询门诊中了解焦虑症状的自评工具。评分方法：SAS采用4级评分，主要评定症状出现的频度，其标准为：①表示没有或很少时间有；②表示有时有；③表示大部分时间有；④表示绝大部分或全部时间都有。20个条目中有15项是用负性词陈述的，按上述1~4顺序评分。其余5项（第5，9，13，17，19）是用正性词陈述的，按4~1顺序反向计分。SAS的主要统计指标为总分，将20个项目的各个得分相加，即得粗分；用粗分乘以1.25以后四舍五入取整数，即得标准分。按中国常模结果，SAS标准分的分界值为50分，其中50~59分为轻度焦虑，60~69分为中度焦虑，69分以上为重度焦虑。由于焦虑是神经症的共同症状，故SAS在各类神经症鉴别中作用不大。关于焦虑症状的临床分级，除参考量表分值外，主要还应根据临床症状，特别是主要症状的程度来划分，量表总分值仅能作为一项参考指标而非绝对标准。该量表适用于神志病中郁病的评定。

（6）汉密顿抑郁量表（Hamilton Rating Scale For Depression，简称HAMD） 由Hamilton于1960年编制，是最早用于抑郁症状评定的量表，也是临床上评定抑郁状态时应用的最为普遍的量表。本量表有17项、21项和24项等3种版本，由7类因子组成，目的是评定抑郁症病人病情的严重程度及变化，以及评价抗抑郁药物的治疗效果。量表由经过培训的两名评定者对患者进行HAMD联合检查，作一次评定需15~20分钟。这主要取决于患者的病情严重程度及其合作情况，如患者严重阻滞时，则所需时间将更长。一般采用交谈与观察的方式，检查结束后，两名评定者分别独立评分。如在治疗前后进行评分，可以评价病情的严重程度及治疗效果。汉密顿抑郁量表的总分能较好地反映疾病严重程度，即病情越轻，总分越低；病情愈重，总分愈高。但本量表对于抑郁症与焦虑症，却不能较好地进行鉴别，因为两者的总分都有类似的增高。HAMD中，第8、9及11项，依据对患者的观察进行评定；其余各项则根据患者自己的口头叙述评分；其中第1项需两者兼顾；另外，第7和22项，尚需向患者家属或病房工作人员收集资料；而第16项最好是根据体重记录，也可依据病人主诉及其家属或病房工作人员所提供的资料评定。21项版本比24项量表少第22~24项，其中第7项有的按0~2分3级记分法，现采用0~4分5级记分法。17项版本无第18~24项。评分标准：总分<8分，没有抑郁症状；总分超过20分，可能有轻度或中度的抑郁；总分超过35分，可能为严重抑郁。

因子分析：HAMD 可归纳为 7 类因子结构：①焦虑/躯体化：由精神性焦虑、躯体性焦虑、胃肠道症状、疑病和自知力 5 项组成；②体重：即体重减轻一项；③认知障碍：由自罪感、自杀、激越、人格或现实解体、偏执症状和强迫症状等 6 项组成；④日夜变化：仅日夜变化一项；⑤阻滞：由抑郁情绪、工作和兴趣、阻滞、性症状等 4 项组成；⑥睡眠障碍：由入睡困难、睡眠不深和早醒 3 项组成；⑦绝望感：由能力减退感、绝望感和自卑感 3 项组成。通过因子分析，可更为简捷、清晰地反映神志病患者的病情，不仅可以具体反映病人的精神病理学特点，也可反映靶症状群的临床效果。总之，该评定方法简便，标准明确，便于掌握。

（7）汉密顿焦虑量表（Hamilton Rating For Anxiety，简称 HAMA）　包括 14 个项目，由躯体性和精神性焦虑两类因子组成，主要用于评定神志病患者和其所伴有的焦虑症状。HAMA 可作为抗焦虑治疗的疗效评价工具。其采用五级评分法，该量表中除第 14 项需要结合观察外，所有项目都根据患者的口头叙述进行，同时特别强调受检者的主观体验。总分能较好地反映病情的严重程度，总分超过 29 分，可能有严重焦虑；超过 21 分，肯定有明显焦虑；超过 14 分，肯定有焦虑；超过 7 分，可能有焦虑；小于 6 分，没有焦虑。

（8）匹兹堡睡眠质量指数量表（PSQI）　用于评定被试最近 1 个月的睡眠质量。由 19 个自评和 5 个他评条目构成，其中第 19 个自评条目和 5 个他评条目不参与计分，参与评定计分的 18 个自评条目组成 7 个因子，每个因子为 0～3 分，各项目"较好"计 1 分，"较差"计 2 分，"很差"计 3 分。累积各因子得分即为 PSQI 总分，总分范围为 0～21，得分越高，表示睡眠质量越差。被试者完成评定需要 5～10 分钟。

（9）护士用住院病人观察量表（Nurses' Observation Scale for Inpatient Evaluation，简称 NOSIE）　由 Honigteld G 等专家于 1965 年编制。本量表有 30 项和 80 项两种版本，广泛应用的是 30 项版本。在 NOSIE 中，每项为一描述性短语，如肮脏、对周围活动感兴趣、自觉一无是处等，由护士依据对患者病情纵向观察进行评定，弥补了仅据交谈进行评定的某些量表的不足。据不同时间 NOSIE 评定结果所绘制的廓图，能够反映治疗中患者病情的演变及治疗效果。NOSIE 所评定的内容主要是行为障碍，若要全面地判定疗效，还需配合 BPRS、PANSS 等量表进行全面地分析。本量表为频度量表，按照具体现象或症状的出现频度，分为 0～4 分的 5 级评分法：⓪无；①有时是或有时有；②较常发生；③经常发生；④几乎总是如此。该量表适用于住院的神志病患者，特别是慢性长期住院的神志病患者，以及老年性痴呆患者的评定及研究。

（10）临床总体印象量表（Clinical Global Impressions Scale，简称 CGI）　属非定式检查工具，由医生根据临床经验对病情的严重程度，以及疗效与不良反应做出总体判断。适用于各种神志功能障碍的评估，最先由世界卫生组织（WHO）设计，主要用于判断疾病严重性及其变化，可用于评定临床疗效，也可在其他量表进行临床研究时，检验其评分反应临床的真实性。量表内容主要包括病情严重程度、疗效总评、疗效指数三部分，可用于任何神志病的康复治疗观察及研究。

第二节　形体、脏腑功能评定

人体是形与神、体表与脏腑密切结合的统一体。在神志病患者治疗过程中，因疾病的原因和药物的副作用，会出现体重增加、肥胖、脂代谢紊乱、血糖升高、血压增高等代谢综合征及心血管疾病、神经系统症状等问题。故在神志病康复的过程中对该类问题要积极进行干预，以达到气血调和、阴阳平衡、体力充沛、肢体灵活的形神兼备的良好康复状态。

一、形体脏腑评定的注意事项

代谢综合征（MS）是多种代谢成分异常聚集的病理状态，是心血管疾病和 2 型糖尿病的高度危险因素，是目前临床需高度重视的问题。宜定期评定并进行前后对照，以便给调整治疗提供依据。同时评定者要尊重患者的文化、宗教背景及隐私等特殊情况，与受检者间保持友好和信任的关系，取得受检者的配合。评定者用量表评估前需进行相关培训。

二、常用形体脏腑功能评定

1. 代谢综合征方面

2005 年 4 月 14 日，国际糖尿病联盟（IDF）在综合了来自世界的糖尿病学、心血管病学、血脂学、公共卫生、流行病学、遗传学、营养和代谢病学专家意见的基础上，颁布了新的代谢综合征工作定义，这是国际学术界第一个代谢综合征的全球统一定义。IDF 新诊断标准为：强调以中心性肥胖为基本条件（根据腰围判断），合并以下 4 项指标中任意 2 项：①TG > 150 mg/dL（1.7 mmol/L），或已接受相应治疗；②高密度脂蛋白胆固醇（HDL – C）水平降低：男性 < 40 mg/dL（0.9 mmol/L），女性 < 50 mg/dL（1.1 mmol/L），或已接受相应治疗；③血压升高：收缩压 ≥130 mmHg 或舒张压 ≥85 mmHg，或已接受相应治疗或此前已诊断高血压；④空腹血糖升高：空腹血糖 ≥100 mg/dL（5.6 mmoL/L），或已接受相应治疗或此前已诊断 2 型糖尿病。

体重指数（BMI）评定：见表 4 – 1。

表 4 – 1　BMI 评定

BMI 分类	WHO 标准	亚洲标准	中国参考标准	相关疾病发病的危险性
体重过低	<18.5	<18.5	<18.5	低（但其他疾病危险性增加）
正常范围	18.5～24.9	18.5～22.9	18.5～23.9	平均水平
超重	≥25	≥23	≥24	增加
肥胖前期	25.0～29.9	23～24.9	24～26.9	轻度增加
Ⅰ度肥胖	30.0～34.9	25～29.9	27～29.9	中度增加
Ⅱ度肥胖	35.0～39.9	≥30	≥30	严重增加
Ⅲ度肥胖	≥40.0	≥40.0	≥40.0	非常严重增加

体重指数计算法：即体重指数＝体重（kg）÷身高²（m²），也可用以下公式计算：体重指数＝体重（kg）÷身高（m）÷身高（m）。正常体重指数为20~24，超过24为超重，超过26就认为是肥胖了。

简易体重指数计算法：标准体重（kg）＝身高（cm）－105。标准体重增加或减少10%均属正常体重范围，如超过标准体重10%为超重，超过20%应视为肥胖。

腰臀比例标准：腰围（cm）÷臀围（cm），男性应小于0.90，女性应小于0.85。大于此值提示腹部脂肪过多，对健康有危害。

2. 其他不良反应评定

（1）不良反应症状量表（Treatment Emergence Symptoms Scale，简称 TESS）　为 WHO 协作研究中常用的一种不良反应量表。其功能是对抗精神药物的治疗安全性作全面评价，记录包括行为毒性、化验异常、心血管系统、植物神经系统等多个系统的药物不良反应症状。统计分析每项症状出现的频率（例次）及其严重程度，对所表现的症状与药物之间的关系做出评价，同时记录所采取的措施。

（2）锥体外系副反应量表（A Rating Scale for Extrapyramidal Side Effects，简称 RSE-SE）　由 G. M. Sampson 等人提出，是评定抗精神病药物治疗中有关锥体外系副反应的评定量表之一。本量表共有10个项目，采用5级评分法，各级的标准为无或正常、轻度、中度、重度、极重度。总分为反映锥体外系反应严重程度指标，即锥体外系副反应越轻，总分越低，相反，总分高则反应重。有些项目需通过病人的动作和交谈观察评定，有些项目需要直接检查评定。该量表适用于康复治疗期间的各类神志病患者。

（3）临床疗效总评量表（CGI）

该量表分 SI、GI、EI 三项内容。

病情严重程度（SI）：采用0~7分的8级计分法，根据患者的情况与其他病人比较后做出评定：0，无病；1，基本无病；2，极轻；3，轻度；4，中度；5，偏重；6，重度；7，极重。

疗效总评（GI）：采用0~7分的8级计分法，根据患者目前情况与前段时或研究时相比作出评定：0，未评；1，显著进步；2，进步；3，稍进步；4，无变化；5，稍恶化；6，恶化；7，严重恶化。

疗效指数（EI）：综合治疗效果和治疗引起的副反应等给予评定，仅指所研究的治疗本身而产生的疗效和副反应。

疗效分4级：1，无变化或恶化，是指症状毫无减轻或恶化；2，稍有效，指症状略有减轻；3，有效，指症状有肯定进步或部分症状消失；4，显效，指症状完全或基本消失。副反应也分4级：1，无，指没有副反应；2，轻，指有些副反应，但并不影响病人的功能；3，中，指副反应明显影响病人功能；4，重，指发生了严重的甚至危及病人安全的副反应。

疗效指数（EI）＝疗效分/副反应分。亦可根据病人的疗效和副反应，查表在相应的格子中，圈出相应的编码，再根据"编码疗效指数对照表"查出相应的疗效指数。该量表适用于神志病康复治疗的效果及副反应的综合评定，评定时间范围一般为2~4周。

第三节　日常生活质量评定

生活质量是个人或群体所感受到的身体、生理、心理、生活、社会功能等各方面状态的总合，因此生活质量无疑是多维度的。随着社会的发展和人民生活水平的提高，人们对健康的要求越来越高，健康概念不仅仅指躯体没有疾患，而且还必须包括日常生活功能、精神心理、社会功能等多方面功能完好协调。WHO 把生活质量定义为：个体根据其所处的文化背景、价值系统对自身生活的主观感受，它受个体目标、期望值、标准和个体关注点等因素的影响。目前生活质量已被广泛地用来评价临床疗效、疾病预后及人群健康水平。

一、生活质量评定注意事项

生活质量不是一个固定的标准，而是随着个体变异的相对标准，与被测者所处的文化价值体系和社会标准密切相关，不同国家、文化和社会背景的人群对生活质量的认识是不同的。故要注意尊重患者的宗教信仰，保护患者的隐私。

二、常用的生活质量评定

1. 生存质量测定量表

生存质量测定量表（WHOQOL－100）是 WHO 组织 20 多个国家和地区共同研制的跨国家、跨文化并运用于一般人群的普通性量表。量表包括生理、心理、独立性、社会关系、周围环境和精神信仰 6 个领域，共有 24 个方面，每个方面分别从强度、频度、能力和评价 4 个角度提出 4 个条目，加上总的健康状况的 4 个条目共有 100 个条目，得分越高，生存质量越好。该量表为自评量表，每个领域得分按百分制计分，并计算患者生活质量总评分，其值亦用百分制表示，得分越高表明生活质量越好。

2. 日常生活能力量表

日常生活能力量表（Activity of Daily Living Scale，简称 ADL）由美国的 Lawton 和 Brody 于 1969 年制定，由躯体生活自理量表（Physical Self－maintenance Scale，PSMS）和工具性日常生活活动量表（Instrumental Activities of Daily Living Scale，IADL）组成，主要用于评定被试者的日常生活能力。ADL 共有 14 项，包括两部分内容：一是躯体生活自理量表，共 6 项，包括上厕所、进食、穿衣、梳洗、行走和洗澡；二是工具性日常生活活动量表，共 8 项，包括打电话、购物、备餐、做家务、洗衣、使用交通工具、服药和自理经济等 8 项。为 4 级评分：①自己完全可以做；②有些困难；③需要帮助；④根本没办法做。评定结果可按总分、分量表分和单项分进行分析。总分量低于 14 分，为完全正常，大于 16 分有不同程度的功能下降，最高 56 分。单项分 1 分为正常，2～4 分为功能下降。凡有 2 项或 2 项以上≥3，或总分≥22，为功能有明显障碍。评定中如果无从了解，或从未做过的项目，例如没有电话也从来不打电话，可记 9，不计入统计。该量表项目细致，简明易懂，比较具体，便于询问。评定采用计分法，易于记录和统计，非专业人员亦容易掌握和使用。

3. 生活满意度量表

生活满意度量表（Life Stisfction Scles）包括 3 个独立的分量表，其一是他评量表，即生活满意度评定量表（Life Stisfc – tion Rting Soles，简称 LSR）；另两个分量表是自评量表，分别为生活满意度指数（Life St – isfction Inex）和生活满意度指数 B（Life Stisfction lnex B），简称 LSI 和 LSIB。LSR 又包含有 5 个 1~5 分制的子量表。LSI 由与 LSR 相关程度最高的 20 项同意——不同意式条目组成，而 LSIB 则由 12 项与 LSR 高度相关的开放式、清单式条目组成。

4. 生活质量综合评定问卷

生活质量综合评定问卷（GQOLI 74）是李凌江、杨德森于 1998 年完成编制，是生活质量的综合性问卷，其应用原则与目的：

（1）主要作为社区普通人群生活质量的评估工具，也可作为特定人群（如老年人、慢性病人等）生活质量的综合评定问卷。

（2）为多维评定，包括躯体功能、心理功能、社会功能、物质生活状态 4 个维度 20 个因子。每个维度在不同人群中带有共性，各维度之间既相关又有独立性，可根据研究目的与对象选择不同维度单独或综合使用。

（3）每一维度每一因子均包括主观满意度和对自身客观状态的评价两类条目。因子与维度分中两类条目计分比例各半。

（4）问卷为自评式，特殊情况（如因重病或文化程度等原因无法自评）则由测试者逐条定式询问记录。应用研究表明本问卷有良好的信度、效度与敏感性。该量表适用于康复期的各类神志病患者生活质量的评定。

第四节　社会功能康复评定

社会功能是指与人交流，与人协作，与周围的环境和谐共处的能力，即人具有社会性的体现。社会功能受损的定义是：个体不能达到社会所赋予的角色，如家庭主妇、工人、学生、夫妻、家庭成员或朋友。此外，还包括这些个体对他们达到这些角色的能力、他们照料自己的能力和娱乐活动的能力均低于社会功能的普遍水平。即包括了社会对角色和个体对自己两方面的评价。

社会功能包含的内容多且范围广，各种评估工具也各有侧重。较有代表性的有适用于各种疾病所造成功能损害的 Sheenhan 残疾量表（Sheenhan Disability Scale，SDS），适用于社区中慢性精神病人的社会功能缺陷筛查量表（Social Disability Screening Scale，SDSS），适用于在职人群中健康状况对工作能力损害的 WHO 健康和工作能力问卷（Health and Work Performance Questionnaire，HPQ）。也有用评估生活质量的工具来反应社会功能的，如 WHO 生活质量量表（WHO Quality of Live，WHO – QOL）等。

美国精神疾病多轴诊断系统中，附有用于轴 V 功能评估的量表。DSM – III – R 采用的是大体评定量表（Global Assessment Scale，GAS），单项 0 ~ 100 分，就日常功能损害、现实检验能力和自杀、暴力危险性等进行评定，侧重的是疾病症状对功能的影响。DSM – IV 采用的是功能大体评定量表（Global Assessment of Function，GAF），基本上是 GAS 的框架，就心理症状、社会功能、职业、学习功能、精神病性症状进行评定。

一、社会功能评定注意事项

评定中要考虑患者年龄、职业、文化程度、社会环境、家庭条件、性格等相关因素。评定前要与患者沟通好，取得患者的积极配合，尊重患者，保护患者的隐私。评定时按表格逐项询问，如被试者因故不能回答或不能正确回答（如痴呆或失语），则可根据家属、护理人员等知情人的观察评定。对有关结果的解释应谨慎。

二、常用的社会功能评定

1. 个体和社会功能量表

个体和社会功能量表（the Personal and Social Performance scale，简称 PSP）是由 Morosini 等（2000 年）制订的一个评估社会功能的量表。Morosini 早期为一项精神康复计划，设计了成套"技能评定和目标计划（SAOP）"，在这个成套工具中，Morosini 比较了多个专业人员用于评定病人功能的工具后，以 SOFAS 为模板，发展了在格式上相似但不同于 SOFAS 的 PSP。其目的是希望能够很好地反映患者的社会功能而较少受疾病症状的影响，能测量和区分不同方面的功能，能涵盖评定功能损害程度时需要考虑的行为方面的特殊标准且使用方便。使用时与 SOFAS 的主要不同是 PSP 不是直接做总分评定，而是分成 4 个维度分别评定后，再综合得出总评分。

PSP 有 4 个维度，1 个总分。这 4 个维度分别评估病人 4 个方面的功能：a：社会中有用的活动，包括工作和学习。b：个人和社会关系。c：自我照料。d：干扰和攻击行为。

其中 a ~ c 项（社会中有用的活动、个人和社会关系、自我照料）的评定标准：是 1 ~ 100 分的单项评定量表，分为相等的 10 个等级，从功能良好至优秀（91 ~ 100 分），到完全丧失社会功能并有危险性（1 ~ 10）均可适用。总分越高，指患者的人际社会功能越好。根据功能水平，总评分大致分为 3 个层次：

71 ~ 100 分：表示仅有轻度困难。

31 ~ 70 分：表示有不同程度的残疾。

30 ~ 0 分：表示功能极差，病人需要加强支持或密切监护。

2. 社会功能缺陷筛选量表

社会功能缺陷筛选量表（Social Disability Screening Schedule，简称 SDSS）来源于 WHO 制定试用的功能缺陷评定量表。由我国 12 个地区精神疾病流行写作组根据 DAS 的主要部分翻译并修订。该量表主要用于评定社区精神病人的社会功能缺陷程度，是进行精神医学流行病调查中，较为常用的评定工具。评定范围为最近一个月的行为表现，评定标准：SDSS 共包括 10 个项目，每项的评分为 0～2 分，⓪为无异常或仅有不引起抱怨或问题的极轻微缺陷①为确有功能缺陷；②为严重功能缺陷。SDSS 的统计指标为总分和单项分：总分≥2 分，为有社会功能缺陷。我国残疾人抽样调查，也以上述分界值为精神残疾的标准。

各项目包括的内容和具体评分标准如下：

（1）职业和工作　指工作和职业活动的能力、质量和效率，遵守纪律和规章制度，完成生产任务，在工作中与他人合作等。水平明显下降，出现问题，或需减轻工作；无法工作，或在工作中发生严重问题，可能或已经被处分。

（2）婚姻职能　仅评已婚者。指夫妻间相互交流，共同处理家务，对对方负责，相互间的爱、支持和鼓励对方。有争吵，不交流，不支持，逃避责任；经常争吵，完全不理对方，或夫妻关系濒于破裂。

（3）父母职能　仅评有子女者。指对子女的生活照顾，情感交流，共同活动，以及关心子女的健康和成长。对子女不关心或缺乏兴趣；根本不负责任，或不得不由别人代替照顾孩子。

（4）社会性退缩　指主动回避和他人交往。确有回避他人的情况，经说服仍可克服；严重退缩，说服无效。

（5）家庭外的社会活动　指和其他家庭及社会的接触和活动，以及参加集体活动的情况。不参加某些应该且可能参加的社会活动；不参加任何社会活动。

（6）家庭内活动过少　指在家庭中不干事也不与人说话的情况。多数日子至少每天有两小时什么也不干；几乎整天什么都不干。

（7）家庭职能　指日常家庭中应起的作用，如分担家务、参加家庭娱乐、讨论家庭事务等。不履行家庭义务，较少参加家庭活动；几乎不参加家庭活动，不理家人。

（8）个人生活自理　指保持个人身体、衣饰、住处的整洁，大小便习惯，进食等。生活自理差；生活不能自理，影响自己和他人。

（9）对外界的兴趣和关心　了解和关心单位、周围、当地和全国的重要消息和新闻。不大关心；完全不问不闻。

（10）责任心和计划性　关心本人及家庭成员的进步，努力完成任务，发展新的兴趣或计划。对进步和未来不关心；完全不关心进步和未来，没有主动性，对未来不考虑。

SDSS 主要用于社区中生活的神志病患者，特别适合于慢性病人，但该量表不适合住院期间的评定或住院时间＜2 周的病人。适用年龄在 15～59 岁之间，由经过培训的评定员，重点通过对知情人的询问，参照每个项目的具体评分标准对病人做 3 级评定，有些受检者若干项目可能不适用，如未婚者的第 2 和第 3 项评定，可评 9 不计入总分。

各　论

癫　病

【概述】

癫病是因情志内伤或先天遗传，脏腑功能失调，导致痰气郁结，蒙蔽清窍，脑神被扰，神志失常，所引起的一类神志疾病。以精神抑郁、表情淡漠、沉默痴呆、喃喃自语、出言无序、静而多喜少动，甚或妄见妄闻妄想等症状为主要临床特征。发病年龄以青壮年多见，迁延难愈。

《黄帝内经》对本病的病因病机、临床表现及诊疗等内容具有较为系统的认识，如《灵枢·癫狂》"得之忧饥""见大怒""有所大喜"等症状的描述，明确了本病系情志因素所致，其首创的"治癫疾者常与之居"，即从情志、起居方面进行康复护理的方法，至今具有显著的实际临床指导意义。《素问·脉解》曰："阳尽在上，而阴气从下，下虚上实，故狂颠疾也。"指出了火邪扰心和阴阳失调所发癫病、狂病。《难经·二十难》提出了"重阴者癫""重阳者狂"，使癫病与狂病相鉴别。明代，王肯堂始将癫与狂、痫详细分辨，《证治准绳·癫狂痫总论》云："癫者或狂或愚，或歌或笑，或悲或泣，如醉如痴，言语有头无尾，秽洁不知，积年累月不愈。"为后世辨证治疗提示了正确方向。清代，《医林改错·癫狂梦醒汤》指出癫病"乃气血凝滞脑气"，从而开创了以活血化瘀法治疗癫病的先河和对本病病理基础的探索。

从临床表现来看，西医学中的精神分裂症及情感障碍中的抑郁症、应激障碍等大致相当于本病，可参照本节内容辨证论治。

【病因病机】

1. 七情内伤

多因恼怒郁愤不解，致使肝失疏泄，胆气不平，心胆失调，心神扰乱而发病；或肝郁不解，气郁痰结，阻塞心窍而发病；或暴怒不止，引动肝胆木火，郁火上升，冲心犯脑，神明无主而发病；或肝气郁悖，气失畅达，血行凝滞，致气滞血瘀，或痰瘀互结，气血不能上荣脑髓，神机失用，神明混乱而发病。

2. 饮食失节

嗜食肥甘膏粱，一方面化生痰浊，内伏于心，伤及心神；另一方面损伤脾胃，运化失司，聚湿成痰，痰浊内盛，或与气滞相结，阻蔽神明，或与郁火相夹，扰乱神明，或与瘀血相搏，痹阻清窍，均致神志失常而发病。

3. 禀赋不足

胎儿在母腹中有所大惊，或出生受阻，胎气被扰，气机失调，阴阳失平，以致先天禀赋不足，心神虚损，生后一有所触，则气机逆乱，神机失常而发病。

本病病理因素以气、痰、瘀为主，三者有因果夹杂的关系，且多以气郁为先。肝气郁结，肝失条达，气郁生痰；或心脾气结，郁而生痰，痰气互结，则蒙蔽神机病久气滞血瘀，凝滞脑气，又每兼瘀血为患。本病初起多属实证，久则虚实夹杂，多由痰气郁结，蒙蔽心窍，久则心脾耗伤，气血不足所致。病变所属脏腑，主要在心肺，涉及脾胃，久而伤肾。本病的转归预后，关键在于早期诊断，及时治疗，重视精神调护，避免精神刺激。若失治误治，或多次复发，则病情往往加重，形神俱坏，难以逆转。

【诊断】

1. 诊断要点

（1）有癫病或类似疾病的家族史。

（2）素日性格内向，有性急易怒，或多疑多虑，焦虑胆怯，或忧愁悲郁，甚至愤恨等情志内伤，近期有情志刺激、意欲不遂等诱发因素。

（3）以精神抑郁，表情淡漠，沉默痴呆，语无伦次，或喃喃自语，静而少动，甚或妄见妄闻妄想等症状为主要临床特征。

（4）并非中毒、热病及药物原因所致。

（5）头颅 CT 及其他辅助检查无阳性发现。

2. 鉴别诊断

（1）癫病与郁病　两者均与五志过极、七情内伤有关，临床表现颇有相似之处。然郁病以心情抑郁、情绪不宁、胸胁胀闷、急躁易怒、心悸失眠、喉中如有异物等自我感觉异常为主，或悲伤欲哭，但神志清楚，有自制能力。癫病亦见精神抑郁，表情淡漠，或喜怒无常、静而少动、不语等症，但一般病不自知，更不能自已，神明逆乱，神志不清。

（2）癫病与痴呆　两者症状表现亦有相似之处，皆存在虽病而不自知的状态。然痴呆以智能低下为突出表现，以神志呆滞、愚笨迟钝为主要症状特征，其部分症状可自制，其病机多由髓减脑衰，或痰浊瘀血，阻痹脑脉，神机失用所致。癫病亦可见表情淡漠、沉默痴呆等表现，但以精神抑郁或妄见妄闻妄想为主要症状特征，其病机多由痰、瘀、气扰乱脑神，神机失常所致。

（3）癫病与狂病　两者均属认知行为异常性神志疾病，并在一定病理状态下可能发生转化。然狂病属阳，以动而多怒为主，表现以躁动狂乱、气力倍常、呼号詈骂、声音多亢、兴奋性神志失常为特征。癫病属阴，以静而多喜为主，表现以沉静独处，言语支离，畏见生人，或哭或笑，声低气怯，抑郁性神志失常为特征。

3. 相关检查

头部 CT、MRI 及其他辅助检查一般无阳性发现，或虽有阳性发现，但不足以引起本病症状表现。

【治疗】

癫病病理特点为标实本虚，虚实夹杂，其治疗当以调整阴阳为总则，通过调节脏腑功能，解除病理状态，而恢复脑神。初期多以邪实为主，治当理气解郁，畅达神机，降火豁痰，化瘀通窍；中期以虚实夹杂多见，治疗当扶正祛邪，攻补兼施；后期以正虚为主，治当补益心脾，滋阴养血，调整阴阳。同时，移情易性，加强护理，不但是防病治病的需要，也是防止病情反复与发生意外不可忽视的措施。

【预后】

癫病多因情志不遂而引发，进而出现气滞、痰壅、血瘀等实证；若失治误治，迁延日久或长期忧思积虑，劳伤心脾，而转为心脾两虚或气阴两虚的虚证，一般病程较长，难求速效。或愈后多次复发，终成心脾肝肾俱亏之候，则神机失用，形神俱损。此外，癫病多因痰气互结而成，若痰浊壅盛，郁久化热，则可转化为狂病。若狂病治疗后郁火得以宣泄而痰气留滞，亦可以转化为癫病；或如病久气虚而血瘀者，亦可转为癫病。

癫病属肝郁气滞、痰气郁结而病程较短者，及时治以疏肝理气解郁、化痰开窍之法，尚可痊愈，预后较好。但应注意精神调养，避免情志刺激，防止复发。若失治误治，迁延日久，则往往病情转重，或愈后多次复发，皆可转变为气虚痰结或心脾两虚、气阴不足等证，或见意志减退，妄见、妄闻、妄想，病程较长，预后较差。

【辨证康复】

本病的康复以调气醒神为总则。康复治疗中首先应注重调气，从康复的角度调畅气机以达到调神的目的，即癫病初、中、末各个阶段都要恰当地运用调气之法。初期疏肝理气，中期降气化痰，末期益气理气，或养阴理气，或理气化瘀。理气时需注意不可过于峻猛，辛燥不可太过，以防燥烈伤阴，使脑神失于濡养。其次，应注意证候的虚实辨治，虚证当补，实证当攻。如辨为实证，当以祛邪为要，如痰浊壅盛，可取涌吐之法；若神昏志乱，可开窍醒神。审为虚证，当以扶正治本为先，于益心脾、补肝肾之中寻求治法。若虚实夹杂，则当攻补兼施。

1. 肝郁气滞

精神抑郁，情绪低落，沉默不语，悲观厌世，面色发青，善怒易哭，喜卧恶动，心烦不寐，时时太息，悲恸欲哭，胸胁胀闷或头痛如掣，妇人兼见乳房及少腹胀痛；舌质暗红，舌苔薄白，脉弦。

（1）康复原则　疏肝解郁，行气导滞。

（2）康复疗法

中药疗法：柴胡疏肝散（《医学统旨》）加味。常用药以柴胡、枳壳、陈皮、香附疏肝理气解郁；川芎开肝经血郁；白芍、甘草柔肝缓急。加石菖蒲、远志、郁金宣开清窍。本证多见于癫病初期，重点在于疏肝理气，解郁安神。若肝失疏泄，气滞而致血瘀，出现胁下胀痛明显，舌有瘀点、瘀斑等，可加川楝子、姜黄、丹参等以行气活血止痛；若兼有肝木太旺，克伐脾土，出现纳差食少、腹胀等，可加党参、白术、山药、茯苓等以健脾益气；若肝气犯胃，出现嗳气频作，胸脘满闷者，加旋覆花、代赭石、苏梗等以平肝和胃降逆。

针灸疗法：取穴：肝俞、太冲、脾俞、丰隆、心俞、神门。妄见者，加睛明；妄闻者，加听宫；悲泣者，加太渊。方法：针刺用平补平泻法。

2. 痰气郁结

精神抑郁，表情淡漠，沉默痴呆，喜怒无常，神志昏蒙，出言无序，或喃喃自语，惘识羞耻，秽洁不分，面色晦暗，举止失常，不思饮食，舌苔腻而白，脉弦滑。

（1）康复原则　理气解郁，化痰醒神。

（2）康复疗法

中药疗法：逍遥散合顺气导痰汤（《太平惠民和剂局方》和《李氏医鉴》）加减。前方以疏肝气、解郁结为主，用于肝郁脾虚证；后方涤痰开窍见长，用于痰浊蒙蔽心窍证。常用药以柴胡、白芍、当归疏肝养血；茯苓、白术、甘草、生姜、大枣健脾益气；枳实、木香、香附理气解郁；半夏、橘红、胆星理气化痰；加郁金、菖蒲解郁醒神。痰伏较甚者予控涎丹，临卧姜汤送下，该方虽无芫花逐水，但有甘遂、大戟之峻攻，白芥子善逐皮里膜外之痰涎，故搜剔痰结伏饮功效甚佳，尤其制成丸剂，小量服用，去痰饮而不伤正。若神思迷惘，表情呆钝，言语错乱，目瞪不瞬，舌苔白腻，为痰迷心窍，宜理气豁痰、散结宣窍，先以苏合香丸芳香开窍，继以四七汤加胆星、郁金、菖蒲之类，以行气化痰。病久痰气郁结，面黯，舌紫，脉沉涩，酌加桃仁、红花、赤芍、泽兰等活血化瘀。若不寐易惊，烦躁不安，舌红苔黄，脉滑数者，为痰郁化热，痰热交蒸，干扰心神所致，宜消热化痰，可用温胆汤加黄连合白金丸，取黄连清心火，白金丸为手少阴药，白矾酸咸能软顽痰，郁金苦辛能去恶血，痰血去则心窍开。若神昏志乱，动手毁物，为火感欲狂之征，当以狂病论治。

针灸疗法：取穴：脾俞、丰隆、足三里、神门、心俞。不思饮食者，加下脘、内关。方法：针刺，用平补平泻法。

3. 心脾两虚

神思恍惚，沉默少语，魂梦颠倒，多梦失眠，心悸易惊，善悲欲哭，自语自笑，表情呆板，面色萎黄，头晕目眩，肢体困乏，饮食锐减，舌淡苔腻，脉沉细无力。

（1）康复原则　健脾养心，调畅气机。

（2）康复疗法

中药疗法：养心汤（《古今医统》）送服越鞠丸（《丹溪心法》）或归脾汤（《重订严氏济生方》）。养心汤健脾养心安神，即以人参、黄芪、甘草补脾；川芎、当归养心血；茯苓、远志、柏子仁、酸枣仁、五味子宁心神；更有肉桂引诸药入心经，以奏养心安神之功。越鞠丸以香附、川芎、苍术、栀子、神曲解诸郁结，调节气机，使气畅血通，郁解神复，取其"气血流通即是补"之义。心气耗伤，营血内亏，悲伤欲哭，加淮小麦、大枣清心润燥安神；气阴两虚加太子参、麦冬；神气恍惚，心悸易惊，加龙齿、磁石重镇安神；病久脾肾阳虚，反应及动作迟钝，嗜卧，四肢欠温，面色苍白，舌淡，脉沉细，酌加肉桂、附子、巴戟天、仙茅、仙灵脾等温补肾阳。

针灸疗法：取穴：心俞、脾俞、神门、三阴交、足三里。自汗短气者，加大椎、内关。方法：针刺用补法，并加艾灸。

4. 气阴两虚

久治不愈，神志恍惚，多言善惊，躁扰不寐，心烦易怒，面红形瘦，口干舌燥，舌红少苔或无苔，脉沉细而数。

（1）康复原则　益气养阴。

（2）康复疗法

中药疗法：四君子汤（《太平惠民和剂局方》）送服大补阴丸（《丹溪心法》）。以四君子补中健脾益气；久病及肾，耗伤肾阴，阴虚火旺，故用大补阴丸以盐黄柏、盐知母、酒蒸熟地、龟甲、猪脊髓和蜜为丸，盐汤送下，滋阴以降火，所谓"壮水之主以制阳光"。加猪脊髓，取其能通肾命，阳生阴长，肾命相通，共奏滋阴降火，使之阴阳得其平，神机自复而向愈。阴虚化火，火热明显者服黄连阿胶汤；肾阴亏虚甚者，可合并左归饮；心火亢盛者，可合朱砂安神丸加减；心悸甚者合天王补心丹加减。

针灸疗法：取穴：印堂、百会、太溪、内关、足三里、三阴交；妄闻妄见者加丝竹空、听宫、迎香、合谷；木僵者加风府、哑门、后溪；痴呆者加百会、四神聪、通里。方法：针刺多用补法，足三里加灸。

5. 气滞血瘀

面色暗滞，表情呆板，胸闷太息，心悸烦乱，头痛如刺，夜不入寐，情绪不稳，喜静恶动，恶闻人声，妄见妄闻，出言无序，哭笑无常，舌质紫暗，布满瘀斑，脉沉弦细而迟或见沉涩。

（1）康复原则　理气活血，化瘀醒神。

（2）康复疗法

中药疗法：通窍活血汤（《医林改错》）。胸闷喜太息者，可加柴胡、郁金、木香、青皮疏肝破气；血瘀甚者，可加三棱、莪术破气行血；神志恍惚者，可与甘麦大枣汤合用。方中桃仁、红花、赤芍活血化瘀；郁金合石菖蒲可以开窍化痰、交通心肾；薤白、麝香通阳开窍。全方合用，共奏理气活血、化瘀醒神之功。

针灸疗法：取穴：太冲、丰隆、印堂、神门、膻中、血海。方法：毫针泻法为主。

【其他康复疗法】

（一）中成药

1. 人参归脾丸　适用于癫病日久，心脾两虚者。

2. 安神补心胶囊　适用于癫病日久，心神失养出现失眠、头晕、健忘等。

（二）单验方

灌肠法　以生铁落30g，牡蛎30g，石菖蒲15g，郁金15g，胆南星20g，法半夏10g，礞石20g，黄连9g，竹叶10g，灯心草10g，赤芍10g，桃仁10g，红花10g组方，先加水煎生铁落、磁石30分钟，去渣留水加其他药物煎煮30分钟，取汁，作保留灌肠，每日1次。功能化痰开郁，主要用于痰浊蒙窍之癫病。

久癫失志，气血虚弱者，将紫河车煮烂食之。每天1次，有条件者可常食。

（三）针灸疗法

1. 耳针　心、皮质下、枕、额、脑干。思维障碍配神门、缘中、肝，知觉障碍配加肝、脾、肾上腺，情感障碍加神门、肝，智能障碍加缘中、肾上腺、对屏尖，意识障碍加肝、肾、胃，行为障碍加神门、肝、内分泌，拒食加胃、脾、胰胆。

方法：①毫针法：耳针多选用0.5寸或1寸毫针。每次取一侧耳穴4~5穴，两耳交替使用。耳廓常规消毒后，毫针对准所选穴位压痛点刺入，进针时以押手固定耳廓，刺手进针，进针深度以穿破软骨但不透过对侧皮肤为度。留针15~30分钟，轻度或中度刺激。每日针刺1次，10次为1个疗程。②耳穴压迫法：每次取一侧耳穴，两耳交替使用。耳廓常规消毒后，按常规操作，用王不留行籽耳贴压在所选穴位上，边贴边按压，贴紧固定由轻到重按压，直至出现针感为度。嘱患者每日自行按压3~5次。隔日换贴1次，10次为1个疗程。③耳穴药物注射法：取穴同耳针法。注射器抽取药物用复方氯丙嗪注射液，每穴注入0.1~0.2mL，剩余药物注入体穴神门。主要用于狂躁型和睡眠障碍者。④耳穴放血法：取穴耳尖、耳背静脉，用三棱针。点刺放血，治疗前先按摩耳廓使其充血。常规消毒放血部位，待干后进行。押手固定耳廓，用拇指、示指、中指捏紧或绷紧施术处的耳穴，以减少疼痛，然后刺手持针迅速刺入1~2mm，再用酒精棉球揉挤放血处，流出5~10滴血后以干棉球压迫止血。主要用于狂躁型。

耳穴治疗部分与狂病的耳穴治疗部分互为参考。

（四）推拿调养法

1. 头四肢部

（1）用掐法在水沟、丰隆二穴操作，手法要求从轻到重，以病人能忍受为度，每穴操作1分钟。

（2）在百会、支沟、解溪、足三里4穴按揉，以得气，即患者有酸、麻、胀、重感为度，每穴操作1分钟。

2. 躯干部

（1）拿揉天枢穴，手法由轻到重，以得气为度，操作时间约1分钟。

（2）在中脘穴，以顺时针方向揉动，要求操作缓慢深沉，时间约2分钟。

（3）在左下腹部，以顺时针方向按摩，时间约1分钟。

（五）药浴法

青礞石 50g，胆南星 30g，法半夏 20g，灯心草 15g，黄连 20g，竹沥 20g，菖蒲 20g。先煮青礞石 30 分钟，然后加入余药再煮 30 分钟，去渣取汁，用药液擦洗脐、腹部及后背部，每天 1 次，30 分钟/次。

【康复护理】

1. 安置患者在单间病室，与其他患者分开，或根据症情，分类安置病房，并加强安全管理。病室要通风明亮，室内温度宜偏高，湿度宜偏低，周围环境要安静，避免高声喧哗。

2. 对完全丧失生活自理能力的患者，要注意口腔清洁，每天漱口 3 次；要做好皮肤清洁，定时擦浴、更衣、排便。床铺保持清洁、平整、干燥，定时翻身，防止褥疮的发生。患者睡前要将其肢体放置舒适，定时按摩肢体，活动关节，并要根据季节的变化，注意患者的冷暖，盖被薄厚适宜，防止伤寒、伤暑。

3. 保证患者每天饮食量，给予足够的营养和水分。对拒食患者应谈心寻找原因，注意其饮食情况，督促进食，甚者可喉食或鼻饲以保证营养。

4. 加强安全管理，护理人员要经常巡视患者，严密观察病情变化，一旦发现有冲动行为，应及时制止，要有专人护理，并限制患者的活动范围，加强安全措施。对有自杀、杀人企图或行为的患者，必须严密监护，专人照顾，并将危险品如刀、剪、绳、药品等严加收藏，防止投河、跳楼、触电等意外行为。

5. 对于能活动的患者，要积极开展文娱活动，组织患者参与一些力所能及的活动。

狂　病

【概述】

狂病多由五志过极，或先天遗传，至痰火壅盛，迷塞心窍所致。是以精神亢奋、喧扰不宁、狂躁刚暴、毁物打骂、动而多怒为特征的兴奋性精神失常的神志病病证，病证属实。患者以青壮年居多。

古代对狂病的认识常癫狂、痫狂并存，癫狂痫不分者为多见，《黄帝内经》中大多单称狂，既是一个疾病名称，又是一个症状名称，其症状描述丰富、生动。如《灵枢·癫狂》篇："狂始发，少卧，不饥，自高贤也，自辩智也，自尊贵也，善骂詈，日夜不休……"其关于"狂"的论述，为后世研究本病奠定了理论基础。《素问·阴阳脉解》中说："病甚则弃衣而走，登高而歌，或至不食数日，逾垣上屋，所上之处，皆其素所不能也。"《证治准绳·癫狂痫总论》说："狂者病之发时猖狂刚暴，如伤寒阳明大实发狂，骂詈不避亲疏，甚则登高而歌，弃衣而走。"《丹溪心法·癫狂》中说："狂属阳……而多怒……大率多因痰结于心胸见，治当镇心神，开痰结。"又说："……狂言如有所见，经年不愈……如心经蓄热，当清心除热，如痰迷心窍，当下痰宁志。"说明了痰是本病的病理因素。他还创立了导以"以人事制之"的学术思想，成为心理治疗的先驱。

根据其临床表现，与西医学中的精神分裂症及躁狂症等疾病大致相近，可参照本节内容辨证论治。

【病因病机】

1. 阴阳失调

《素问·生气通天论》说："阴不胜其阳，则脉流薄疾，并乃狂。"《难经·二十难》亦曰："重阳者狂，重阴者癫。"说明阴阳平衡失调，不能相互维系，以致阴虚于下，阳亢于上，心神被扰，神明逆乱而发为狂证。

2. 七情内伤

恼怒惊恐，或喜怒无常而致心阴亏耗，肝肾阴虚，心肝不足，心火暴张，则狂言乱语，詈骂不休，逾垣上屋；或所欲不遂，思虑过度，损伤心脾，心虚则神耗，脾虚则不能生化气血；或脾胃阴伤，胃热炽盛，则心肝之火上扰，神明逆乱，发为狂证。

3. 痰气上扰

《证治要诀·癫狂》曰："癫狂由七情所郁，遂生痰涎，迷塞心窍。"是指由于痰气上扰心神，以致清窍被蒙，心神逆乱而引起狂证发作。

4. 气血郁滞

多由情志抑郁，或外伤而致气滞血瘀，使脑气与脏腑之气不相连接而发狂。正如《医林改错·癫狂梦醒汤》所言："癫狂一症，哭笑不休，骂詈歌唱，不避亲疏，许多恶态，乃气血凝滞，脑气与脏腑气不接，如同作梦一样。"

本病以多有家族史或情志刺激，其病机关键是痰火上扰，神明失主。《素问·脉解》说："阳尽在上，而阴气从下，下虚上实，故狂癫疾也。"指出火邪扰心和阴阳失调可致发病。《灵枢·癫狂》又有"大怒""有所大喜"等记载，指出狂病多由情志因素致病。狂病多由于阴阳失调，七情内伤，或饮食失节，或禀赋不足，导致痰气上扰，气血凝滞。损及心、脑，与脾、肝、胆密切相关，导致脏腑功能失调及阴阳失于平秘。本病初始起病较急，来势凶猛，进而产生气滞、痰结、郁火、瘀血等，蒙蔽心窍或心神被扰，神明逆乱，可迁延难愈，日久则由狂转癫。

【诊断】

1. 诊断要点

（1）症状标准　以情绪高涨或易激惹为主要特征，症状持续至少1周，而且至少具备下列9项表现中的3项：言语增多、联想加快、注意力不能集中、有夸大倾向、自我感觉良好、活动增多、行为轻率、性欲亢进、睡眠减少。

（2）严重程度标准　影响日常生活或给别人造成麻烦者。

（3）排除标准　排除器质性精神障碍。

2. 鉴别诊断

（1）狂病与癫病　两者均属认知行为异常性神志疾病，并在一定病理状态下可能发生转化。然癫病属阴，以静而多喜为主，表现以沉静独处，言语支离，畏见生人，或哭或笑，声低气怯，抑郁性神志失常为特征。狂病属阳，以动而多怒为主，表现以躁动狂乱、气力倍常、呼号詈骂、声音多亢、兴奋性神志失常为特征。

（2）狂病与痫病　痫病是以突然扑倒、昏不知人、四肢抽搐为特征的发作性疾患。狂者病之发作时猖狂刚暴；痫病发则昏不知人，眩仆倒地，不省高下，甚则瘛疭抽掣，目上视，或㖞斜，或作六畜叫声。狂病则无此症状，二者最易鉴别。

（3）狂病与脏躁　脏躁好发于妇人，其证悲伤欲哭，数欠伸，像神灵所作，但可自制，一般不会自伤或伤害别人，与狂病完全丧失自知力的神志失常不同。

3. 相关检查

头颅 X 线、CT 检查无阳性发现；周围白细胞计数、脑脊液检查均无阳性发现可排除其他相关疾病。

【治疗】

狂病由气郁、痰火扰乱心神所发为实证，需理气开郁、祛痰清火，虚证者则当以养心健脾安神为主。狂病起始，属阳证、热证、实证，当以涤痰、泻火、通腑泄热、活血通络、祛邪为主。狂病日久，阴血受伤，又当以健脾益气生血、滋阴养血等扶正以祛邪调理之。

【预后】

本病起始，属火热实证，多夹痰涎瘀血，若寒凉太过，或因循失治，病情迁延导致虚实夹杂，缠绵不愈，实少虚多，可向痴、癫转化；若能及时治疗，且又治之得法，不难恢复如初，如若不留意调畅情志，娱悦情怀，消除发病之源则易前端复萌，少数患者狂病屡发，或治不如法，则可贻患终生。

预后与遗传、人格特点、躯体疾病、社会支持、治疗充分与否等因素有关。若系统治疗，预后尚可，易反复发作，应注意预防复发。

【辨证康复】

在康复时应注重辨证康复，患者前期多为邪实为主，在治疗中应理气解郁、畅达神志、降火豁痰、化瘀开窍等积极治疗，稳定情绪。后期多以正虚为主，治当补益心脾、滋阴养血、调整阴阳，使患者在病情平稳之时，要注意其情绪的波动，通过心理干预、药物等方法，积极设法转移情志，平稳情绪，防治结合。

在康复治疗上，应注重形神共养，达到全面调治，避免患者病情反复与发生意外，同时还要注意治疗时机，避免患者病情变化转化为他病。因此在康复过程中要注重患者情志的调节，并根据患者证型给予不同的康复手段。狂病在临床中较易复发，因此在康复的同时要辅以调节情志，避免患者病情的反复。

1. 痰火扰神

病起急骤，急躁，两目怒视，打人骂人，狂躁不安，胡言乱语，伤人毁物，甚则奔走叫喊，头痛，失眠，面红，渴喜冷饮，便秘溲赤，舌质红绛，苔多黄腻或黄燥而垢，脉弦大滑数。

（1）康复原则　泻肝降火，镇心涤痰。

（2）康复疗法

中药疗法：主方用生铁落饮（《证治准绳·类方》）加减。本证心肝火旺，痰随火升，痰火互结，上扰清空，神明失主而成，故宜镇心泻火涤痰。方中黄芩、黄连、龙胆草、竹茹清泄心肝实火，石菖蒲、远志、胆南星、茯神涤痰宁神，生铁落、朱砂重镇降逆，镇心安神，共为主药；再辅以丹参、玄参养心血，固心阴，安抚其骚扰之地；炙甘草调和诸药，为使药。若痰火塞盛而舌苔黄腻甚者，同时用磁石滚痰丸泻火逐痰，再用安宫牛黄丸清心开窍；若脉弦实，肝胆火盛者，可用当归龙虎丸清泻肝火；如属阳明热盛，大便秘结，舌苔黄糙，脉实大者，可用加减承气汤以荡涤秽浊、清泄胃肠实火；若烦渴引饮则加石膏、知母以清热；病情甚者酌用龙虎丸以劫夺痰火，但本方服后，往往吐泻交作，只可暂用，不可多服，以免损伤肠胃；如神志较清，痰热未尽，心烦不寐，可用温胆汤合朱砂安神丸或牛黄清心丸，以清热化痰安神。

单验方：①黄芫花，取花蕾及叶，晒干研粉，成人每服1.5g，饭前1次服下，10～20天为1疗程。一般服后有恶心、呕吐、腹泻等反应，故孕妇、体弱、素有胃肠病者忌用。②巴豆霜，1～3g，分2次间隔半小时服完，10次为1疗程，一般服两个疗程。第一个疗程隔日1次，第2个疗程隔2日1次。

针灸疗法：取穴：水沟、太冲、劳宫、丰隆、上脘、曲池、十宣、后溪。狂怒者，加支沟；便秘者，加支沟、天枢；热重者，加大椎、百会。方法：针刺用泻法。急性发作期每次留针30分钟～2小时，可配合十宣刺血治疗。

2. 痰热郁结

狂病日久不愈，面色晦滞污秽，情绪躁动不安，多胡言乱语，吵闹怒斥不休；甚至登高而歌，弃衣而走，妄思离奇，头痛，心悸而烦，舌质紫黯，有瘀斑，少苔或苔薄黄，苔干，脉弦细或细涩。

（1）康复原则　豁痰化瘀，调畅气血。

（2）康复疗法

中药疗法：癫狂梦醒汤（《医林改错》）加减。本方重在调畅气血，豁痰化瘀，适用于气血瘀滞、痰热郁结之证。方中重用桃仁合赤芍活血化瘀，还可加用丹参、红花、水蛭以助活血之力；柴胡、香附理气解郁；青皮、陈皮、大腹皮、桑白皮、苏子行气降气；半夏和胃，甘草调中。如蕴热者可用木通、黄芩以清之；兼寒者加干姜、附子助阳温经。有蓄血内结者，加服大黄䗪虫丸，每服6g，日服3次，以祛瘀生新、攻逐蓄血；不思饮食者，加白金丸，以化顽痰、祛恶血。

针灸疗法：取穴：水沟、神门、大陵、合谷、太冲、血海、膈俞、丰隆、足三里。头痛者，加上星、头维、太阳、后顶。心悸者，加内关。妄闻妄见者，加听宫、晴明。

3. 火盛伤阴

狂病日久，时作时止，迁延不愈，火盛伤阴，心血内耗，阴虚火旺，表现兴奋，烦躁，寝不安眠，多言善怒，妄闻妄言，口干便难，舌质红无苔，有剥裂，脉细数。

（1）康复原则　育阴潜阳，交通心肾为大法，配合健脾和胃，调整患者整体状态。

（2）康复疗法

中药疗法：琥珀养心丹（《证治准绳》）合黄连阿胶汤（《伤寒论》）加减。方中黄连、牛黄、黄芩以清心泻火，生地黄、阿胶、当归身、生白芍滋阴养血以潜亢阳，共为主药；辅以生龙齿、琥珀、朱砂重镇潜阳、镇心安神，人参、茯神、酸枣仁、柏子仁、远志、石菖蒲养心安神定志；炙甘草调和诸药性，是为使药。心火亢盛者，加朱砂安神丸；睡不安稳者，可加孔圣枕中丹；大便干者，可加火麻仁、肉苁蓉、何首乌。中成药：早晚可服天王补心丹，以养心安神。

针灸疗法：取穴：神门、大陵、大钟、三阴交、太溪。若苔腻、脉滑属痰热未清者，加丰隆、上脘。方法：针用平补平泻法。

【其他康复疗法】

（一）药物康复

在康复阶段，继续辨证选用调益心脾、交通心肾、养心怡神的方药，如归脾汤、天王补心丹、平补镇心丹等。药用党参、麦冬、生地黄、制首乌、白芍、白术、山药、茯苓、远志、炒枣仁、柏子仁、砂仁、木香、丹参等，以巩固治疗。

（二）食疗康复

同时也可配合食疗方，如：

1. 竹沥粥　以粳米30g左右煮粥，待粥将成，兑入竹沥30～60g，再稍煮即可。可供早晚餐或上下午点心服食。本粥可清热涤痰开窍。

2. 碧玉鲫鱼汤　痰火未清者用碧玉鲫鱼汤。取250g鲫鱼1条，刮去鳞，剖腹，去内脏，洗净，入油锅稍煸。上好绿茶一撮，泡开，倾入鱼锅中，白萝卜1个，切丝，入鱼锅中，饮汤即成。取绿茶清心凉肝，萝卜消痰下气。

3. 黄芪莲子汤　心脾不足者用黄芪莲子汤。取黄芪10g，文火煎煮10分钟，去滓，入莲子10粒，粳米30g煮成粥。取黄芪甘温扶脾，莲子调益心脾。

4. 百合地黄粥　心肾不交者用百合地黄粥。生地黄15g，切丝，煮一二沸，去滓，入百合1个，粳米30g，煮成粥，加蜂蜜适量。取生地黄滋阴益肾，百合养心安神，共奏交通心肾。

（三）体育康复

根据各自不同情况，参加多种有益的体育活动。如太极拳、太极剑和气功等以悦情怡志，增强体质。

（四）精神疗法

积极寻找发病之源，消除不良环境刺激，开导谈心，提高患者心理素质等。

（五）理疗

脑波治疗是神志疾病有效的辅助治疗方法。其采用先进的生物信息模拟技术，用电脑模拟各种频率的健康人脑电波，并调制成声光信号，诱导患者大脑产生与反馈信号同步的脑电波，平衡人体的脑电活动水平及兴奋水平，从而使狂证患者消除紧张，减轻焦虑，降低兴奋性，提高患者的思维能力及社会适应能力。

方法：采用 HK - 5004 脑波治疗仪，在整洁舒适、光线暗淡、通风良好的避免患者产生焦虑的环境中，让患者躺在治疗椅上，取半卧位。嘱患者微闭双眼，戴上治疗眼罩、耳机。上肢的神门、大陵或内关等经络穴位配用治疗电极，用低频电脉冲进行穴位刺激；嘱患者全身放松，安静地体验与感受治疗程序的变化；根据患者的具体情况在治疗仪器上选择不同的治疗程序。每次使用 30 ~ 60 分钟，10 次为 1 个疗程。临床观察发现，药物结合脑波治疗比单用药物治疗对消除患者紧张、焦虑、躁狂等情感高涨，思维联想迅速和言行增多等精神兴奋症状更为有效。

另外，还有耳针疗法请与癫病耳针疗法部分互为参考。

【康复护理】

1. 患者居室须安静、舒适，保持空气新鲜，避免强光刺激。

2. 应尊重患者，尽可能让患者处于正常的物质、精神生活之中，经常与其谈心，了解病发之因，进行心理疏导，提高患者心理素质。

3. 密切注意病人的精神状态，对其情绪亢奋、行为不能自制者，须防止毁物伤人，及自身损伤。对情绪低落者，须防止其自杀行为发生，管好药品，尽量避免患者长时间独处。

4. 对饮食几废者，应予喂药、喂水，督促其进食，饮食以鱼类、蛋类、新鲜疏菜、水果等为宜，保证一定的营养。避免辛辣厚味，禁绝烟酒。

5. 平素应尽量积极参加有益的文体活动，如下棋、绘画、弹琴、看书、郊游等，以贻情悦志，超俗脱凡，提高心理素质，培养乐观向上的人生态度。

6. 若遇有人事怫意，或突遭变化，或邻里纠纷者，须及时予以心理疏导，并在生活、学习、工作中予以关心和照顾，及时解除不良情绪或环境的影响 。

郁　　病

【概述】

郁病是由于情志不舒、气机郁滞所引起的一类神志疾病，以情绪抑郁、心神不宁、胸部满闷、胁肋胀痛，或易怒易哭，或咽中如有异物梗塞等症为主要临床表现的一类病证。本病发病率呈上升趋势，青年女性发病相对偏高，四时均可发病但以秋冬季更为常见。

关于郁病的记载早在《素问·六元正纪大论》中有："郁之甚者，治之奈何？""木郁达之，火郁发之，土郁夺之，金郁泄之，水郁折之。"虽无病名但论述了其始发于肝，并发心脾，上扰脑神。《灵枢·本神》说："愁忧者，气闭塞而不行。""人忧愁思虑即伤心。""人或恚怒，气逆上而不下，即伤肝也。"《金匮要略·妇人杂病脉证并治》记载了属于郁证的脏躁及梅核气两种病证，并观察到这两种病证多发于女性，所提出的治疗方药沿用至今。《诸病源候论·气病诸候》说："结气病者，忧思所生也。心有所存，神有所止，气留而不行，故结于内。"指出忧思会导致气机郁结。如元代《丹溪心法·六郁》已将郁证列为一个专篇，提出了气、血、火、食、湿、痰六郁之说，创立了六郁汤、越鞠丸等相应的治疗方剂。明代《医学正传》首先采用郁证这一病证名称。自明代之后，已逐渐把情志之郁作为郁证的主要内容。如《古今医统大全·郁证门》说："郁为七情不舒，遂成郁结，既郁之久，变病多端。"《景岳全书·郁证》将情志之郁称为因郁而病，着重论述了怒郁、思郁、忧郁 3 种郁证的证治。《临证指南医案·郁》所载的病例均属情志之郁，治则涉及疏肝理气、苦辛通降、平肝息风、清心泻火、健脾和胃、活血通络、化痰涤饮、益气养阴等法，用药清新灵活，颇多启发，并且充分注意到精神治疗对郁证具有重要的意义，认为"郁证全在病者能移情易性"。王清任对瘀证中血行瘀滞的病机作了必要的强调，对于活血化瘀法在治疗郁证中的应用做出了贡献。

根据郁病的临床表现及其以情志内伤为致病原因的特点，主要见于西医学的抑郁症、神经衰弱、癔症及焦虑症等。另外，也见于更年期综合征及应激性精神障碍。

【病因病机】

1. 愤懑郁怒，肝气郁结

厌恶憎恨、愤懑恼怒等精神因素，均可使肝失条达，气机不畅，以致肝气郁结而成气郁，这是郁证最为常见的病机。因气为血帅，气行则血行，气滞则血瘀，气郁日久，影响及血，使血液运行不畅而形成血郁。若气郁日久化火，则发生肝火上炎的病变，而形成火郁。津液运行不畅，停聚于脏腑、经络，凝聚成痰，则形成痰郁。郁火耗伤阴血，则可导致肝阴不足。

2. 忧愁思虑，脾失健运

由于忧愁思虑，精神紧张，所欲不遂或长期伏案思索，使脾气郁结，或肝气郁结之后横逆侮脾，均可导致脾失健运，使脾的消磨水谷及运化水湿的功能受到影响。若脾不能消磨水谷，以致食积不消，则形成食郁。若不能运化水湿，水湿内停，则形成湿郁。水湿内聚，凝为痰浊，则形成痰郁。火热伤脾，饮食减少，气血生化乏源，则可导致心脾两虚。

3. 情志过极，心失所养

由于所愿不遂、精神紧张、家庭不睦、遭遇不幸、忧愁悲哀等精神因素，损伤心脾，使心失所养而发生一系列病变。若损伤心气，以致心气不足，则心悸、短气、自汗；耗伤心阴以致心阴亏虚，心火亢盛，则心烦、低热、面色潮红、脉细数；心失所养，心神失守，以致精神惑乱，则悲伤哭泣、哭笑无常。心神的病变还可进一步影响到其他脏腑。

情志内伤是郁病的致病原因。正如《杂病源流犀烛·诸郁源流》说："诸郁，脏气病也，其原本于思虑过深，更兼脏气弱，故六郁之病生焉。"说明机体的"脏气弱"是郁病发病的内在因素。综上所述，郁病的病因是情志内伤。其病机主要为肝失疏泄，脾失健运、心失所养及脏腑阴阳气血失调。郁病初起，病变以气滞为主，常兼血瘀、化火、痰结、食滞等，多属实证。病久则易由实转虚，随其影响的脏腑及损耗气血阴阳的不同，而形成心、脾、肝、肾亏虚的不同病变。但情志因素是否造成郁病，除与精神刺激的强度及持续时间的长短有关之外，也与人的体质与躯体状况有极为密切的关系。

【诊断】

1. 诊断要点

（1）以忧郁不畅、情绪不宁、胸胁胀满疼痛为主要临床表现，或有易怒易哭，或有咽中如有炙脔，吞之不下，咳之不出的特殊症状。

（2）患者大多数有忧愁、焦虑、悲哀、恐惧、愤懑等情志内伤的病史。并且郁证病情的反复常与情志因素密切相关。

（3）多发于青中年女性。无其他病证的症状及体征。

2. 鉴别诊断

（1）郁病与癫狂　郁病有精神恍惚、大笑大哭、哭笑无常等表现，需与癫狂相鉴别。《张氏医通》说："凡肺燥悲愁欲哭，宜润肺气、降心火为主……若作癫疾用金石药则误矣。"郁病在精神因素的刺激下间歇发作，不发作时可如常人。二者在年龄、性别及病发情况等方面均不相同。而癫狂多发于青壮年，病情迁延，多有症状残留，心神失常的症状极少自行缓解。郁病，常因精神刺激而呈间歇发作，青年女性发病率更高，不发作时如同常人。

（2）郁病中的虚证与血证、热病之后的虚证　一是郁病的起病与情志因素有密切关系，病情的反复和波动也明显地受到精神因素的影响。而血证、热病致虚者，则有相应的临床表现。二是郁病的各种症状，都在不同程度上表现为心情抑郁、情绪不宁、焦虑紧张等气机郁滞的症状。而血证、热病所致的虚证，则不表现此类症状。

3. 相关检查

体格检查及头部 CT、MRI 及其他辅助检查多无阳性发现，或虽有阳性发现，但不足以引起本病症状表现。

【治疗】

郁证一般病程较长，用药不宜峻猛。在实证的治疗中，应注意理气而不耗气，活血而不破血，清热而不败胃，祛痰而不伤正。在虚证的治疗中，应注意补益心脾而不过燥，滋养肝肾而不过腻。正如《临证指南医案·郁》指出治疗郁证："不重在攻补，而在乎用苦泄热而不损胃，用辛理气而不破气，用滑润濡燥涩而不滋补气机，用宣通而不摊苗助长。"

除药物治疗外，精神治疗对郁证有极其重要的作用。解除致病原因，使患者正确认识和对待自己的疾病，增强治愈疾病的信心，可以促进郁证的好转乃至痊愈。

【预后】

郁病的各种证候之间，存在着一定的联系。属于实证的肝气郁结、血行瘀滞、痰气郁结等证候，病久之后，若损伤心脾，气血不足，则可转化为心脾两虚或心阴亏虚；若损及肝肾，阴精亏虚，则转化为肝肾阴虚的证候。实证中的气郁化火一证，由于火热伤阴而多转化为阴虚火旺。郁证中的虚证，可以由实证病久转化而来，也可以由于忧思郁怒、情志过极等精神因素耗伤脏腑的气血阴精，而在发病初期即出现比较明显的虚证。病程较长的患者，亦有虚实互见的情况。一方面正气不足，或表现为气血不足，或表现为阴精亏虚，同时又伴有气滞、血瘀、痰结、火郁等病变，而成为虚实夹杂之证。

郁病的预后一般良好。针对具体情况，解除情志致病的原因，对本病的预后有重要的作用。而在受到刺激后，病情常有反复或波动，易使病情延长。病程较短，而情志致病的原因又是可以解除的，通常都可以治愈；病程较长，而情志致病的原因未能解除者，往往需要较长时间的治疗，才能收到比较满意的效果。

【辨证康复】

绝大多数郁病患者的发病缓慢，发病前均有一个情志不舒或思虑过度的过程。郁病表现的各种症状，其程度每随情绪的变化而增减。故以理气开郁、调畅气机、怡情易性是治疗郁病的基本原则。

对于实证，首当理气开郁，并应根据是否兼有血瘀、痰结、湿滞、食积等而分别采用活血、降火、祛痰、化湿、消食等法。虚证则应根据损及的脏腑及气血阴精亏虚的不同情况而补之，或养心安神，或补益心脾，或滋养肝肾。对于虚实夹杂者，则又当视虚实的偏重而虚实兼顾。郁病一般病程较长，用药不宜峻猛。在实证的治疗中，应注意理气而不耗气，活血而不破血，清热而不败胃，祛痰而不伤正；在虚证的治疗中，应注意补益心脾而不过燥，滋养肝肾而不过腻。

郁病的治疗还应以中医整体观念为原则，除了药物治疗外，还要重视其他方面的治疗。《景岳全书·郁证》将情志之郁称为因郁而病，着重论述了怒郁、思郁、忧郁3种郁证的证治。《临证指南医案·郁》所载的病例均属情志之郁，治则涉及疏肝理气、苦辛通降、平肝息风、清心泻火、健脾和胃、活血通络、化痰涤饮、益气养阴等法，用药清新灵活，颇多启发，并且充分注意到精神治疗对郁病具有重要的意义，认为"郁证全在病者能移情易性"。

1. 肝气郁结

精神抑郁，情绪不宁，胸部满闷，胁肋胀痛，痛无定处，脘闷嗳气，不思饮食，大便干结不调；苔薄腻，脉弦。

（1）康复原则　疏肝解郁，理气畅中。

（2）康复疗法

中药疗法：以柴胡疏肝散（《景岳全书》）为基础方，方中的柴胡、香附、枳壳、陈皮疏肝解郁，理气畅中。川芎、芍药、甘草活血定痛、柔肝缓急。胁肋胀满疼痛较甚者，可加郁金、青皮、佛手疏肝理气。肝气犯胃，胃失和降，而见嗳气频作，脘闷不舒者，可加旋覆花、代赭石、苏梗、法半夏和胃降逆。兼有食滞腹胀者，可加神曲、麦芽、山楂、鸡内金消食化滞。肝气乘脾而见腹胀、腹痛、腹泻者，可加苍术、茯苓、乌药、白豆蔻健脾除湿，温经止痛。兼有血瘀而见胸胁刺痛，舌质有瘀点、瘀斑，可加当归、丹参、郁金、红花活血化瘀。

针灸疗法：取穴：膻中、百会、印堂、期门、阳陵泉、支沟、太冲、内关。脘痞嗳气加中脘、足三里；月经不调加三阴交、地机；易怒、目赤耳鸣减太冲加行间；嘈杂吞酸、便秘加内庭；吐苦水加日月；呕吐、口苦加中脘、解溪。方法：毫针刺，百会、印堂用平补平泻法，太冲、期门用泻法，每日 1 次，每次留针 30 分钟，10 次为 1 个疗程。

2. 气郁化火

性情急躁易怒，胸胁胀满，口苦而干，或头痛、目赤、耳鸣，或嘈杂吞酸，大便秘结，舌质红，苔黄，脉弦数。

（1）康复原则　疏肝解郁，清肝泻火。

（2）康复疗法

中药疗法：丹栀逍遥散（《内科摘要》）。本方以逍遥散疏肝调脾，加入牡丹皮、栀子清肝泻火。热势较轻、口苦、便秘者，加龙胆草、大黄泻热通腑；肝火犯胃而见胁肋疼痛、口苦、嘈杂吞酸、嗳气呕吐者，可加黄连、吴茱萸（即左金丸）清肝泻火，降逆止呕；肝火上炎而见头痛、目赤者，加菊花、钩藤、刺蒺藜清热平肝；热盛伤阴，而见舌红少苔，脉细数者，可去当归、白术、生姜之温燥，酌加生地黄、麦门冬、怀山药滋阴健脾；气郁化火，横逆犯胃，见烦热胁痛、胃脘灼痛、泛酸嘈杂、口干口苦者，亦可采用化肝煎。方中以白芍柔肝缓急止痛；牡丹皮、陈皮疏肝理气；牡丹皮、栀子清泄肝火；泽泻、川贝泄热散结。

针灸疗法：取穴：神庭、四神聪、神门、内关、三阴交。肝郁甚者加行间、期门，心火盛者加劳宫，失眠多梦严重者加大椎、心俞、脾俞，善惊易恐者加胆俞、肝俞。方法：毫针刺，平补平泻，每日 1 次，每次留针 30 分钟，10 次为 1 个疗程。

3. 血行郁滞

精神抑郁，性情急躁；头痛，失眠，健忘；或胸胁刺痛，或身体某部有发冷或发热感；舌质紫暗，或有瘀点、瘀斑，脉弦细或涩。

（1）康复原则　活血化瘀，理气解郁。

（2）康复疗法

中药疗法：以血府逐瘀汤（《医林改错》）为主方。本方由四逆散合桃红四物汤加味而成。四逆散疏肝解郁，桃红四物汤活血化瘀而兼有养血作用，配伍桔梗、牛膝理气活血，调和升降。方中桃仁破血行滞而润燥，红花活血祛瘀以止痛，合当归、赤芍、川芎而活血化瘀；牛膝祛瘀血、通血脉，并引瘀血下行，共为方中主要组成部分。气能行血，血的循行有赖于肺气的敷布，肝气的疏泄，故配柴胡疏肝解郁，桔梗开宣肺气，载药上行，合枳壳则一升一降，宽胸行气，使气行则血行。生地黄凉血清热，合当归又能养血润燥，使瘀去新生。甘草调和诸药。全方合用，全方活血药与行气药相伍，既行血分瘀滞，又解气分郁结；祛瘀与养血同施，则活血而无耗血之虑，行气又无伤阴之弊。合而用之，使血活瘀化气行，则诸症可愈，共奏活血化郁、理气解郁之功。血瘀甚者可加三棱、莪术破气行血；神志异常者可与甘麦大枣汤合用。

针灸疗法：取穴：膈俞、肝俞、百会、内关、大陵、血海、太冲。头痛者，加上星、头维、太阳、后顶。胸胁疼痛者加章门。方法：毫针刺，平补平泻，每日1次，每次留针30分钟，10次为1个疗程。

4. 痰气郁结

咽中如有物梗塞，吞之不下，咯之不出；精神抑郁；胸部闷塞，胁肋胀满；苔白腻，脉弦滑。

（1）康复原则　行气开郁，化痰散结。

（2）康复疗法

中药疗法：以半夏厚朴汤（《金匮要略》）为基础方，本方用厚朴、紫苏理气宽胸、开郁畅中；半夏、茯苓、生姜化痰散结、和胃降逆；合用有辛香散结、行气开郁、降逆化痰的作用。湿郁气滞而兼胸脘痞闷、嗳气、苔腻者，加香附、佛手片、苍术理气除湿；痰郁化热而见烦躁、舌红、苔黄者，加竹茹、瓜蒌、黄芩、黄连清化痰热；病久入络而有瘀血征象，胸胁刺痛，舌质紫暗或有瘀点、瘀斑，脉涩者，加郁金、丹参、降香、姜黄活血化瘀。

针灸疗法：取穴：丰隆、中脘、神庭、四神聪、神门、内关、三阴交。肝郁甚者加行间、期门；心火盛者加劳宫；失眠多梦严重者加大椎、心俞、脾俞；善惊易恐者加胆俞、肝俞。方法：毫针刺，平补平泻，每日1次，每次留针30分钟，10次为1个疗程。

5. 心神惑乱

精神恍惚，心神不宁；多疑易惊，悲忧善哭；喜怒无常，或时时欠伸，或手舞足蹈，骂詈喊叫；舌质淡，脉弦。

（1）康复原则　甘润缓急，养心安神。

（2）康复疗法

中药疗法：以甘麦大枣汤（《金匮要略》）为基础方，方中小麦为君药，养心阴，益心气，安心神，除烦热。甘草补益心气，和中缓急（肝），为臣药。大枣甘平质润，益气和中，润燥缓急，为佐使药。血虚生风而见手足蠕动或抽搐者，加当归、生地黄、珍珠母、钩藤养血息风；躁扰、失眠者，加酸枣仁、柏子仁、茯神、制首乌等养心安神；表现喘促气逆者，可合五磨饮子开郁散结，理气降逆。

针灸疗法：取穴：一般病例可针刺内关、神门、后溪、三阴交、通里、心俞、太溪等穴位；伴上肢抽动者，配曲池、合谷；伴下肢抽动者，配阳陵泉、昆仑；伴喘促气急者，配膻中。心神惑乱可出现多种多样的临床表现。在发作时，可根据具体病情选用适当的穴位进行针刺治疗，并结合语言暗示、诱导，对控制发作、解除症状，常能收到良好效果。方法：内关、后溪、通里针用泻法，神门、三阴交、心俞、太溪用补法，每日1次，每次留针30分钟，10次为1个疗程。

6. 心脾两虚

多思善疑，头晕神疲，心悸胆怯，失眠，健忘，纳差，面色不华，舌质淡，苔薄白，脉细。

（1）康复原则　健脾养心，补益气血。

（2）康复疗法

中药疗法：以归脾汤（《古今医鉴》）为基础方，本方是四君子汤和当归补血汤化裁而成。四君子汤补气健脾，脾胃为后天生化之源，脾胃强健，则气血自生；当归、黄芪补气生血；酸枣仁、远志、龙眼肉补心益脾，安神定志；木香理气醒脾，使之补而不滞。并可酌加郁金、合欢花以开郁安神。但总以补气健脾为主，取其阳生阴长，补气以生血，即能养心之意。心胸郁闷，情志不舒者，加郁金、佛手片理气开郁；头痛加川芎、白芷活血祛风而止痛。

针灸疗法：取穴：神门、心俞、脾俞、胃俞、足三里、三阴交、太冲。食欲不振者加中脘，肝郁甚者加期门，失眠甚者加百会。方法：毫针刺，脾俞、胃俞、神门、心俞用补法，太冲用泻法，每日1次，每次留针30分钟，10次为1个疗程。

7. 心阴亏虚

情绪不宁，心悸，健忘，失眠，多梦，五心烦热，盗汗，口咽干燥，舌红少津，脉细数。

（1）康复原则　滋阴养血，补心安神。

（2）康复疗法

中药疗法：以天王补心丹（《世医得效方》）为基础方，心肾不交而见心烦失眠、多梦遗精者，可合交泰丸（黄连、肉桂）交通心肾；遗精较频者，可加芡实、莲须、金樱子补肾固涩。

针灸疗法：取穴：肾俞、心俞、神门、内关、三阴交、太溪。月经不调者，加血海、地机。眩晕耳鸣者，加百会、听宫、足三里。方法：针用补法，每日1次，每次留针30分钟，10次为1个疗程。

8. 肝阴亏虚

情绪不宁，急躁易怒，眩晕，耳鸣，目干畏光，视物不明，或头痛且胀，面红目赤，舌干红，脉弦。

（1）康复原则　滋养阴精，补益肝肾。

（2）康复疗法

中药疗法：以滋水清肝饮（《医宗己任编》）为主方。肝阴不足而肝阳偏亢，肝风上扰，以致头痛、眩晕、面时潮红，或筋惕肉瞤者，本方由六味地黄丸合丹栀逍遥散去白术加减，以地黄丸补益肝肾之阴，而以丹栀逍遥散疏肝解郁、清热泻火。加白蒺藜、草决明、钩藤、石决明平肝潜阳，柔润息风；虚火较甚，表现低热，手足心热者，可加银柴胡、白薇、麦门冬以清虚热；月经不调者，可加香附、泽兰、益母草理气开郁，活血调经。

针灸疗法：取穴：太溪、水泉、三阴交、曲泉、肝俞、肾俞。五心烦热加劳宫，心烦失眠加神门。方法：太溪直刺 0.5 寸，行捻转补法 1 ~ 3 分钟，使局部产生强烈的酸胀感。水泉直刺 0.5 寸，三阴交直刺 1 寸，均行捻转补法，使局部产生强烈的酸胀感。其余穴毫针刺，平补平泻，每日 1 次，每次留针 30 分钟，10 次为 1 个疗程。

【其他康复疗法】

（一）中成药

1. 加味逍遥丸　用于肝郁血虚、肝脾不和引起的两胁胀痛。
2. 舒肝止痛丸　用于肝气郁结、肝胃不和之胁胀、胸闷暖气或胁腹胀痛者。
3. 舒肝丸　用于肝气郁滞之胸胁胀痛、胃脘疼痛、嘈杂呕吐。
4. 沉香舒气丸　用于肝郁气滞所致之两胁胀满、脘腹胀疼、呕逆吞酸、倒饱嘈杂。
5. 平肝舒络丸　用于肝郁气滞、经络不疏所致胸胁胀痛、肩背窜痛、手足麻木。

（二）针灸疗法

以安神宁心开窍为主，毫针刺用平补平泻法或泻法。处方：人中、内关、神门、丰隆、涌泉，并可随证佐以配穴。

1. 伴胁痛

（1）实证　取足厥阴、少阳经穴为主，毫针刺用泻法。取穴期门、支沟、阳陵泉、太冲。

（2）虚证　取背俞和足厥阴、少阳经穴为主。毫针刺用补法，或平补平泻法。取穴肝俞、肾俞、期门、行间、足三里、三阴交。

2. 伴颤证、麻木及偏头痛

（1）实证　取足厥阴、少阳经穴为主。毫针刺用泻法。取穴风池、百会、悬颅、侠溪、行间。

（2）虚证　取背俞和少阳经穴为主。毫针刺用补法。取穴肝俞、肾俞、悬钟、阳陵泉。

（三）心理疗法

1. 移情疗法

通过对患者释疑、顺意、怡悦、暗示等法，消除其焦虑紧张、忧郁等不良情绪。释疑法多采用解释的办法消除患者多疑情绪；顺意法用满足患者积虑日久的意愿来达到消除病因而祛病的方法；怡悦法是通过谈笑、欣赏音乐、书法、种花等方式来改善患者郁闷的心境；暗示法是通过语言、药物或非语言的手势、表情来改变患者不良情绪。

2. 以情胜情法

根据五志相胜的原理，采用悲哀、喜乐、惊恐、撒怒等情绪刺激来纠正相应所胜的情绪，如怒伤肝、悲胜怒等。抑郁者可用喜胜忧的办法治疗。

3. 情境疗法

通过改变外界环境来达到改善、消除异常情绪变化的目的。抑郁情绪宜在清洁、热烈、欢快的环境下治疗。

（四）食疗法

1. 小麦 60g（浸软、碾碎），大枣 14 枚，甘草 20g，共煮 1 小时，去草，喝汤食枣。用于心脾不足之郁病。

2. 鲜百合 50g，加蜂蜜 1~2 匙拌合，蒸熟，不拘时服之。

3. 新鲜鸡蛋黄 2 枚，灯心草，朱砂（研粉）3g。先将灯心草加水 100mL，文火煎 30 分钟，去渣入碗，加蛋黄及朱砂粉拌匀，隔水蒸后服用，每晚 1 次，7 次为 1 疗程。用于心肾不交之心烦、抑郁、失眠等。

（五）推拿疗法

1. 方法

以推法、按法（包括点法、压法）为主。取穴：百会、身柱、至阳、命门、脑中、中脘、气海、心俞、肝俞、脾俞、肾俞、足三里、环跳、三阴交、太冲、涌泉。

2. 操作程序

（1）患者俯卧，术者站在患者右侧，用双手掌根部在脊柱两侧从肩部开始，由上而下成直线推按至两侧足跟，反复 5~6 遍；双手掌在脊柱两侧按揉背、腰部 5~6 遍；双手掌根部相叠，沿督脉路线按揉 5~6 遍；推压身柱、至阳、命门，指揉压心俞、肝俞、脾俞、肾俞；然后手掌或肘部按揉臀部，指压环跳；揉拿大小腿后侧，压涌泉。

（2）患者仰卧，术者双手掌从患者两侧锁骨下开始，沿足阳明胃经路线向下按推至足尖 5~6 遍；手掌按揉胸大肌，指压膻中，波形揉捏腹部 5~6 遍，两手拇指齐压中脘与气海；揉拿大腿内、外侧，指压足三里、三阴交、太冲。

（3）患者正坐，术者指压患者百会、风府、风池。拇指与其他四指分开捏肩井数遍，两手拇指齐压曲池与合谷。每次治疗 40 分钟，每天 1 次。施治中，要按以上顺序进行操作。按压每个穴位时，患者要有酸、麻、胀、重或触电样感觉，即"得气"。

【康复护理】

1. 调畅情志，避免情志波动，保持心情乐观，切忌暴怒、惊恐等刺激，以防七情郁结而致本病。

2. 适当锻炼，增强体质，劳逸结合，以气功、太极拳较宜。另外适当参加文娱活动，对预防本病更为有益。

3. 饮食切忌暴饮暴食或过食肥甘，以防脾胃虚弱，气机郁滞而痰浊内生，导致郁证。

4. 安排有规律的生活，督促患者进食，保证进食量。睡眠的改善说明病情有所好转，对入睡困难或早醒者，要改善病室及周围环境，并设法诱导入睡。

5. 建立良好的护患关系。

6. 预防患者自伤、自杀。

不　寐

【概述】

不寐，即一般所谓"失眠"，是指外邪扰动，或正虚失养，导致神不安舍，临床以经常性不能获得正常睡眠为特征的一种病证。不寐的证情不一，轻者难以入寐，或寐而不酣，时寐时醒，醒后难以再次入寐；严重者可整夜不能入寐。本病还常兼见头晕、头痛、心悸、健忘及心神不安等证。

古代文献中亦称为"不得卧""不得眠"或"目不瞑"等。早在《素问·逆调论》中就有"胃不和则卧不安"的记载，以及《金匮要略·血痹虚劳病脉证并治》"虚劳虚烦不得眠"的论述。不寐原因虽多，但不外乎虚实两种，正如《景岳全书·不寐》中说："不寐证虽病有不一，然唯知邪正二字则尽之矣，盖寐本乎阴，神其主也，神安则寐，神不安则不寐，其所以不安者，一由邪气所扰，一由营气不足耳。"其中无论有邪之实证，或无邪之虚证，主要是因气血、脏腑功能失调所致。因此不寐的治疗原则应着重在内脏的调治，如清肝泻火、和胃化痰、滋阴降火、调补心脾、益气宁神等法，而使气血调和，阴阳平衡，脏腑功能归于正常。

西医学的神经官能症、更年期综合征、脑震荡后遗症及高血压、肝病、甲状腺机能亢进、贫血、脑动脉硬化、慢性中毒、精神分裂症早期等疾病，以失眠为主要临床表现者，可参照本篇辨证论治。

【病因病机】

1. 情志所伤

肝失调达，气机不疏，郁而化火，火性炎上，扰动心神，神不得安则不寐。

2. 饮食不节

肠胃受伤，宿食停滞，酿成痰火，壅遏于中，痰热上扰，胃气不和，以致卧不得安。这就是《素问·逆调论》所说："胃不和则卧不安。"《张氏医通·不得卧》更具体指出："脉滑数有力不眠者，中有宿食痰火，此为胃不和则卧不安也。"

3. 阴精不足

素体虚弱或久病之人，肾阴耗伤，不能上奉于心，水不济火，则心阳上亢，或五志过急，心火内炽不能下交于肾，心肾失交，心火亢盛，热扰神明，因而不寐。正如《景岳全书·不寐》所说："真阴精血不足，阴阳不交，而神有不安其室耳。"

4. 劳倦思虑太过

伤及心脾，伤于心则血暗耗，神不守舍；伤于脾则食少纳呆，化源不足，营血亏虚，不能上奉，滋养于心；或病后体虚，产后失血，年迈之人，心血不足，心失所养以致心神不安，而成不寐。正如《景岳全书·不寐》中说："无邪而不寐者，必营气之不足也，营主血，血虚则无以养心，心虚则神不守舍。"《类证治裁·不寐》所说："思虑伤脾，脾血亏虚，经年不寐。"可见心脾不足而至失眠的关键在于血虚。

5. 心虚胆怯

心神不安，决断无权，遇事而惊，亦能导致不寐。《沈氏尊生书·不寐》中说："心胆俱怯，触事易惊，梦多不详，虚烦不眠。"此属体弱心胆素虚，善惊易恐，夜寐不宁；亦有因暴受惊骇，情绪紧张，终日惕惕，渐至心虚胆怯而至不寐者。正如《类证制裁·不寐》所说："惊恐伤神，心虚不安。"以上虽有因虚、因惊之别，然两者又每每互为因果。

综上所述，不寐的原因很多，如气郁化火，扰动心神；胃中不和，痰热内扰；阴虚火旺，心肾不交；思虑劳倦，内伤心脾；心胆气虚，神扰善惊等，均可影响心神而致不寐。因血之来源，由于水谷之精微所化，上奉于心，则心有所养；受藏于肝，则肝体柔和；统摄于脾，则生化不息；调解有度，化而为精，内藏于肾，肾精上承于心，心气下交于肾，则神志安宁。若暴怒、思虑、忧郁、劳倦等，伤及诸脏，精血内耗，每多形成顽固性的不寐。可见不寐之证，虚者为多。原因虽多，总与心、脾、肾及阴血不足有关。

不寐虽然有虚实之分，且有不同的证型，但由于人体是一个有机的整体，在一定条件下，虚实可以相互转化，或某一脏腑病变而转至多脏腑的病变。如肝郁化火证，可以耗伤肝阴，进一步上灼心阴，导致心阴不足，或下汲肾水，引起肾阴亏虚；又可能因木乘土，影响脾胃健运功能，导致化源不足，而转为心脾气血衰少等。

对于本病的预后，应视其具体的病情而定。一般认为，病程不长，病因比较单纯，治疗及时，辨证准确，施治恰当，且迅速消除病因者，则疗效佳，预后好。如系病程长，证见虚实夹杂，特别是正虚难以骤复而邪实又不易速去者，则病情往往易于反复，或者形成顽固性不寐证，治疗效果则欠理想。

【诊断】

1. 诊断要点

（1）轻者入寐困难或睡而易醒，醒后不寐 3 周以上，重者彻夜难眠。

（2）常伴有头痛头晕，心悸健忘，神疲乏力，心神不宁，多梦等。

（3）本病证常有饮食不节，情志失常，劳倦、思虑过度，病后、体虚等病史。

（4）经各系统及实验室检查，未发现有妨碍睡眠的其他器质性病变。

2. 鉴别诊断

（1）不寐与停饮　不寐与痰饮中的停饮证都可见难以入睡的症状。但不寐是以难以入睡为主症，且能够平卧，临床以虚证多见。而停饮证系痰饮停于胸胁，脉络受阻，饮邪迫肺，肺气上逆，而致咳喘不得平卧，并非难以入睡，多见于实证。

（2）不寐与胸痹　不寐以阴血不足，不能奉养脑心，而致不寐为主症，兼见心烦、头晕。而胸痹系气血瘀阻，胸阳不宣所致，临床上胸闷心痛、心悸盗汗为主症，心烦失眠为兼症。

（3）不寐与烦躁　二者均有烦躁和不寐的症状，但不寐系由心阴不足，阴虚内热，虚热内扰神明所致，以失眠为主症，兼有心烦或虚烦不安。而烦躁多因邪热壅盛，灼伤心阴，即心中烦不得卧，以烦躁为主症，兼见失眠。

（4）不寐与脏躁　二者共症为难以入睡。但不寐则是因内伤阴血不足，阳盛阴衰，心肾不交，故难以入睡为主症，心烦不安为兼症。而脏躁则是多因素影响，郁久伤心，或胎前产后精（阴）血亏虚，神明失养，神躁不宁，其主症为烦躁不安、哭笑无常（或喜怒不定），兼有夜寐不安、难以入睡。

（5）不寐与头痛　不寐在阴虚肝旺证中出现头痛与肝阳上亢所致头痛相类似。但不寐系因肝阴不足，肝阳上扰脑窍，以失眠为主症，兼有头痛、心烦易怒。而头痛病是由肝阳上亢，循经上扰清窍，以头痛为主症，兼有心烦失眠。

3. 相关检查

不寐主要为睡眠的时间、深度不足，表现为入睡困难，或寐而不寐，时寐时醒，或醒后不能再寐。

临床采用多导睡眠图来判断：

（1）测定其平均睡眠潜伏期时间延长（长于 30 分钟）。

（2）测定实际睡眠时间减少（每夜不足 6.5 小时）。

（3）测定觉醒时间增多（每夜超过 30 分钟）。

【治疗】

不寐病证有虚实之分及有邪无邪之别，治疗上总以祛邪扶正，补虚泻实，调其阴阳以安心神为大法。虚者宜补其不足，益气养血，滋补肝肾；实者宜泻其有余，疏肝泻热，消导和中，清火化痰。实证日久，气血耗伤，亦可转为虚证。虚实夹杂者，应补泻兼顾为治。

【预后】

不寐病证除部分病程短、病情单纯者治疗收效快外，大多病程较长，病情复杂，治疗难以速效。且病因不除或治疗失当，又易产生变证和坏证，使病情更加复杂，治疗更加困难。心脾两虚证者，如饮食不当或过用滋腻之品，易致脾虚加重，化源不足，气血更虚，食滞内停，往往致虚实错杂，如温燥太过，易致阴虚火旺。心肾不交证，如病因不除或失治易致心肾阴虚，心火更盛，如过用寒凉则易伤阳，致阴阳两虚；亦可因治疗不当，阴损及阳而致阴阳俱损。痰热扰心证者，如病情加重有成狂或癫之势。肝郁化火，治疗不当，病情加重，火热伤津耗气，由实转虚，病程迁延。心胆气虚日久不愈，亦有成癫之虑。

本病证的预后因病情不一，结果有别，但一般无严重不良后果，病情单纯，病程短者多易治愈。而病理长且虚实夹杂者，多难以短期治愈，且与病因是否祛除关系密切。

【辨证康复】

首先，注重调整脏腑阴阳气血。由于不寐主要因脏腑阴阳失调，气血失和，以致心神不宁而不寐。所以治疗首先应从本而治，着重调治所病脏腑及其气血阴阳，以"补其不足，泻其有余，调其虚实"为总则，应用补益心脾、滋阴降火、交通心肾、疏肝养血、益气镇惊、化痰清热、和胃化滞、活血通络等治法，使气血和调，阴阳平衡，脏腑功能恢复正常，心神守舍，则不寐可愈。其次，强调安神定志为其基本治法。不寐的病机关键在于心神不安，因而安神定志为治疗本病的基本方法。在应用时须在辨证论治的基础上，平调脏腑阴阳气血的同时，选用本法。安神定志的方法有养血安神、清心安神、育阴安神、益气安神、镇肝安神、补脑安神等不同治法。还应注重精神治法。由于情志不舒、精神紧张、过度焦虑等精神因素是导致不寐的常见因素，因而消除顾虑及紧张情绪，保持精神舒畅，是治疗不寐的重要方法之一，每每取到药物所难以达到的疗效，应当引以重视和应用。

1. 热扰神明

面红目赤，夜难入寐，心烦意乱，身热口渴，胸闷胀满，头昏头痛，口燥唇焦，大便秘结，小便短赤，舌质红，苔黄燥，脉数。

（1）康复原则 清热通腑，清脑安神。

（2）康复疗法

中药治疗：凉膈散（《和剂局方》）。本方善治中焦热郁之证。方中重用连翘清热解毒，配以黄芩清心胸郁热，更用栀子通泻三焦之火，引火下行；薄荷、竹叶外疏内清；朴硝、大黄荡涤胸膈邪热，导热下行；配蜂蜜、甘草既缓和硝、黄峻泻之功，又可助硝、黄推导之力。上药配伍，清上泄下，共奏凉膈通腑、泄热清脑、安神定志之效。

2. 肝郁化火

急躁易怒，不寐多梦，甚至彻夜不眠，伴有头晕头胀、目赤耳鸣，口干而苦，不思饮食，便秘溲赤，舌红苔黄，脉弦而数。

（1）康复原则 清肝泻火，镇心安神。

（2）康复疗法

中药疗法：龙胆泻肝汤（《医方集解》）加减。本方有泻肝脏实火、清下焦湿热之功效，适用于肝郁化火上所致的不寐。龙胆草、黄芩、栀子清肝泻火；泽泻、车前子清利湿热；当归、生地黄滋阴养血；柴胡疏畅肝胆之气；甘草和中；生龙骨、生牡蛎、灵磁石镇心安神。若胸闷胁胀，善太息者，加香附、郁金、佛手、绿萼梅以疏肝解郁；若头晕目眩，头痛欲裂，不寐躁怒，大便秘结者，可用当归龙荟丸。

3. 痰热内扰

胸闷心烦不寐，泛恶，嗳气，伴有头重目眩、口苦，舌红苔黄腻，脉滑数。

（1）康复原则　清热化痰，和中安神。

（2）康复疗法

中药疗法：黄连温胆汤（《六因条辩》）加减。本方清心降火、化痰安中，适用于痰热扰心，见虚烦不宁、不寐多梦者。半夏、陈皮、茯苓、枳实健脾化痰，理气和胃；黄连、竹茹清心降火化痰；龙齿、珍珠母、磁石镇惊安神。不寐伴胸闷嗳气，脘腹胀满，大便不爽，苔腻脉滑，加用半夏秫米汤和胃健脾，交通阴阳，和胃降气；若饮食停滞，胃中不和，嗳腐吞酸，脘腹胀痛，再加神曲、焦山楂、莱菔子以消导和中。

药膳疗法：痰气交阻者，可取砂仁 1.5g，荷叶蒂 1 个，全瓜蒌 5～10g，粳米 50～100g。将荷蒂、砂仁、全瓜蒌先煎取汁，去渣，加入粳米同煮为粥，最后加入冰糖。适用于痰涎壅盛证取吐之后者，可调养胃气，清除余痰。

4. 阴虚火旺

心悸不安，心烦不寐，腰膝酸软，伴头晕、耳鸣、健忘、遗精，口干津少，脉细而数。

（1）康复原则　滋阴降火，清心安神。

（2）康复疗法

中药疗法：黄连阿胶汤（《伤寒论》）。黄连 9g，阿胶 12g，黄芩 10g，白芍 18g，鸡子黄 2 枚。方中以黄连、黄芩清心降火；阿胶、白芍、鸡子黄滋阴补肾养肝，以养脑安神。诸药相伍，共奏清心安神之功。若阳升面热微红、眩晕、耳鸣者，可加牡蛎、龟甲、磁石等重镇潜阳，阳升得平，阳入于阴，即可入寐；若不寐较甚者，加柏子仁、酸枣仁养心安神。

5. 心脾两虚

多梦易醒，心悸健忘，神疲食少，头晕目眩，四肢倦怠，面色少华，舌淡苔薄，脉细无力。

（1）康复原则　补益心脾，养心安神。

（2）康复疗法

中药疗法：归脾汤（《济生方》）。党参 10g，黄芪 18g，白术、茯神各 10g，炒酸枣仁 18g，龙眼肉 10g，木香、甘草各 6g，当归 12g，远志 10g，生姜 3g，大枣 10 枚。方中人参、白术、黄芪、甘草补气健脾；远志、酸枣仁、茯神、龙眼肉补心益脾、安神定志；当归滋阴养血；木香行气舒脾，使之补而不滞。诸药相伍，养血宁神，健脾生血，上滋脑神，神安则睡眠正常。若失眠较重，加五味子、合欢花、夜交藤、柏子仁以助养心安神，或加龙骨、牡蛎以镇静安神；若血虚较甚，加熟地黄、白芍、阿胶以补血充脑；若脘闷纳呆、舌苔厚腻者，加半夏、陈皮、茯苓、厚朴以健脾理气化痰。

药膳疗法：心脾两虚者，可用黄芪莲子粳米粥。用黄芪 15g，先煮去渣，加入莲子、粳米适量，文火煎煮 20～30 分钟使成粥，食用之，每日 1 次。

6. 心胆气虚

心烦不寐，多梦易醒，胆怯心悸，触事易惊，伴有气短自汗、倦怠乏力；舌淡，脉弦细。

（1）康复原则　益气镇惊，安神定志。

（2）康复疗法

中药疗法：安神定志丸（《医学心悟》）合酸枣仁汤（《金匮要略》）。若血虚阳浮，虚烦不寐者，宜用酸枣仁汤，方中以酸枣仁安神养肝为主；川芎和血以助酸枣仁养心；茯苓化痰宁心，以助酸枣仁安神；知母清胆宁神。如病情较重，可二方合用；若心悸较甚者，前方基础上加生牡蛎、朱砂以加强镇静安神之力。方中首用人参益心胆之气；配用茯苓、茯神、远志、石菖蒲化痰宁心；重用龙齿镇静开窍宁神。诸药共用，使心胆气足，心脑神安，不寐即愈。

药膳疗法：心神不宁者，可用人参5g，茯神15g，酸枣仁10g，砂糖30g。将前3味煎汤，调入砂糖，频服代茶饮。

【其他康复疗法】

（一）药物疗法

1. 中成药

在病情稳定阶段，应继续辨证用药，坚持治疗相当一段时间，以调理各脏腑功能。可选用参苓白术散、补中益气丸、归脾丸、天王补心丹、逍遥丸、六味地黄丸等方。

2. 单验方

（1）炒酸枣仁10～15g，捣碎，水煎后，晚上临睡前服。

（2）核桃仁、黑芝麻、桑椹子叶各30g，共捣为泥，做成丸，每丸3g，每服9g，每日3次。

（3）酸枣仁30g，炒香捣为散，加入人参30g，辰砂15g，乳香7.5g，炼蜜为丸服。治阳虚不眠，心多惊悸。

（二）针灸疗法

1. 体针

心脾两虚证：脾俞、心俞、神门、三阴交。多梦加神门、魄户；健忘灸志室、百会。针用补法，针灸并用。

阴虚火旺证：大陵、太溪、神门、太冲。眩晕加风池，耳鸣加听宫，遗精加志室。针用补泻兼施。

胃腑不和证：中脘、丰隆、历兑、隐白。懊侬、呕恶加内关，头晕加印堂、合谷。针宜泻法。

肝火上扰证：行间、足窍阴、风池、神门。耳鸣加翳风、中渚，目赤加太阳、阳溪。针用泻法。

2. 皮肤针

心肾不交者，取心俞、肾俞、神门、太溪、巨阙、神堂、三阴交、夹脊穴（3～6椎，13～21椎）为主穴；配用京门、大钟、大陵、魂门、都门、通里、厥阴俞等穴。

肝胆火旺者，取肝俞、胆俞、太冲、期门、内庭、厥阴俞、外关、身柱、夹脊穴（5~10椎，13~21椎）；配用丘墟、日月、内关、三焦俞、风池、行间。以皮肤针轻叩穴位，使局部皮肤潮红即可，每天或隔天1次。

3. 耳针

选神门、心、脾、肾、脑、下脚端等穴，每次取2~3穴，捻转予中强刺激，留针20分钟。

（三）气功疗法

以坐位入静为主的内差功、强壮功为好。练功时除掌握气功的一般方法要领外，着重入静练习。练功时环境要安静，坐位后全身要放松，眼开一线，注意鼻尖，舌尖抵上颚，唾液多后徐徐下咽。要意守小腹，呼吸均匀细长，鼻吸鼻呼，并默念呼吸次数。念到100次再从1念起。如不用念数法，可用随息法，即思想高度集中在呼吸上，吸时气下沉入小腹，呼时气渐升细细呼出，思想随着呼吸升降，不开小差。如有杂念，立即把思想收回来。每次练功为10分钟，逐渐延长练功时间。本法对失眠效果尚好。

（四）推拿疗法

可推拿头部，患者坐位，头部垫毛巾。医生站于体侧，一手按头后额部，另一手用拇指平推正中和两侧经线，由前发际推到后发际，手法要平稳，不宜快。然后用掌根大小鱼际部揉两侧及后枕部，由上而下反复揉摩。头部推拿时，嘱患者思想集中在头部推拿手法的刺激上。推10分钟左右，便入朦胧状或入睡状为好。推后一般即觉头部轻松舒适感。取穴：先取风池、风府穴，用指揉法，手法宜平稳，不需要强刺激，以轻轻得气感为好。再取下肢两侧足三里和三阴交穴，手法同上，强度可稍大。

（五）药膳疗法

（1）大枣20枚，连须葱白7棵。将枣洗净水泡发后，煮20分钟，再将葱白洗净加入，继续用文火煮10分钟，吃枣喝汤，每日1次，连服数天。

（2）龙眼肉500g，白糖50g。将龙眼肉放碗中加白糖，反复蒸、晾3次，使色泽变黑，将龙眼肉再拌入少许白糖，装瓶备用。每日2次，4~5颗/次，连服7~8天。上法适用于心脾亏虚之失眠证。

（3）酸枣仁15~25粒，黄花菜20根。炒至半熟，捣碎，研成细末。睡前1次服完，连服10~12天。适用于肝郁气滞证。

（4）生鸡子黄1枚，山药20g，陈皮10g，鲜花空叶60g。将后3味水煮取汁，临睡前以此汁将鸡子黄趁热服下，时间不久，即可安眠。适用于痰湿中阻证失眠。

（5）炒萝卜子10g，焦山楂30g，大枣15枚，葱白7根，鸡内金10g，水煎去渣温服。适用于饮食中阻证失眠。

（六）体疗康复

积极参加各种有益身心健康的文体活动。坚持适当的体育锻炼，可选用太极拳、剑、气功等，长期坚持。

（七）敷贴法

吴茱萸 10g，米醋适量。吴茱萸研成细粉，米醋调成糊状，敷于两足涌泉穴，盖以纱布，胶布固定，每日 1 次。用于虚证。

（八）湿敷法

磁石 20g，茯神 15g，五味子 10g，刺五加 20g。先煮磁石 30 分钟，加入其余药物再煎煮 30 分钟，去渣取汁，将洁净纱布浸泡于药汁中，趁热敷患者前额及太阳穴。每晚 1 次，20 分钟/次，虚证实证均可。

（九）药枕法

菊花 1000g，川芎 400g，牡丹皮 200g，白芷 200g，布制枕头，装入上药，睡眠时以此为枕头。用于失眠头痛者，即实证之肝郁化火型。

（十）浴足法

患者睡前热水洗足 10 分钟，每天 1 次。用于各种失眠之虚证、实证。

【康复护理】

1. 劝导患者养成生活规律、起居定时的习惯，卧室要光线暗淡舒适，使其安静入睡。及时消除病因，如因痛失眠者应止痛、大便秘结者通便、咳嗽者止咳等。

2. 时刻注意患者情绪变化，做好患者思想工作，护士对精神紧张的患者要多在床旁安慰，稳定情绪，消除顾虑，使心情舒畅，促进入睡。对严重不寐者或同时具有精神失常者，要注意安全，防止发生意外。

3. 加强体育锻炼，如晨起打太极拳、散步等，并持之以恒，促进身心健康。

4. 做好睡前诱导工作，如让患者睡前数数、听钟声、听轻松音乐，使其渐渐入睡。

5. 晚餐不宜过饱，少食煎炸食物及不易消化的食物。心脾两虚者宜食用当归羊肉汤，阴虚火旺者宜多食用蔬菜瓜果。睡前禁止饮用含咖啡因饮品、浓茶或吸烟。

多　寐

【概述】

多寐是湿、浊、痰、瘀阻滞阳气，心阳不振，或阳虚气弱，心神失荣，出现不分昼夜、时时欲睡、呼之能醒、醒后复睡、不能自主的一种病证。

《灵枢·口问》明确叙述了睡眠的基本生理，曰："阳气尽，阴气盛，则目瞑。"而对于多寐的病机，《灵枢·大惑论》曰："人之多卧者，何气使然？岐伯曰：此人肠胃大而皮肤湿，而分肉不解焉……肠胃大，则卫气行留久；皮肤湿，分肉不解，则行迟。留于阴也，其气不清，则欲瞑，故多卧矣。"这明确指出阳气受阻，久留于阴，是造成多寐的主要病机。汉·张仲景《伤寒论·辨少阴病脉证并治》亦说："少阴之为病，脉细微，但欲寐也。"此意指阳虚阴盛也是多寐的主要病机。李东垣在《脾胃论·卷上》中指出："脾胃之虚，怠惰嗜卧。"《丹溪心法·中湿》指出："脾胃受湿，沉困无力，怠惰好卧。"指出脾胃亏虚和脾胃受湿均可导致多寐。

本病又类似于西医的一些与睡眠有关的疾病，可参考发作性睡病（其中包括睡眠发作、猝倒症、睡眠麻痹、睡眠幻觉）、克莱因—列文综合征、原发性睡眠增多症和嗜睡症等加深对本病的认识。

【病因病机】

1. 脾为湿困

恣食生冷，喜食肥甘，暴饮暴食，形体过耗，脾胃损伤，运化失健，津液不行，致脾为湿困，久伐脾气，气损及阳。久居卑湿之地，外清水湿致阳气不宣，脾阳衰微，湿阻清阳不得升发，浊阴困阻清窍，昏盹嗜睡。

2. 气血亏虚

思虑过度，劳伤心脾，运化无权，气血生化不足，而致气血亏虚；大病久病之后，气血耗伤，皆致心神失养，神疲多寐。正如明代徐春甫《古今医统·卷二十三》中说："脾胃一虚，则谷气不充，脾愈无所禀，脾运四肢，既禀气有亏，则四肢倦怠，无力以动，故困乏而嗜卧也。"

3. 肾精不足

禀赋不足，起居失常，劳倦内伤，致肾精暗耗，肾主骨生髓，脑为髓海，今肾精不足，无以上荣于脑，髓海失于充养，故神疲多寐。

4. 阳虚阴盛

年老久病，肾气衰惫，脾肾不足，阴寒内生，阳虚阴盛则委顿面倦，目膜多寐。

5. 胆热气实

胆热实邪内壅，营卫滞而胸膈不利，脾不健运，痰浊内生，痰热互结，浊邪上蒙、清窍痹阻则昏盹嗜睡。

6. 痰瘀内阻

抑郁恼怒，气机逆乱，气滞血瘀；脾气抑遏，津液精微运化失职，湿痰内生，喜食肥甘，更易聚湿化痰；肝郁化火，炼液熬津成痰，痰瘀互结，阻塞清窍，神机失聪，故神困多寐。

多寐病因虚实不同，以虚证为多见，阳气虚衰多见于禀赋不足，老年或久病的患者，脾胃气虚多由思虑劳倦所致。此外，久居湿地，感受外湿，或过食生冷瓜果，损伤脾胃，导致内湿；或久病血行不利，或外伤导致络脉瘀滞，均可引起多寐。在诸多病因中，以阳虚与湿困最为多见。阳虚则阴盛，故懈怠嗜卧；湿困则清阳不升，疲困多寐。

本病的病位在心、脾，与肾关系密切，多属本虚标实。本虚主要为心、脾、肾阳气虚弱，心窍失荣；标实则为湿邪、痰浊、瘀血等阻滞脉络，蒙塞心窍。

【诊断】

1. 诊断要点

参照中华人民共和国国家标准《中医临床诊疗术语·疾病部分》（GB/T16751.1 – 1997）制定。

（1）白天有发作性、难以控制的入睡；重者不论时间与场合，随时入睡，呼之即醒，醒后复睡。

（2）精神委顿，神疲乏力，四肢倦怠，头晕，纳少，脉细弱。

（3）多见于中年、老年及肥胖之人。

具备（1）项，参考（2）（3）项即可诊断为多寐病。

2. 鉴别诊断

（1）多寐与昏迷　多寐呼之能醒，对周围事物有反应，能够分辨环境和认识亲人，神志清楚。而昏迷的特点是不省人事，神志不清，意识丧失，是临床上一种较为严重的证候。有少数浅昏迷患者，虽然偶有呼之能醒者，但最多不过稍能睁开眼睛简单示意而已，随即又昏睡。多寐预后尚好，昏迷预后较差。

（2）多寐与厥证　厥证是由阴阳失调，气机逆乱所引起，以突然昏倒、不省人事，伴有四肢厥冷为其特征。而多寐者则病史较长，虽整日昏昏欲睡，但呼之能醒。同时，厥证严重可出现大汗淋漓、四肢厥冷、脉微欲绝等阴阳离绝之危象，其预后较差，应急救回阳为根本。多寐不会出现威胁生命的征象，一般预后尚好。

（3）多寐与昏睡　二者均有多寐。但昏睡者是病邪蒙蔽神明所致，其症状以神昏欲睡，甚则谵语、身热烦躁、痰壅气粗、手足瘛疭等症状为特点；亦有热病后期，津气复得，喜睡，但醒后神清，日趋恢复自愈者。而多寐系慢性病而致阳气不振，多有神衰倦怠、多寐肢困、无发热谵语等表现。昏睡发病较急，多寐发病缓慢。

3. 相关检查

应检查血常规、血电解质、血糖、尿素氮；心电图、腹部 B 超、胸透、CT 及 MRI 等检查以排除其他疾病。

【治疗】

此病临证可分多型，病变亦非一脏一腑，故在临床辨治过程中，应根据患者病史、体质、神情、症状表现、舌脉征象等综合辨治。多寐的辨治，关键在于区分虚、实、寒、热，辨别其受病的脏腑。以治本为主，因多寐以脾肾阳虚、心气不足、肾精亏虚、脑海失养、阳气不振为起病的根本，因而治疗以健脾温肾、补益心气和滋肾填精为其治本之法。以治标为辅，如湿邪困脾，宜燥湿健脾；肝胆湿热，宜清利肝胆；痰浊痹阻，宜健脾化痰；瘀血阻滞，应活血化瘀。若病情复杂，又当灵活掌握，临证论治。

【预后】

多寐的转归与致病的病因有密切关系。湿邪困脾或痰浊所致的多寐，只要治疗得当，疗效是比较好的。由于湿邪黏滞，不可急于求成。若治疗不当，脾胃之气愈伤，痰湿不化，则可导致虚实夹杂之证，治之亦难。若脾虚日久，后天化源不足，则可导致阴阳气血亏损，致全身其他病变。多寐的预后一般尚好，实证疗效较好，虚证患者，特别是年老体衰、阳气不足患者疗效较差。

【辨证康复】

注重起居、环境因素的影响。由于本病与阳气不足和阳气痹阻关系最为密切，因而居住环境须加以注意，勿久居湿地，避免长时间涉水冒雨，以免感受湿邪，困伤脾阳。注意饮食预防，平素要节制肥甘厚味之饮食，节制饮酒，以防滋生痰热，饮食宜清淡，宜食营养丰富的食物。劳逸适当，注意不要过度劳累，劳神、房劳过度，以防损伤脾、心、肾，导致阳气衰惫，而造成多寐。调节情志，避免情志抑郁，或过激、过怒、过思，防止肝胆郁滞，阻滞清窍，发生多寐。积极参加体育锻炼，增强体质，使气血流畅，生机勃发，人体阳气充盛，有利于预防多寐的发生。

1. 湿浊困脾

终日昏昏欲睡，头目昏沉，少气懒言，身体重着，形体肥胖，时有冷感，舌胖大而淡、边有齿痕，苔白腻，脉濡或细滑。

（1）康复原则　健脾利湿，调神醒脑。

（2）康复疗法

中药疗法：太无神术散（《医学正传》）加减。若湿邪久蕴，郁而化热，见苔腻而黄，脉濡略数，口黏而苦，小便黄，心中懊侬者，治宜清热化湿，去厚朴、生姜，加黄芩、通草、薏苡仁等；若兼有腹痛者，加枳壳、焦三仙消积化滞。此方为平胃散之变化方，方中苍术、白术燥湿健脾；陈皮理气和中；藿香芳香化浊；厚朴、生姜宽中理脾祛湿；石菖蒲醒神提神开窍；大枣、甘草调和诸药，理脾胃。全方诸药合用，共奏燥湿健脾、醒脑提神之功。

2. 瘀血阻滞

神昏嗜睡，头痛头晕，病程较长，或有外伤史，脉涩，舌质紫暗或有瘀斑。

（1）康复原则　活血通络。

（2）康复疗法

中药疗法：通窍活血汤（《医林改错》）加减。若兼有气滞者加青皮、陈皮、枳壳、香附理气以活血；兼有热象者加黄芩、栀子；兼有阴虚者加生地黄、牡丹皮、丹参；兼有气虚者加黄芪、党参；兼有阳虚者加桂枝、附子；兼有痰浊者加半夏、陈皮、白芥子等。方中桃仁、红花、赤芍、川芎活血化瘀以祛血中之瘀滞；郁金合石菖蒲可以活血止痛、开窍化痰、交通心肾；葱白通阳开窍。姜、枣合用可调和营卫。全方合用，共奏活血化瘀、通络醒神之功。

3. 气血亏虚

嗜睡多卧，睡则多梦，眩晕头重，神疲乏力，面色萎黄，动则汗出，爪甲不荣，形体消瘦，唇淡无华，舌淡，脉细弱无力。

（1）康复原则　补益气血，调神醒脑。

（2）康复疗法

中药疗法：归脾汤（《济生方》）加减。如自汗、怕冷、肢厥者加附子、桂枝、防风；多梦者加生龙骨、生牡蛎以定志安神。方中以黄芪、党参、熟地黄补脾益气，助气血生化之源；当归补血养心，与黄芪、党参配伍，以培气血不足之本。茯神、茯苓养心安神，以治神志不宁之标；远志补心安神定悸；白术健脾利湿，龙眼肉、阿胶安神且可鼓舞气血生长而增本方滋阴养血之效；木香调肝和血，且使诸药补而不滞；炙甘草可补脾益气，调和诸药。诸药配伍，气血并补，标本兼治，重在养心安神。全方共奏益气养血、补心醒脑之功。

4. 肾精不足

昏昏欲睡，神疲乏力，耳鸣眩晕，健忘，腰膝酸软，腰骶部发凉，小便频数，舌淡、苔白，脉沉细或弱。

（1）康复原则　补益肾精，调神醒脑。

（2）康复疗法

中药疗法：左归丸（《景岳全书》）。方中重用熟地黄滋肾阴，益精髓，以补真阴之不足；山茱萸补养肝肾，固秘精气；山药补脾益阴，滋肾固精；龟甲胶滋阴补髓；鹿角胶补益精血，温壮肾阳，配入补阴方中，而有"阳中求阴"之义；枸杞补肝肾，益精血；菟丝子补肝肾，助精髓；川牛膝益肝肾，强筋骨。方中八药，俱为滋补之品，乃纯甘补阴之剂，共奏滋肾填精、补髓健脑之功。

【其他康复疗法】

（一）药物疗法

1. 商陆花阴干，捣末，日暮水送服 1g。治人心昏塞，多忘喜卧。

2. 麦芽，川椒 30g 并炒，干姜 60g 捣末，每服 2g，开水送服，每日 3 次，治脾虚多寐，食毕辄甚。

3. 马头骨烧灰，水送服 2g，每日 3 次，做枕亦良。主治喜眠。

4. 生酸枣仁 50g，金挺腊茶 100g（或以绿茶代），以生姜汁涂炙微焦为散，每服6g，水煎温服。治肝热多寐。

5. 马头骨灰、铁粉各 30g，朱砂 15g，龙胆草 15g，以上共研为末，蜜丸梧子大，每服 30 丸，竹叶汤送服。治胆热多眠。

（二）针灸疗法

1. 体针

心俞、神门、百会、足三里、三阴交。用平补平泻针刺手法。治嗜睡，针刺百会、心俞、足三里、三阴交；治阵发性多寐，先针鼻交（鼻背部正中线鼻骨基底上方鼻骨间缝），次刺神门、三阴交，留针 1 小时，每隔 20 分钟捻转提插 1 次，刺激强度依次减弱；治心肾阳虚多寐，针刺心俞、肾俞、神门、足三里、三阴交等穴，用补法。以上针刺每日 1 次，10 次为 1 个疗程，休息 3 天。

2. 耳针

神门、心点、脑点、皮质下、交感、肾上腺等穴。针刺选用 0.5 寸毫针或图钉型撤针，直刺留针 30～60 分钟，每次选穴 3～4 个。也可选用王不留行，用胶布贴穴位，一般 3～5 天更换 1 次，10 天为 1 个疗程。

3. 艾灸

百会或无名指第 2 节尖处，用艾卷条悬灸 10～15 分钟，治疗虚证多寐。

（三）推拿疗法

可采用捏筋拍打方法，患者取俯卧位，术者用拇指点揉法，点揉背部督脉，对背部重点脉位进行重点点揉。再用拍打法拍打背部督脉。让患者取仰卧位，术者用双手中指点揉颈后上脉、颈后中脉、颈后下脉，然后再用双手拇指搓揉额部。再用双手中指点揉眉上脉，再用一手食指和中指点揉眉中脉。对于白天精神不振、困倦嗜睡效佳。

（四）药膳疗法

1. 用麦芽 1000g 捣末，每服 10g，日服 3 次。治饱食便卧、得谷劳病、四肢烦重、食后尤甚的嗜睡症。

2. 薏苡仁 60g，粳米 60g。先煮薏苡仁，沸后入粳米，共煮成粥食之，有清热化湿之功。

3. 羊骨 1000g，粳米或糯米 100g，葱 2 茎，生姜 3～5 片。将羊骨洗净槌碎，煎汤，取汤代水，与米同煮为粥，待粥将成，加入细盐，稍煮即可食用。

4. 五味子 300g，水 1000g，煎至 500 分钟，加冰糖 150g 及盐 15g，每服 15 分钟，每日 1 次。治神疲嗜卧症。

5. 生山药 50g，粳米 50g。将山药切成薄片，粳米淘洗干净，放入锅内加水适量，同煮成粥，早晚食用。有健脾和胃之功，治脾气不足之多寐。

（五）气功疗法

可采用五禽戏、八段锦及其他健身气功功法，配合日光浴、空气疗法等，使全身气血流畅，生机勃发，人体阳气充盛，有利于协助多寐的治疗。

（六）心理疗法

采用以情制情法，可以用音乐、文娱、色彩、声疗等，使之喜乐、振奋、激动、欢快为原则，以升浮阳气，活畅气血，提高心脑神志的亢奋性，有助于防止多寐的发作。

【康复护理】

1. 注重起居环境。由于本病与阳气不足和阳气闭阻关系最为密切，因而居住环境须加注意，勿久居潮湿之地，避免长时间涉水冒雨，以避免感受湿邪，困伤脾阳。

2. 注意饮食预防。饮食宜清淡、易消化且营养丰富的食物，节制肥甘厚味，如猪肉应少食，宜食牛、羊、鸡肉等助阳之品，忌食生冷，慎食瓜果，适当吃点生姜调味之品。节制饮酒，以防滋生痰热。

3. 适劳逸。注意劳逸适中，勿过度劳累、劳神过度、房劳过度，以防损伤脾、心、肾，导致阳气衰惫，而造成多寐。

4. 调情志。要调节情志，避免情志抑郁，勿过怒过思，防止肝胆郁滞，阻滞清窍，发生多寐。

5. 积极参加体育锻炼，增强体质，使气血流畅，生机勃发，人体阳气充盛。进行气功练习、打太极拳或室外散步、晒太阳，有助于阳气的生发，使精神振奋，促使疾病早愈。

6. 患病后应使病室安静，光线适宜，避免噪声强光等不良刺激；要通风良好，病室宜偏干燥，温度宜偏高。

7. 对严重多寐患者，加强口腔及皮肤护理，保持呼吸道通畅，预防皮肤及呼吸道感染。

多　梦

【概述】

多梦是临床上常见的一种睡眠障碍，指睡眠不实，自觉乱梦纷纭，常伴有头昏神疲的一种表现。夜间多梦的患者往往睡眠质量低下，白天精神不振。中医学认为，梦是睡眠中神活动的表现，正常人偶尔作梦，醒后无任何不适是一种正常生理现象。但若机体脏腑阴阳气血失调，扰及神明，则通过梦象反映于外，形成多梦。

早在《黄帝内经》中就有对梦较为系统的阐述，其称多梦者为"喜梦""妄梦"，列有专篇讨论，对梦的成因、病机、诊断等提出明确见解。《灵枢·淫邪发梦》曰："正邪从外袭内，而未有定舍，反淫于脏，不得安处，与营卫俱行，而与魂魄飞扬，使人卧不得安而喜梦。"又曰："阴气盛，则梦涉大水而恐惧；阳气盛，则梦大火而燔焫；阴阳俱盛，则梦相杀。上盛则飞，下盛则梦堕；甚饥则梦取，甚饱则梦予；肝气盛，则梦怒；肺气盛，则梦恐惧、哭泣、飞扬；心气盛，则梦善笑、恐畏；脾气盛，则梦歌乐、身体重不举；肾气盛，则梦腰脊两解不属。"同时确定了泻实补虚的治疗原则。汉代以后对梦的辨证论治方面积累了经验，如《金匮要略·五脏风寒积聚病脉证并治》中曰："心气虚者，其人则畏，合目欲眠，梦远行而精神离散，魂魄妄行。"《重订严氏济生方·惊悸怔忡健忘门》中有："心虚胆怯，触事易惊，梦寐不祥，异象感惑，遂致心惊胆怯，气郁生涎，涎与气搏，复生诸证，或短气悸乏，或复自汗，四肢浮肿，饮食无味，心虚烦闷，坐卧不安。"明代张介宾在《类经·梦寐》中强调了"梦造于心"，指出："夫五行之化，本自无穷，而梦造于心，其原则一。盖心为君主之官，神之舍也。神动于心，则五脏之神皆应之，故心之所至即神也，神之所至即心也，心帅乎神而梦者，因情有所着，心之障也。神帅乎心而梦者，能先兆于无形，神之灵也。夫人心之灵，无所不至，故梦象之奇，亦无所不见，诚有不可以言语形容者。"

本病与西医所指神经衰弱等病，以多梦为主要临床表现者，可互为参考诊治。

【病因病机】

1. 七情内伤

喜怒哀乐，忧思悲恐等各种情志变化均可参与梦的形成。如明代陈士元在《梦占逸旨》中"过喜则梦开，过怒则梦闭，过恐则梦匿，过忧则梦嗔，过哀则梦救，过忿则梦詈，过惊则梦狂"。思虑劳倦则伤心脾，营气亏虚，令神魂不安而多梦；郁怒则伤肝，肝气不舒，郁久化火，火扰心神，神魂不宁则多梦；若惊恐过甚，耗伤精气而令神明不安，梦幻纷纭。

2. 饮食不节

过饱过饥，饮食失节，以致脾胃不和，胃不和则卧不安，心神不宁而多梦。久而久之可使脾胃损伤而酿液生痰，痰瘀化火，痰火上扰，神魂不守而多梦。

3. 劳欲过度

恣情纵欲、房劳过度致肾阴亏损；或劳心过度，心阴亏耗，君火独亢。肾阴亏损则不能上奉于心，心火亢盛则无以下济于肾，心肾水火不交，则心神不宁而多梦。

4. 久病年迈

久病血虚，产后失血，营血不足，或年老体衰，阴亏血少，导致心失所养，神不守舍，寐中梦扰。如《诸病源候论·虚劳喜梦候》："夫虚劳之人，血气衰损，脏腑虚弱，易伤于邪。正邪从外及内，未有定舍，反淫于脏，不得定处，与荣卫俱行，而与魂魄飞扬，使人我不得安，喜梦。"

病机特点为七情内伤，或脏腑失调，导致心神受扰，睡眠中心神不得静谧，魂魄不得安宁，而出现梦境纷纭。病机分虚实两端，实者常见痰火扰神而多梦；虚者常因心胆脾肾阴阳气血亏损，致神魂无倚而发多梦。多梦病位在心，并与肝脾肾功能失调密切相关。其病因以内因为主，情志失调是发病的重要因素。

【诊断】

1. 诊断要点

（1）经常做噩梦，影响到睡眠质量。

（2）梦时伴有心悸气促、冷汗淋漓等症状。

（3）每晚做梦多，出现晨起头晕、困倦、乏力等病理表现。

（4）有应激性事件影响、工作和生活压力大、改变环境或个人性格因素。

（5）长期服用镇静安神类药物突然停药等情况更易发生。

2. 鉴别诊断

（1）多梦与失眠　失眠病可伴有多梦症状，但该病主要临床表现为入睡困难，时睡时醒，或彻夜难眠，以长期睡眠时间减少、睡眠不足为特征。而多梦病则以入睡后梦绕纷纭为主要见症，非少寐或不寐，可资鉴别。

（2）多梦与梦游　梦游亦为睡眠障碍性疾病，是在睡眠之中无自主意识地起床，进行各种动作，醒后无自觉的梦境。而多梦病醒后能自述梦意，睡眠中仅有思而无动作，更无起床下地之举，不难区分。

3. 相关检查

如继发性睡眠多梦应做好相关检查，排除夜间呼吸困难、尿频、心绞痛、不宁腿综合征等其他因素引起的多梦。

【治疗】

多梦的治疗首先应遵循标本缓急的原则，治疗既要考究其引发多梦的病因，审症求因，从本论治，但为缓解患者多梦纷扰的痛苦常需要从标论治。先以宁神安脑之方，投以磁朱丸等暂时减轻多梦，症状缓解之后再从根本上循序治疗，临床上又选用标本同治之法也可收效。其次，注意本病的主症与兼症。以多梦为主症者，或经常反复出现同一梦境的症状，病机辨明者，均需专症专治；若梦为兼症，但原发病证随梦之纷扰而日趋复杂或加重者，也需专治多梦，随着多梦症状减轻或消除原发病可有转机或减弱；如多梦偶发或仅为次要兼症，则不需专治本病，可以兼顾之，如梦境不固定、无规律者，也不需要专门治疗本病。再次，本病采取补虚泻实之法，注意外因的邪气当泻，内因的脏腑气血亏虚，泻实多短暂之法，补虚法较为常用。还有就是除中药汤剂之外，可针药并用，心神共养，选择针灸和心理治疗等方法进行调理。

【预后】

本病患者如病情单纯，病程较短则易于康复，经药物、针灸、推拿等方法治疗及恰当的身心调理，大部分能逐渐好转或痊愈，预后良好，一般不会转变为其他疾病，但如迁延日久，久治不愈需警惕为整体机能改变，或有可能提示变生他病。。

【辨证康复】

精神调养，劳逸结合，以形神共养、调养气血、平衡阴阳、协调脏腑为总的康复原则，综合采用药物、针灸、推拿、气功、运动、音乐等康复法。睡前不吸烟、不饮酒，不喝浓茶，养成良好的生活习惯。

1. 心脾两虚

多梦易醒，醒后不易再睡，心悸，神疲乏力，饮食无味，面色少华，舌淡苔薄，脉细弱。

（1）康复原则　补益心脾，安神定志。

（2）康复疗法

中药疗法：归脾汤（《济生方》）合桂枝加龙骨牡蛎汤（《伤寒论》）化裁。若血虚明显者，可加当归、川芎、丹参养血荣脑；食欲不振者，加砂仁、鸡内金、神曲、麦芽健脾消食；心悸、怔忡者加柏子仁、莲肉养心安神，更添补益心脾之力。取归脾汤健脾养心、益气补血以除本证之病由；以桂枝加龙骨牡蛎汤调和营卫、潜镇安神、定志息梦以解本病之症。以党参、黄芪、白术、龙眼肉、桂枝补益心脾之气，振奋心阳为君；酸枣仁、远志养心安神，佐龙骨、牡蛎镇静定志，辅以木香理气温通，白芍药摄阴护神，再取姜、枣调和营卫，甘草调和诸药。全方使心脾之气复，心脾之血充，以荣脑神，则神情安宁，梦扰悉除。

2. 心虚胆怯

心烦不得眠，心悸多梦，易于惊醒，胆怯易恐，遇事善惊，短气乏力，舌质淡，脉弦细。

（1）康复原则　镇惊定志，养血安神。

（2）康复疗法

中药疗法：安神定志丸（《杂病源流犀烛》）合酸枣仁汤（《金匮要略》）；或平补镇心丹（《太平惠民和剂局方》）合十味温胆汤（《证治准绳》）加减。若心气虚怯明显，可加附子、肉桂，佐党参、黄芪强心之力；噩梦惊扰心神不宁者，可辅以磁朱丸镇静安神，宁脑为先；心悸怔忡者，可加柏子仁、合欢皮宁心疏郁安神；伴头昏神疲者，可加升麻、川芎升提之剂以益气补血养脑，使脑气得充，神魂渐安。本方以党参、黄芪补益心气，黄芪、怀山药均为补肝气之要药，3 药合用为君，针对心胆气怯之病理，虚而补之。辅以茯神、酸枣仁、龙齿宁脑安神，再佐以麦门冬、五味子养阴安神，顾其脑体，合党参又寓生脉散益气宁心之效；石菖蒲、远志既加强宁脑安神之力，又具开窍醒脑之功，以振奋脑气；以炙甘草为使，调和诸药，又有复脉宁心安脑之效。合而发挥补心益胆、宁脑安神之功。

3. 阴虚火旺

心烦不寐，多梦易醒，头晕耳鸣，五心烦热，口干津少，或有心悸、腰酸、健忘、舌红、脉细数。

（1）康复原则　滋阴清火，养心安神。

（2）康复疗法

中药疗法：黄连阿胶汤（《伤寒论》）合知柏地黄丸（《医宗金鉴》），心烦甚者加栀子、豆豉；心悸梦遗加肉桂；根据阴虚程度可适当加入龟甲、鳖甲滋阴清热。黄连、黄芩苦以泻心火，使心火下降；阿胶、鸡子黄为血肉有情之品，可补心肾之阴，加芍药既可泻火，又可化阴、平肝。知柏地黄丸中熟地黄滋阴补肾而填精，山萸肉养阴益肾而涩精，山药补益脾阴而固精，3 味补药作用是滋肾养肝补脾。泽泻清泻肾火，防熟地黄滋腻；牡丹皮清泻肝火，制山萸肉之温；茯苓淡渗脾湿，助山药益脾，3 味泻药作用是降虚火，泻湿浊。此方补中有泻，寓泻于补。加知母、黄柏二药，以清上焦之热。滋阴降火为主，行心、肾二经。

4. 肝郁化火

失眠多梦，急躁易怒，甚则彻夜不眠，胸闷胁痛，口渴喜饮，不思饮食，口干而苦，目赤耳鸣，头晕目眩，头痛欲裂，小便短赤，大便秘结，舌质红，舌苔黄，脉弦滑数。

（1）康复原则　清肝泻火，佐以安神。

（2）康复疗法

中药疗法：龙胆泻肝汤（《医方集解》）加减。若大便秘结者加大黄；若胸闷胁胀，善太息加郁金、香附。方中龙胆草大苦大寒，既能清利肝胆实火，又能清利肝经湿热，故为君药。黄芩、栀子苦寒泻火，燥湿清热，共为臣药。泽泻、木通、车前子渗湿泄热，导热下行；实火所伤，损伤阴血，当归、生地黄养血滋阴，邪去而不伤阴血，共为佐药。柴胡疏畅肝经之气，引诸药归肝经；甘草调和诸药，共为佐使药。

5. 肝阳上亢

睡卧不安，失眠多梦，烦躁易怒，眩晕耳鸣，头目胀痛，面红目赤，口苦，舌红，苔黄，脉弦数。

（1）康复原则　平肝潜阳，安神定志。

（2）康复疗法

中药疗法：用天麻钩藤饮（《杂病证治新义》）加减。头痛目赤加龙胆草、牡丹皮、菊花；便秘加大黄。方中天麻、钩藤平肝息风，为君药。石决明咸寒质重，功能平肝潜阳，并能除热明目，与君药合用，加强平肝息风之力；川牛膝引血下行，并能活血利水，共为臣药。杜仲、寄生补益肝肾以治本；栀子、黄芩清肝降火，以折其亢阳；益母草合川牛膝活血利水，有利于平降肝阳；夜交藤、朱茯神宁心安神，均为佐药。

6. 痰热内扰

失眠多梦，心烦，痰多胸闷，嗳气吞酸，恶心厌食，口苦，目眩，苔黄腻，脉滑数。

（1）康复原则　化痰清热，镇静安神。

（2）康复疗法

中药疗法：温胆汤（《备急千金要方》）加减。头胀头痛甚伴耳鸣加磁石、蔓荆子；胸闷痰多，加瓜蒌、天竺黄。方中半夏辛温，燥湿化痰，和胃止呕，为君药。臣以竹茹，取其甘而微寒，清热化痰，除烦止呕。半夏与竹茹相伍，一温一凉，化痰和胃，止呕除烦之功备；陈皮辛苦温，理气行滞，燥湿化痰；枳实辛苦微寒，降气导滞，消痰除痞。陈皮与枳实相合，亦为一温一凉，而理气化痰之力增。佐以茯苓，健脾渗湿，以杜生痰之源；煎加生姜、大枣调和脾胃，且生姜兼制半夏毒性。以甘草为使，调和诸药。

【其他康复疗法】

(一) 针灸疗法

1. 体针

取穴：神门、三阴交、内关、安眠穴为主穴。痰火扰神证加阳陵泉、丰隆，心虚胆怯证加心俞、胆俞，心脾两虚证加心俞、脾俞、膈俞，心肾不交证加太溪、心俞、肾俞。方法：以平补平泻法为主，留针 20 分钟，每日 1 次，10 天为 1 个疗程。

2. 耳针

取耳穴皮质下、交感、心、肾、脾、内分泌、神门。每次选 3 ~ 5 穴，毫针中等强度刺激，留针 15 分钟，每日 1 次，10 天为 1 个疗程。

(二) 推拿疗法

用一指禅推法，从印堂开始向上至神庭，往返 5 ~ 6 次；再从印堂向两侧沿眉弓至太阳穴，往返 5 ~ 6 次。然后用一指禅推法沿眼眶周围治疗，往返 3 ~ 4 次。再从印堂沿鼻两侧向下经迎香沿额骨至两耳前，往返 2 ~ 3 次。再用双手在印堂、神庭、睛明、攒竹、太阳穴以抹法治疗，往返 5 ~ 6 次，抹时配合按睛明、鱼腰穴，再用扫散法在头两侧胆经循行部位治疗，配合按角孙穴。而后从头顶开始用五指拿法，到枕骨下部改用三指拿法，配合按、拿两侧肩井穴。时间共约 10 分钟。然后辅以腹部操作，顺时针方向摩腹，同时配合按、揉中脘、气海、关元穴，时间约 6 分钟。

(三) 气功疗法

采用坐位强壮功，自然盘膝坐，全身肌肉放松，头微前倾，两眼轻闭，两上肢自然下垂，两手四指上下互握放在小腹前的大腿上，采用深呼吸法，吸气时胸腹均隆起，呼气时胸部回缩，腹部往外凸。意守气海或丹田，使心神静谧。每天练功时间因人而异，一般不应少于 1 小时。练功过程中若感疲劳，可平卧休息，静养 5 ~ 10 分钟，后继续再练。

【康复护理】

1. 心理治疗，好言劝慰。多梦常由思虑或惊恐所导致，且与人之心理素质有关，患者大都是思郁寡欢或疑虑丛生之心态。故预防本病，首先要使心情开朗，无所牵挂烦恼，则夜眠时脑神得以守舍而无梦扰，若系惊恐所致者，则家人及医护人员应予以劝说或解释，使之紧张之情绪予以解除，也能使眠安梦消，故心理治疗、好言相劝既是治疗的手段，也是防病的措施。

2. 避免或消除外界之刺激。不少梦境系由于外界微弱刺激所引起，如《列子》曰："口有含，则梦强言而喑；卧藉徽绳，则梦蛇虺。"近年来，体健少疾之妇人诉梦飞者增多，此皆是塑料卷发筒缠发而眠所致，嘱睡前去塑料卷发筒，不服药而可使梦飞自除，即消其体滞之因，故睡眠时宜宽衣解带，被褥也宜平整，勿使入眠之形体有不良的外界刺激形成。

3. 关爱呵护，对梦魇、梦惊及梦哭者，当其因梦惊醒之际，家人应予以安慰，并给以热毛巾抹脸，使之头脑清醒，也可予以饮服淡茉莉花茶或温开水，以理气解郁，但不宜服浓茶、红茶、咖啡等；若对睡眠环境已形成恐怖心理的，则可移室而眠。

4. 本病发生与七情之变密切相关，故精神调摄、心情舒畅十分重要，心神安宁，神魂守其舍，则梦无以为生。

5. 加强体育锻炼，增强体质，持之以恒，促进身心健康。

6. 注意生活规律，劳逸结合，按时作息，养成良好的睡眠习惯。饮食有节，戒除不良嗜好，如吸烟、饮烈酒、喝浓茶等。

梦　游

【概述】

梦游是由各种原因引起卫气运行失常，阳气亢盛而浮越于外，扰动神明而发寐卧不安，意识朦胧，深夜睡中起床，出外周游，回舍再卧，醒后如常人的一类神志失常病证，主要表现为患者睡眠中突然起床，在室内外行走或从事各种活动，持续数分钟或数小时，自己返回床上或睡卧在外，醒后对其所为不能记忆。本病是一种发生率较高的睡眠异常证，多见于男性儿童。

梦游早在《礼记》中就有记载，书中说："人有夜寐，忽觉而慢出门者，故谓之夜觉也。"《灵枢·淫邪发梦》有："客与膀胱，则梦游行。"张仲景认为此病为心气虚所致，《金匮要略》："心气虚，其人则畏，梦远行而精神离散，魂魄妄行。"许叔微的《普济本事方》认为是肝之受邪，魂之有病，"平人肝不受邪，故卧则魂归于肝，神静而得寐，今肝有邪，魂不得归，是以卧则魂扬若体也"。

与西医的睡行症相似。

【病因病机】

1. 痰火内扰

痰浊之邪，外遏肌肤，内蒙心神，使神志迷乱而不能忆所行事，若痰火交争，内扰神魂，心神不宁，魂游不舍，而致梦游，故其也有所行动，但神识不明，醒后不知，这是梦游的常见病因。

2. 七情所伤

情志所伤常可导致不寐，其甚者可引发梦游，七情之中尤以惊吓、郁怒之因更为多见。心本藏神，夜卧则神谧，受惊则心气紊乱，心阴暗耗，可致心火独亢，扰动神明；怒为肝志，肝藏魂，怒则气血逆乱，魂不守舍，而致游魂作乱，遂发为梦游。幼儿受惊，成人争吵常是诱发梦游的直接原因。

3. 心虚胆怯

心气素虚者，遇事善恐易惊，心神不安，夜则心气不足，心中惕惕，魂不守舍；肝胆气虚，气机不畅，魂失舍处，使魂离而夜间妄动，心胆俱怯，则触事易惊，惊则气乱，梦游遂作。

4. 心脾两虚

张景岳云："血虚则无以养心，心虚则神不守舍。"因劳神过度或思虑伤脾，心脾两虚，营血不足，血虚则阴不涵阳，至夜则阳不入阴，阳气浮越，神魂不藏，也可引起梦游。

5. 心肾不交

心主火，肾主水，心火下济，肾水上承，心肾交通，则睡眠安稳。若肾水亏虚，不能上济心火，使心火独亢，阳气浮越，神魂不守，导致梦游。

人的正常睡眠，系由心神所主，阳气由动转静时，即为入睡状态，反之，阳气由静转动时，即为清醒状态。人的正常睡眠是阴阳之气自然而有规律的转化结果，如果这种规律一旦被各种因素破坏，就可导致本病的发生。梦游的基本病机为阴不涵阳，神舍不安，魂不归附，浮越于外。本病儿童发病多属实证，成人发病则多为本虚标实之证，以心肝两虚，营血不足为本，痰火上扰为标。其病理总与心、肝、肾脏气亏损，阴阳失调，水不制火，心肾不交有关，尤以心不藏神、神不守舍者多。本病好发于儿童，也可见于成年人，常有家族史。

【诊断】

1. 诊断要点

根据 CCMD-3-R 中对梦游症的诊断标准如下。

（1）在睡眠中起床活动，一般持续若干分钟，不足1小时。

（2）无言语反应，不易被唤醒。

（3）发作后自动回到床上继续睡觉，或躺在地下继续睡觉。

（4）次日清晨醒来对经过不能回忆。

（5）没有痴呆或癔症的证据，可与癫痫并存但应与癫痫发作鉴别。

此外，本病还包括以下精神症状和躯体症状：

（1）睡中行走　多呈突发性，有的着衣穿鞋，有的赤身裸体，步态不稳，行走急促或缓慢，往返行走徘徊或跑步，面无表情，意识朦胧，多能避开障碍，认清道路，亦有的被绊倒及撞墙。近者，房间内外；远者，可行三五公里。

（2）睡中活动　其方式多种多样，或重复简单刻板样动作，如挥手舞蹈、模仿动作及搬挪物品器具等；或做较复杂的活动，如扫地、挑水、浇花等；有的还可能做出某些危险性的活动。

（3）发作次数　一般每隔数月、数十日发作一次，亦有隔三五日一次者，甚者每夜必发作或一夜数发作。

2. 鉴别诊断

（1）**梦游与精神运动性癫痫**　精神运动性癫痫很少只在晚上发作；而发作时，个体对环境刺激完全无反应，且常见吞咽、搓手等持续动作。脑电图有癫痫性放电可证实此诊断。然而并不排除癫痫与睡行症共病的可能。

（2）**梦游与分离漫游**　在分离性障碍中，发作持续时间要长得多，患者警觉程度更高并能完成复杂的、有目的的行为。此外，分离性障碍在儿童中罕见，而且典型发作是开始于清醒状态。

3. 相关检查

多导睡眠仪和脑电图对区别诊断有重要价值。梦游症出现时是高幅慢波，而癫痫患者脑电图出现的是棘波。

【治疗】

1. 安神定志为先

梦游症者常夜行而寐废，影响机体之阴阳失衡，且梦游常引发家人的惊恐之感，故不论邪实正虚，治此当以安神定志为先，可采用清热豁痰、疏肝解郁、开窍安神诸法，随证选用，以镇摄梦游之症，实也是急则治其标之意。

2. 调整阴阳为主

梦游之病机主要在于阴阳之失调，邪实者大都是阳盛亢越或虚阳浮越，正虚者大都是营血不足、阴不涵阳，阳盛阴衰是其主要病理，故欲根治梦游，必须调整阴阳，"补其不足，泻其有余，调其虚实"，使阴阳平衡复常，卫气循行有序，夜入于阴则安，病源可除，此也是防止和减少梦游症复发的原则。

3. 脏腑辨治为要

梦游症虽为脑神之病变，但从"五神脏"而论，病涉心、肝、脾、肾四脏为主，临床表现虽均为夜行，但诸脏虚实之病理、症状不同，故必须根据其临床兼症正确进行脏腑辨证，才能采取具有针对性的治疗法则，以恢复其常态，则病根可除。

【预后】

形神未充多指儿童，服药调护得当，随年龄增长，多能终止发作，但也有极少数患儿直到成人后转变为其他证型而屡屡发作。火热阳亢，痰火内扰，肝胆郁热，瘀血内阻之实证，经清泻、除痰祛瘀治疗后，梦游发作次数能够减少，多数患者能够治愈。而心肾不交及心肝血虚证，虽经积极治疗发作次数能够减少，但还需坚持服药加以巩固，注意康复调理。梦游症一般预后良好，有暴力行为者很少发生自伤。儿童患者，预后尤佳，随年龄增长，发作次数日趋减少，至15岁后多能痊愈。但梦游发作频繁有家族史或合并癫痫发作者，部分患者尚难治愈。另外，梦游能否治愈还须视其是否有精神疾患而全面考量。

【辨证康复】

精神调养，劳逸结合，以滋阴潜阳、安心宁神为总的康复原则，综合采用药物、针灸、推拿、气功、运动、音乐等康复法。睡前不吸烟、不饮酒、不喝浓茶，养成良好的生活习惯。

1. 心肾阴虚

精神不振，形体消瘦，全身乏力，心烦多梦，手足心热，自觉睡眠时手足轻微颤动，不可自制，舌质红，苔白，脉弦细。

（1）康复原则　滋阴益肾，养心宁神。

（2）康复疗法

中药疗法：百合地黄汤（《金匮要略》）加减。若夜眠时易惊醒，可加龙齿、磁石镇惊宁神；若心烦梦多，再加朱砂、茯神清心安神；若五心烦热明显者，可加青蒿、地骨皮清热除烦；兼有盗汗者，可加麻黄根、浮小麦、生龙骨、牡蛎敛阴止汗；兼遗精滑泄者，可加金樱子、石莲子滋肾固涩；若肾阴虚明显者，可加山茱萸、怀山药、枸杞、何首乌滋养肾阴。百合清心润肺补虚，生地黄清热凉血滋阴。本证以阴虚为主，故其治疗宜清淡平补，不宜峻补滋腻。

2. 肝阳上亢

头晕，烦躁易怒，胸闷胁痛，面红目赤，头胀头痛，舌红苔黄，脉弦细有力。

（1）康复原则　平肝潜阳，镇心宁神。

（2）康复疗法

中药疗法：镇肝息风汤（《医学衷中参西录》）加减。方中怀牛膝归肝肾经，入血分，性善下行，故重用以引血下行，并有补益肝肾之效为君。代赭石之质重沉降，镇肝降逆，合牛膝以引气血下行，急治其标；龙骨、牡蛎、龟甲、白芍益阴潜阳、镇肝息风，共为臣药。玄参、天门冬下走肾经，滋阴清热，合龟甲、白芍滋水以涵木，滋阴以柔肝；肝为刚脏，性喜条达而恶抑郁，过用重镇之品，势必影响其条达之性，故又以茵陈、川楝子、生麦芽清泄肝热，疏肝理气，以遂其性，以上俱为佐药。甘草调和诸药，合生麦芽能和胃安中，以防金石、贝类药物碍胃为使。

3. 痰热内扰

睡眠不安，心烦懊侬，胸闷脘痞，口苦痰多，头晕目眩，舌红，苔黄腻，脉滑数。

（1）康复原则　清热化痰，清心宁神。

（2）康复疗法

中药疗法：生铁落饮（《证治准绳·类方》）加减。本方天麦门冬清心化痰；贝母、胆星、橘红清热化痰；远志、菖蒲、茯苓、茯神安神定志，玄参、连翘、钩藤、丹参养阴散风；辰砂镇痉。总之本方安神定志，清热化痰。

【其他康复疗法】

（一）针灸疗法

1. 体针

取穴：神门、肝俞、魂门为主穴，三阴交、百会、安眠为辅穴。对于心火亢盛之梦游行者，取通里、内关、照海，用泻法；对肝郁化火之梦游行者，取足临泣、太冲、大陵，用泻法；对肠胃不和之梦游行者，取胃俞、足三里、中脘、建里，平补平泻；对痰郁热结者取胆俞、丰隆、中脘、内庭，用泻法；对瘀血阻窍者取血海、三阴交、膈俞、通天，用泻法；对心肝血虚者，取期门、巨阙、足三里，用补法；对心脾两虚者，取百会、足三里、三阴交、内关、神门，用补法；对心肾不足者，取太溪、命门、照海、心俞、神堂，用补法，并以温和灸；对于合并癫痫者，可取照海、申脉、鸠尾、人中，用泻法；对于小儿患者平素体质虚弱，心神虚怯，营养不良者，加四缝，点刺放出少许黄白液体亦可。以上患者每晚睡前针刺疗效更好。方法：针法补虚泻实，留针30分钟，每日睡前针刺为好。

2. 耳针

取穴：心、神门、利眠为主穴。痰热内扰者，配胃、轮1~6；肾不交者，配肾、皮质下；肝胆郁热者，配肝、胆、脑干；火亢盛者，配交感、小肠。方法：临睡前针刺或用耳压法，两耳交替取穴，留针30分钟左右，每日1次，20次为1个疗程。

3. 电针

取穴：百会、前顶、上星、脑户、脑空、四神聪。方法：针刺上述穴位，深达帽状腱膜，将针柄与G6805治疗仪连接，用疏密波进行电针治疗。每日1次，每次20分钟左右，10次为1个疗程。

（二）推拿疗法

主要适用于儿童患者，每晚推拿1次。取穴：印堂、神庭、攒竹、太阳、角孙、心俞、厥阴俞、膈俞、肝俞、内关、神门、三阴交、太冲。手法：一指禅推法、揉法、抹法、按法、扫散法。操作方法：①患者仰卧位，先用一指禅推法或揉法，从印堂开始向上至神庭，往返5~6次。再从印堂向两侧沿肩弓至太阳穴，往返5~6次。然后，用一指禅推法沿眼眶周围治疗，往返3~4次，再用扫散法在头两侧胆经循行部位治疗，配合按角孙。②指揉内关、神门、三阴交各1分钟。③患者俯卧位，医者顺膀胱经两侧线，以掌根揉背3遍，再重点按揉心俞、厥阴俞、膈俞、肝俞各1分钟。

【康复护理】

1. 调畅情志。梦游常由七情所伤而致，尤以郁怒、情志不遂为主，故预防梦游症之发病及其复发，调畅情志是为首要条件。应避免情志刺激，忧思恼怒，减少恶性刺激。儿童是为稚阴稚阳之体，脑神肝魂不健壮。作为家长要注意对儿童的教育和开导，尤其应注意减少不必要的恶性刺激，诸如惊险电影、恐怖场景，或突然惊吓，都可造成神魂不安而诱发梦游，减少这些不利的情志所伤，也是预防梦游的必要措施。

2. 对梦游症的儿童要加强夜间巡护，可在床旁加设护架，以防从床上梦游发生跌仆外伤，或由大人陪睡，可及时发现，即加以调护。

3. 凡梦游症者卧室及屋外，应保持走道的通畅，勿堆放或挪置椅凳等杂物，防止夜行时发生绊跌；对有暴力行为的梦游症，则室内外的刀、剪等利器，应予以藏匿，以免病者藉此发生梦游暴力事件。

4. 梦游者在发病时，常不能用言语予以劝慰而制止其夜游行为，可适当予以强制性抑制，但不能过度地惊吓或采用暴力，以免在游魂不定的情况下，再次受到惊恐的精神创伤，使之病发转频或加重。

5. 梦游者在苏醒后，对夜行之事无所记忆，他人不必一味追问，更不能用审讯口吻，由此反增加患者的疑虑心态，加重思想负担和情志创伤，护理人员应采用关怀的口吻好言相慰，并使之安静入眠。

6. 梦游者若发生跌仆碰撞，形体有所外伤时，应及时予以包扎消毒，防止继发感染。

7. 对梦游外卧不归者，应及时寻找，若仅穿内衣外出者，应带好衣衫及时予以披着防寒，以减少感受风寒罹致外感的可能，已有外感之征兆者，可予以冲服生姜红糖汤，以驱散风寒。

健　　忘

【概述】

健忘指记忆减退，遇事易忘的一种病证。在中医书籍中亦称"善忘"和"喜忘"。健忘属于一种临床证候，本节所论述的健忘是指后天失养，脑力逐渐衰弱者，与生性迟钝、天资不足者有所不同。本病可单独出现，也可兼有其他病证，如心悸、眩晕、不寐等。

对健忘的记载，最早见于《黄帝内经》，如《素问·五常政大论》中有"太阳司天，寒气下临，心气上从……善忘"的记载。后代医家对本病冠以"健忘"之名始于宋代赵佶《圣济总录》。关于病因《灵枢·大惑论》载："黄帝曰：人之善忘者，何其使然？岐伯曰：上气不足，下其有余，肠胃实而心肺虚，虚则营卫留于下，久之不以时上，故善忘也。"阐明了本病的病因病机。汉代张仲景《伤寒论》说："阳明证，其人喜忘者，必有蓄血。所以然者，本有久瘀血，故令喜忘；屎虽硬，大便反易，其色必黑者，宜抵挡汤下之。"详述了瘀血致健忘的病机、症状及治疗方药。

根据本病的临床表现，与西医学的神经衰弱、脑动脉硬化等疾病出现以记忆障碍为主者相似，故此类疾病可参照健忘辨证诊治。

【病因病机】

1. 心脾两亏

心藏神，脾在志为思，若思虑过度，或劳心伤神，致心脾两虚。脾虚则气血生化无源，气血两虚则心失所养，神不守舍，而成健忘。《证治要诀》说："健忘者，所过之事，转眄遗忘，此乃思虑过度，病在心脾，此病之故，非比生成之愚顽不知事者。"

2. 心肾不交

大病久病，机体亏损，或遗精滑泄，起居失常，阴精暗耗，肾阴亏虚，不能上承于心；心火独亢，无以下交于肾，心肾不交则健忘。

3. 髓海空虚

肾藏精，主骨生髓，上通于脑。脑为元神之府，精髓之海。年迈之人，肾精自亏，不能上充于脑，髓海空虚，神明失聪，则健忘。《黄帝内经》指出，健忘是由心气虚和肾亏所引起，后世加以补充，认为本证与心脾肾有关，人之精与志皆藏于肾，肾精不足则气衰，不能上通于心，迷惑善忘也。

4. 痰瘀痹阻

喜食肥甘，聚湿生痰；脾失健运，痰浊内生；情志不畅，肝郁化火，炼液为痰；痰浊上犯，心神被扰，则有健忘。痰浊阻滞，血行不畅，则痰瘀互结；肝失疏泄，气机不畅，则瘀血内停，脑络被阻，神失所养，使人健忘。

【诊断】

1. 诊断要点

（1）患者在较长时间内以记忆减退，遇事善忘，虽尽力思索不能追忆，仍不能说清楚为主要表现。

（2）患者近期内由于情绪低落、抑郁或心理失常以致记忆力下降。

（3）排除脑中风、郁证、痴呆等疾病所导致脑的记忆力功能障碍者。

（4）结合有关化验和物理检查，如血常规、血液流变学、血脂等，脑血流图、脑彩超或头部 CT 等检查排除无脑部异常。

具备以上临床特点即可诊断为健忘。

2. 鉴别诊断

（1）健忘与痴呆　痴呆指精神呆滞，沉默不语，或喃喃独语，语无伦次；或见神志恍惚，呼之不应，告知不晓等表现。其不知、不晓前事，与健忘之"遇事善忘"有根本区别。痴呆是不知晓前事，而健忘是知其事而善忘。痴呆可见于任何年龄，而健忘多发于中老年人。健忘证轻、易治，而痴呆病重、难治。健忘患者久治不愈，可以发展成痴呆。

（2）健忘与郁证　郁证是以情志抑郁为主因的病证，虽有多忘之证，但以神志恍惚，情绪不宁，善太息，悲喜欲哭，或咽中如有异物梗阻为主，健忘只是其中兼症之一。而健忘以遇事善忘为主，无情志抑郁之证。郁证日久，可致健忘发生或加重，郁证以中青年女性为多见，健忘多发于老年人，且男女均可发病。

3. 相关检查

头部 CT、MRI、PET – CT、脑电图、脑血流、经颅多普勒超声等检查可辅助诊断。

【治疗】

健忘者属虚证十居七八，少数也有属实邪为患者，故治以补虚为主，宜养心血、补脾肾。若由气血不足，脑神失养，当益气养血、生血养脑。若由肾精亏乏，髓海空虚，精气不能充养脑府者，当益肾养精填髓。少数因痰浊阻窍，或久病入络而致神机蒙遏，当予化浊醒脑。对于瘀血阻滞神机者，当予活血化瘀通窍为治。

【预后】

健忘证如果治疗合理、及时、得当是可以好转和治愈的。但主要取决于该病的病程长短、发病原因及病证的虚实。一般来说，痰浊、瘀血等引起的健忘实证，治疗较易，时间短；对于心脾肾虚引起的健忘证，治疗较为复杂，且时间要长。因病而致健忘者易治，对于年迈老人健忘证属生理现象，治疗较难，不易恢复，应积极采取有效防治措施，延缓脑衰老的到来。当然，这仅是一般规律，亦有属痰浊瘀血，或新病而久治不愈的，临证须全面辨证。健忘若防治不当，可发展成痴呆等病，故应及早抓紧治疗。

【辨证康复】

本病以记忆减退及近事、远事遗忘为辨证要点。多有心脾两虚及肾亏病史，应从整体观念出发，养心血，补脾肾。全面调治，整体康复。另外康复必须与临床辨证结合起来，采用辨证康复原则。《素问·至真要大论》说："谨察阴阳所在而调之，以平为期。"

1. 心脾两虚

健忘，远近记忆力减退，精神疲倦，食少心悸，伴失眠，舌质淡，苔薄，脉细而无力。

（1）康复原则　治疗以补益心脾、养血安神为法，使心脉得养，神志得守。

（2）康复疗法

中药疗法：可用归脾汤（《济生方》）或养心汤（《仁斋直指方》）加减。健脾益气，养心安神。亦可与甘麦大枣汤合用。因患者精神恍惚，故临睡前可服柏子养心丸。夹痰热者，加竹茹、贝母、胆星、黄连之类。平素可服补益心脾的膏方，以补养心脾，安心宁神。归脾汤方中以人参、黄芪、白术、甘草甘温之品补脾益气以生血，使气旺而血生；当归、龙眼肉甘温补血养心；茯苓（多用茯神）、酸枣仁、远志宁心安神；木香辛香而散，理气醒脾，与大量益气健脾药配伍，复中焦运化之功，又能防大量益气补血药滋腻碍胃，使补而不滞，滋而不腻；用干姜、大枣调和脾胃，以资化源。养心汤方用当归、生地黄、熟地黄、麦门冬滋阴补血；更用人参、酸枣仁、柏子仁、五味子、茯神养心安神；甘草和中护胃，调和诸药。各药相合，共奏养心安神功效。

2. 肾精亏耗

年老健忘，恍惚善忘，远近无记，少寐头昏，精神萎靡，神情呆滞，反应迟钝，行动笨拙，伴齿摇发脱，腰膝酸困，男子阳痿或遗精，女子经闭或不孕，两耳失聪，二目昏花，面色黯滞，舌质红，脉沉细数无力。

（1）康复原则　补肾固气，益精填髓。

（2）康复疗法

中药疗法：河车大造丸（《医方集解》）加减。如见头晕耳鸣、目眩昏花者，加枸杞、潼蒺藜、菊花；若神情呆滞、动作粗笨明显者，加石菖蒲、郁金、胆星；若精失固藏，频作遗精、滑泄，则在基本方中去牛膝，加入芡实、莲须、五味子等；若因思虑伤心脾，而见头晕、心慌、纳少、面黄、便秘者，加党参、当归、酸枣仁、白术、黄芪、龙眼肉等。方中紫河车为血肉有情之品，在本方中作为主药，用以大补精髓，以壮真元；党参、熟地黄、龟甲、杜仲、怀牛膝益气滋阴、补精填髓、健肾壮腰；天门冬、麦门冬滋肺阴以生肾水；黄柏以清阴精亏虚而生的虚热；茯苓健脾利湿，宁脑安神。全方共收补肾固气、益精填髓之功效。

3. 阴阳两虚

遇事即忘，语言零乱，形体消瘦，精神疲惫，腰酸腿软，行动迟缓，神志恍惚，反应迟钝，气短乏力，纳少尿频，心悸少寐，舌质淡，苔薄白，脉细弱无力。

（1）康复原则　补脾益气，补血养心。

（2）康复疗法

中药疗法：人参养荣汤（《和剂局方》）。若夜寐不安，夜梦频作，加酸枣仁、茯神、夜交藤增强宁心安神之力；如神思不敏，精神恍惚，动作迟缓者，加石菖蒲、益智仁；心悸心慌，口唇无华，舌质淡者，加龙眼肉补养心血。本方用人参、黄芪、白术、茯苓、甘草益气补脾；熟地黄、当归、白芍、川芎补血养血；远志宁心安神；肉桂温肾壮阳；陈皮理气；生姜、大枣调和营卫。诸药合用，可达补气血、温肾阳，使气血足、精气盛之功。

4. 瘀血阻滞

情志不遂日久，或跌仆外伤，或内伤失血所致，卒发健忘，难忆前事、不寐、头痛如刺，语言滞迟，口干咽燥，欲漱水而不欲咽，腹满而痛，疼痛拒按，面、唇、爪甲青紫，小便清长，大便色黑，舌质紫暗，脉细涩。

（1）康复原则　活血化瘀，通脑安神。

（2）康复疗法

中药疗法：血府逐瘀汤（《医林改错》）。如见瘀血重症，兼见瘀热为甚，则加大黄、穿山甲、水蛭以增强祛瘀之力；夜寐不香，加茯神、夜交藤；头重如刺显著者，加参三七、姜黄、延胡索；健忘，伴神情呆滞，加石菖蒲、郁金；大便色黑有瘀血便时，可加白及、云南白药。方中桃仁、红花、川芎、赤芍、牛膝活血祛瘀。当归、生地黄养血活血，使瘀去而正不伤。用柴胡、枳壳、桔梗一则可升载活血化瘀之品的药达脑而化瘀；一则疏郁理气，使气行血畅，脑部得血充养，则能使神志渐聪，脑力复健。

【其他康复疗法】

（一）针灸疗法

1. 体针

取穴：心脾两虚者，补三阴交、神门、心俞、膈俞、脾俞；心肾不交者，补肾俞、太溪，泻心俞、劳宫；心胆虚怯者，补心俞、胆俞、大陵、丘墟、神门、三阴交；肝阳上扰者，泻神门、三阴交、肝俞、间使、太冲；肝胆火炽者，泻肝俞、胆俞、太冲、行间；脾胃不和者，泻中脘、天枢、丰隆、内关，补脾俞、神门、足三里、胃俞；火独亢者，泻神门、内关、三阴交、太溪等。方法：每次选 3 ~ 4 穴，交替针刺，7 ~ 10 天为 1 个疗程。

2. 皮肤针

心肾不交者，取心俞、肾俞、神门、太溪、巨阙、神堂、三阴交、夹脊穴（3 ~ 6 椎，13 ~ 21 椎）为主穴；配用京门、大钟、大陵、魂门、郄门、通里、厥阴俞等穴。肝胆火旺者，取肝俞、胆俞、太冲、期门、内庭、厥阴俞、外关、身柱、夹脊穴（5 ~ 10 椎，13 ~ 21 椎）；配用丘墟、日月、内关、三焦俞、风池、行间。以皮肤针轻叩穴位，使局部皮肤潮红即可，每天或隔天 1 次。

3. 耳针

选神门、心、脾、肾、脑、下脚端等穴，每次取 2 ~ 3 穴，捻转予中强刺激，留针 20 分钟。

（二）单验方

（1）炒酸枣仁 10 ~ 15g，捣碎，水煎后，晚上临睡前服。

（2）炒酸枣仁 10g，麦门冬 6g，远志 3g，水煎后，晚上临睡前顿服。

（3）酸枣树根（连皮）30g，丹参 12g，水煎 12 小时，分 2 次，在午休及晚上临睡前各服 1 次，每天 1 剂。

（4）核桃仁、黑芝麻、桑椹子叶各 30g，共捣为泥，做成丸，每丸 3g，每服 9g，每天 3 次。

（5）炙甘草 15g，水煎代茶饮。

（6）酸枣仁 30g，炒香捣为散，加入人参 30g，辰砂 15g，乳香 7.5g，炼蜜为丸服。治阳虚不眠，心多惊悸。

（三）气功疗法

以坐位入静为主的内养功、强壮功为好。练功时除掌握气功的一般方法要领外，着重入静练习。练功时环境要安静，坐位后全身要放松，眼开一线，注意鼻尖，舌尖抵上颚，唾液多后徐徐下咽。要意守小腹，呼吸均匀细长，鼻吸鼻呼，并默念呼吸次数。念到 100 次再从 1 念起。如不用念数法，可用随息法，即思想高度集中在呼吸上，吸时气下沉入小腹，呼时气渐升细细呼出，思想随着呼吸升降，不开小差。如有杂念，立即把思想收回来。每次练功为 10 分钟，逐渐延长练功时间。本法对失眠效果尚好。

（四）推拿疗法

可采用推拿头部的方法。患者坐位，头部垫毛巾，医生站于体侧，一手按头后额部，另一手用拇指平推正中和两侧经线，由前发际推到后发际，手法要平稳、不宜快。然后用掌根大小鱼际部揉两侧及后枕部，由上而下反复揉摩。头部推拿时，嘱患者思想集中在头部推拿手法的刺激上。推 10 分钟左右，便入朦胧状或入睡状为好。推后一般即觉头部轻松舒适。取穴：先取风池、风府穴，用指揉法，手法宜平稳，不需要强刺激，以轻轻得气感为好，再取下肢两侧足三里和三阴交穴，手法同上，强度可稍大。

（五）药膳疗法

1. 大枣 20 枚，连须葱白 7 棵。将枣洗净水泡发后，煮 20 分钟，再将葱白洗净加入，继续用文火煮 10 分钟，吃枣喝汤，每日 1 次，连服数天。

2. 龙眼肉 500g，白糖 50g。将龙眼肉放碗中加白糖，反复蒸、晾 3 次，使色泽变黑，将龙眼肉再拌入少许白糖，装瓶备用。每日 2 次，每次 45 颗。连服 7~8 天。上法适用于心脾亏虚之失眠证。

3. 酸枣仁 15~25 粒，黄花菜 20 根。炒至半熟，捣碎，研成细末。睡前 1 次服完，连服 10~12 天。适用于肝郁气滞证。

4. 生鸡子黄 1 枚，山药 20g，陈皮 10g，鲜花空叶 60g。将后 3 味水煮取汁，临睡前以此汁将鸡子黄趁热服下，时间不久，即可安眠。适用于痰湿中阻证失眠。

5. 炒莱菔子 10g，焦山楂 30g，大枣 15 枚，葱白 7 根，鸡内金 10g，水煎，去渣，温服，适用于饮食中阻证失眠。

【康复护理】

1. 生活护理，劝导患者养成生活规律、起居定时的习惯，卧室要光线暗淡舒适，使其安静入睡。

2. 饮食护理，晚餐不宜过饱，少食油煎厚味及不易消化之食物。心脾两虚者宜食当归羊肉汤，阴虚火旺者宜食蔬菜瓜果，忌油煎、烙烤食品。睡前禁喝咖啡、浓茶及吸烟。

3. 注意房室安静，不要大声喧哗，说话轻，走路轻，关门轻。

4. 精神调护，时刻注意患者情绪变化，做好患者思想工作，护士要对精神紧张的患者多在床旁安慰，稳定情绪，消除顾虑，使心情舒畅，促进入睡。

5. 做好诱导工作，如让患者睡前口念数字，听钟声，听轻松音乐，使其渐渐入睡。

6. 加强体育锻炼，如晨起打太极拳、散步等，并持之以恒，促进身心健康。

7. 注意服药方法，一般以午睡及晚上临睡前各服 1 次为好。

8. 及时消除病因，如因痛失眠者应止痛，大便秘结者通便，咳嗽者应止咳等。

9. 对严重不寐者或同时具有精神失常者，要注意安全，防止发生意外。

痫　病

【概述】

痫病又称为痫证、癫痫、癫疾，俗称"羊癫疯"，是因先天禀赋受损，气血瘀滞，或惊恐劳伤过度，肝脾肾三脏功能失调，使痰壅风动，上扰清窍而致，以阵发性、一过性的突然昏倒、不省人事、口吐涎沫、两目上视、肢体抽搐，或口中如作猪羊叫声等神志失常为主要临床表现的一种发作性疾病。

《黄帝内经》对病程变化的记载如："痫疾始生，先不乐，头重痛，视举，目赤，甚作极，已而烦心。"《证治准绳·癫狂痫总论》说："痫病发则昏不知人，眩仆倒地，不省高下，甚而瘛疭抽掣，目上视，或口眼㖞斜，或口作六畜之声。"

现代医学证实此病是以脑部兴奋性过高的某些神经元突然、过度的高频放电引起的阵发性中枢神经系统功能失常为特征的一组疾病和综合征。临床上出现反复发生的短暂性的感觉障碍、肢体抽搐、意识丧失、行为障碍或植物神经功能异常等不同表现。具体症状根据所牵涉的神经元的部位、范围及其功能而定。每次发作或每种发作成为痫性发作，相当于西医学的癫痫病。

【病因病机】

1. 痰积

多由外感六淫之邪，或因饮食失调，或患他病之后，导致脏腑受损，痰积内伏，一遇劳累过度，或生活起居失于调摄，遂致气机逆乱而触动伏痰，痰浊上扰，闭塞心窍，阻滞经络，发为痫病，故有"无痰不作痫"之说。本病初起多为实证，多因气郁化火，炼液为痰；或过食醇厚肥甘，脾胃受损，痰热内生，阻闭心窍所致。久病则虚，多由脾运失司，聚湿成痰，痰湿上扰神明而成。总之，积痰内伏是癫痫发病的宿根。

2. 郁火

火由五志过极或房劳过度而生，如郁怒而生肝火，房劳致肾阴亏虚，水火不济，引起心火过亢。火邪一方面煎熬津液，酿成热痰；另一方面触动伏痰，使痰随火升，蒙蔽心包，可使发痫，即"无火不动痰"之谓。

3. 惊恐

《三因极一病证方论·癫痫叙论》曰："夫癫痫者，皆由惊动，使脏气不平，郁而生涎，闭塞诸经，厥而乃成。"可见惊对癫痫的发作至关重要，突然感受大惊大恐，造成气机逆乱，伏痰随气上逆，上闭清窍，则痫发也，小儿脏腑娇嫩，元气未充，神气怯弱，更易因惊恐而引发本病，故《景岳全书·癫狂痴呆》篇指出：小儿痫病"有从胎气而得者，有从生后受惊而得者，盖小儿神气尚弱，惊则肝胆夺气而神不守舍，舍空而正气不能主而痰邪足以乱之。"

4. 先天因素

《素问·奇病论》称本病为"胎病"，足见其与先天因素关系密切，所谓"患者胎气而得之"。若怀孕时，"其母有大惊"，则易导致气机逆乱；或因"恐则精却"而致肾虚精亏，母体精气耗伤，必使胎儿发育异常，出生后，遂已发生痫病。故《慎斋遗书·羊癫疯》："羊癫风，系先天原因不足，以致肝邪克土伤心故也。"

5. 脑部外伤

脑为元神之府，若因跌仆撞击，或出生时难产，均可致颅脑损伤，使气血瘀阻，络脉不和而出现神志逆乱，昏不知人，肢体抽搐，遂发癫痫。

本病的病因病机，总不离惊恐、痰积、火郁等因素，其中尤以痰积为总的发病基础。由于痫病临床表现极为复杂，而且病程较长，反复发作后损伤人体正气，故临床上很难见到单一的证型，多是诸证兼夹，特别是病程较长者，更显出虚实夹杂证。以诸因素所致的肝、脾、肾的损伤是癫痫的主要的病变部位；而风阳痰浊，蒙蔽心窍，流窜经络，则是造成癫痫的基本病理因素。一般来说，病阳痫者，若治疗得当，痫止后予以丸药调理，可以较好地控制其发作；阴痫及久病正虚而邪实者，则疗效较差。

【诊断】

1. 诊断要点

（1）全面性发作时突然昏倒，项背强直，四肢抽搐。或仅两目瞪视，呼之不应，或头部下垂，肢软无力。

（2）部分性发作时可见多种形式，如口、眼、手等局部抽搐而无突然昏倒，或幻视、呕吐、多汗、言语障碍、无意识的动作等。

（3）起病急骤，醒后如常人，反复发作。

（4）多有家族史，每因惊恐、劳累、情志过极等诱发。

（5）发作前常有眩晕、胸闷等先兆。

（6）脑电图检查部分患者有阳性表现，有条件做 CT、磁共振检查。

（7）应注意与中风、厥证、痉病等鉴别。

2. 鉴别诊断

（1）痫病与中风　两者都可见昏仆。然而，痫病多仆地有声，神昏片刻即醒，醒后多可恢复至病前状态，而且痫病往往有口中如作猪羊叫声之症状；中风神昏须经救治或可逐渐清醒，醒后多留有半身不遂、口眼歪斜等后遗症，昏倒时亦无叫声。中风患者以年高长者多见，而痫病首发年龄多是青少年。李用粹《证治汇补·痫与卒中病辨》云："三症相因，但痫病仆时口作六畜声，将醒时吐涎沫，醒后复发，有连日发者，有一日三五发者。若中风……则仆地无声，醒时无涎沫，亦不复发。"

（2）痫病与痉病　两者都有四肢抽搐拘急。然而，痫病发后四肢软，疲倦，短时间神志转清，首次发作多见于青少年；痉证发作时多身体强直而兼角弓反张，不易清醒，常伴发热，可发生于任何年龄。《诸病源候论·风痫候》云："病发时身软，时醒者谓之痫；身强直反张如尸，不时醒者谓之痉。"此述明确指出了痫病与痉病的区别。

《温病条辨·痉病瘛病总论》指出："痉者，强直之谓，后人所谓角弓反张，古人所谓痉也……时作时止，之后或数日，或数月复发，发亦不待治而自止者，痫也。"

（3）痫病与厥证　厥证多发生于自觉无病之人，昏倒时间较短，醒后无后遗症，多伴四肢厥冷；除食厥多见于儿童外，其他各型成人多见，恼怒惊骇为其常见诱因，其基本病机为气血逆乱，轻者预后良好。痫病有反复发作的特点，以神志异常或昏仆、口吐涎沫、四肢抽搐为主要临床表现，首次发作多见于青少年，难以根治。

（4）痫病与昏迷　昏迷多发生于其他疾病的过程中，昏迷时间较长，清醒后原发病多存在；各个年龄均可发生；治以开窍醒神为要。痫病昏仆时间较短，清醒后多如常人，伴有口吐涎沫、两目上视、四肢抽搐、口中作猪羊叫声；有反复发作之特点，首发多见于青少年。昏迷重者预后不良，多有反复发作的特点；痫病难以根治，多为痼疾。

（5）痫病与癫病　两者都是神志病变。癫病以沉默痴呆、语无伦次、静而多喜为特征，无昏仆及四肢抽搐；而痫病发作时必有昏仆、四肢抽搐、口吐涎沫，两者不难鉴别。

3. 相关检查

脑电图为癫痫诊断的主要检查，可发现痫性放电波形，如棘波，尖波、棘（尖）慢综合波及各种节律暴发性活动。其他影像学检查，如颅脑 X 光、CT、MRI、脑血管造影等有助于对原发病变的诊断。实验室检查：如血常规、血糖、血钙和钠、血脂等，特别是疑是代谢紊乱者，应进行这些检查。

【治疗】

发作频繁时，以治标为主。痰浊、瘀血、风阳蒙蔽清窍，流窜经络是造成痫证发作的基本病理因素，故发作时应豁痰祛瘀、顺气息风、开窍定痫以控制其发作。休止期、缓解期，应标本兼顾。在本病的休止期、缓解期除初发病例外，多显示出本虚标实之证，故治疗应标本兼顾，但应视具体情况或偏于治本，或偏于治标，或标本并重。治分新久。大抵痫证初发，多为阳痫，治以涤痰息风泻火为主。痫证病久，多属阴痫，以调理阴阳，治本为主。肝肾不足者，滋补肝肾；心脾两虚者，补益心脾。

在痫证的治疗中，还应遵循以下原则。

1. 早期治疗

只要诊断为本病，就应马上用药，尽早治疗。即使一时不能确诊，也应辨证论治，积极处理，不可延误治疗。

2. 长期治疗

本病是慢性疾病，应坚持长期，甚至是终生治疗。不仅在发作期、休止期要积极治疗，而且在缓解期也应予以巩固治疗。

3. 正确用药

首先在辨证准确的基础上选择有疗效又无明显毒副作用的方药，但痰浊在本病的发生、发展中具有重要作用，故各型均应加入化痰之品，以控制其发作。痫证日久，久病入络，可兼见血瘀，故病程稍长者，应加入活血通络之品，但对虫类药，须根据患者体质、病情，从小剂量逐渐增大，不可骤用重剂，以免发生不良后果。如果已加用了抗癫痫西药，一定不能骤然停药、减药。

4. 规律性治疗

由于本病是慢性病，病程较长，在确定治疗方案并取得疗效后，不要随意更改，应保持服药时间，服用途径和剂量在一段时间内固定不变。

【预后】

一般来说，病阳痫者，若治疗得当，痫止后给予丸药调理，可以较好地控制其发作；阴痫及久病正虚而邪实者，则疗效较差。阳痫初发病或病程半年以内者，尤其应重视休止期的治疗和精神、饮食的调理，如能防止痫证的频繁发作，一般预后较好。如虽病阳痫，但因调治不当，或遇有情志不遂、饮食不节等诱因的触动，可致频繁发作，进而正虚邪盛转变为阴痫。休止期应注意治疗和调养，及时给予调理脾胃和气血，健脑髓，或参用顺气涤痰、活血化瘀等法，使患者体质恢复，则可逐渐缓解。缓解期间，亦应注意调治。

有少数病例，发病时因喉间痰涎而窒息，应及时采取中西医结合的方法救治。若救治不及时可能导致阴阳离绝而死亡。亦有少数病例，痫病发作时呈持续状态，此时应高度重视。采用综合措施予以积极救治，可终止其发作。但仍有个别病例，可因此而致阴阳离绝而死亡。

总体说来，本病病程长，反复发作，难以根治，但只要做到早预防、早诊断、早治疗，并坚持规律性治疗、长期治疗，其预后还是比较好的。

【辨证康复】

痫病初发，多为阳痫，证多属实，应以息风、涤痰、泻火定痛为主要疗法。痫病病久，多为阴痫，证多属虚，应以补益气血、调理脏腑为主要疗法。发作时控制症状，间歇期调补脾肾。在治疗上依其标本缓急，而分别施治，发作时，多痰火郁结，痰蒙清窍，宜豁痰开窍治其标，正在发作时，可急用针刺治疗，选穴：人中、合谷、间使、鸠尾、涌泉，一时无其针具应在穴位上施行按摩手法，以至症状缓解、控制发作是当务之急，在间歇期间由于久病多虚，则着重扶正气而补虚，当调理脏腑以治其本。

（一）发作期

1. 阳痫

病发前多有眩晕、头痛且胀、胸闷乏力、喜伸欠等先兆症状，或无明显症状，旋即仆倒，不省人事，面色潮红、紫红，继之转为青紫或苍白，口唇青紫，牙关紧闭，双目上视，颈背强直，四肢抽搐，口吐涎沫，或喉中痰鸣，或发怪叫，甚则二便自遗。移时苏醒，除感疲乏、头痛外，一如常人，舌质红，苔多白腻或黄腻，脉弦滑或弦数。

（1）康复原则　急以开窍醒神，继以泻热、涤痰、息风。

（2）康复疗法

针灸疗法：取穴：急以针刺人中、十宣等穴以醒神开窍；或以水沟、百会、后溪、涌泉、丰隆、合谷、太冲治疗。方法：开窍穴位强刺激，其他穴位泻法，行针不留针。

中药疗法：以清开灵注射液静脉滴注，或灌服黄连解毒汤（《肘后备急方》）。方以黄芩、黄连、栀子泻上、中、下三焦之火，或以此汤送服定痫丸，方中竹沥、贝母、胆南星苦凉性降，用以清化热痰；半夏、茯苓、橘皮、生姜相合，用以燥湿化痰。天麻、全蝎、僵蚕相合偏温，功善息风止痉。麦门冬、丹参、茯神偏凉清心；朱砂、琥珀偏凉质重而镇心。上五味相合，以奏安神之功。石菖蒲辛温芳香，同长于通心气而祛痰之远志相合，则能化痰浊，开心窍，甘草调和诸药，诸药相配寒热相宜，燥中有润，共奏豁痰开窍、息风止痉之功。

现代疗法：现代临床脑病科常用的中药如醒脑静、清开灵注射液，皆可辨证应用于癫痫的临床治疗，特别是发作期的急救。

2. 阴痫

发病则面色晦暗、青灰而黄，手足清冷，双目半开半合，昏聩，偃卧，拘急，或抽搐时作，口吐涎沫，一般口不啼叫，或声音微小。也有仅为呆木无知，不闻不见，不动不语，或动作中断，手中物件落地；或头突然倾下，又迅速抬起；或二目上吊数秒乃至数分钟即可恢复。病发后对上述症状全然无知，多一日频作十数次或数十次。醒后周身疲乏，或如常人，舌质淡，苔白腻，脉多沉细或沉迟。

（1）康复原则　急以开窍醒神，继以温化痰涎。

（2）康复疗法

中药疗法：灌服五生饮（《世医得效方》）。方以生胆南星、生半夏、生白附子辛温祛痰，半夏降逆散结，川乌大辛大热散寒除积滞，黑豆补肾利湿。合二陈汤健脾除痰。诸药共行温化除痰定痫之效。

针灸疗法：急以针刺人中、十宣穴开窍醒神，继用参附注射液静脉滴注。

（二）休止期

1. 痰火扰神

急躁易怒，心烦失眠，咯痰不爽，口苦咽干，便秘溲黄。病发后，诸症加重，甚则彻夜难眠，目赤，舌红，苔黄腻，脉多沉弦滑而数。

（1）康复原则　清泻肝火，化痰宁神。

（2）康复疗法

中药疗法：当归龙荟丸。方以龙胆草、青黛、芦荟直入肝经而泻肝火；大黄、黄连、黄芩、黄柏、栀子通泻上、中、下三焦之火，尤以大黄推陈致新，降逆而不留邪，以化痰散结；配以木香、麝香走窜通窍而调气，使清热之力益彰；又恐苦寒太过，以当归和血养肝。诸药相合，使诸火得泻，气血宣通，阴阳调顺，神安志宁而病向愈，本方当加茯苓、姜半夏、橘红健脾益气、化痰，以助药力。

2. 风痰闭阻

发病前多有眩晕，胸闷，乏力，痰多，心情不悦，舌质红，苔白腻，脉多弦滑有力。

（1）康复原则　涤痰，息风，开窍定痫。

（2）康复疗法

中药疗法：定痫丸。方以天麻、全蝎、僵蚕平肝息风；川贝母、胆南星、姜半夏、竹沥、菖蒲化痰开窍而降逆；琥珀、茯神、远志、辰砂镇心安神定惊；茯苓、陈皮健脾益气化痰；丹参理血化瘀；麦门冬甘寒，清肺补心安神；姜汁、甘草温中和胃化痰。

3. 心脾两虚

反复发痫不愈，神疲乏力，面色苍白，体瘦，纳呆，大便稀薄，舌质淡，苔白腻，脉沉弱。

（1）康复原则　补益心脾，养血宁神。

（2）康复疗法

中药疗法：六君子汤（《医学正传》）。方以六君健脾化痰，用党参、白术、茯苓、甘草四君益气健脾以扶正培本。再予陈皮健脾行气，并使气顺痰消；半夏燥湿化痰以除脾虚所生之痰；石菖蒲芳香化浊、除痰开窍，配以远志开心窍、化痰浊，两药合用增强祛痰通窍之力。全方合用，共奏健脾化痰之功。

4. 肝肾阴虚

痫病频作，神思恍惚，面色晦暗，头晕目眩，两目干涩，耳轮焦枯不泽，健忘失眠，腰膝疲软，大便干燥，舌红苔薄黄，脉沉细而数。

（1）康复原则　以滋养肝肾为主。

（2）康复疗法

中药疗法：大补元煎。若心中烦热者，可加竹叶、灯心草；大便秘结甚者，可加火麻仁、肉苁蓉。也可用定振丸滋补肝肾，息风定痫。在休止期投以滋补肝肾之品，既能息风，又能柔筋，对防止痫证的复发有一定作用。方中熟地黄滋肾阴，益精髓，以补真阴之不足；用山茱萸补养肝肾，固秘精气；山药补脾益阴，滋肾固精；龟甲胶、阿胶滋阴补髓；枸杞、杜仲补肝肾，益精血；鳖甲、牡蛎滋阴潜阳。方中八药俱为滋补之品，共奏滋补肝肾、息风定痫之功。

【其他康复疗法】

（一）体针

主穴：鸠尾、筋缩、阳陵泉、间使、太冲、丰隆。配穴：痰火扰神取曲池、神门、内庭；风痰闭阻取风池、中脘、合谷；心脾两虚取心俞、脾俞、足三里；肝肾阴虚取肝俞、肾俞、三阴交；瘀阻脑络百会、膈俞、内关；夜发照海，昼发申脉。

方法：主穴用毫针泻法，鸠尾向巨阙斜刺1寸。配穴按虚补实泻方法施针。

以主穴为主，据症情酌取配穴2~3穴，大椎穴以26号针，上斜30°进针1.5寸左右，当病人有触电感，即退出几分留针。腰奇亦须深刺、重刺（针深1.0~1.2寸）。主穴留针15分钟，配穴一般不留针。大椎、腰奇去针后可加拔火罐。每日1次或隔日1次。

（二）穴位注射

主穴：分2组。①间使、外关；②神门、后溪。

配穴：分2组，与上对应。①鸠尾、百会、章门、本神、大陵；②鱼际、阳溪、三阴交、足三里、丰隆。

药液：0.5%普鲁卡因生理盐水溶液、维生素 B_1 注射液（含量100mg/2mL），任取一种。

每次选一组穴（主穴均取，配穴取1~2穴）。以5号齿科针头深刺得气或出现感传后，推入药液。普鲁卡因每穴注入0.5mL（间使、足三里须1mL），维生素 B_1 每穴0.3~0.5mL。每日一组，交替轮用，10次1疗程。

（三）头针

主穴：额中线、顶中线、顶旁1线、病灶相应区、癫痫区。

配穴：情感区、感觉区、胸腔区、枕上正中线。

病灶相应区位置：须依照脑电图表现，确定其病灶部位，在相应的头皮区域取穴，主额、顶、枕、颞等区。

情感区位置：在运动区前，距该区4.5cm的平行线上。

癫痫区位置：风池向内1寸再向上1寸，在斜方肌尽头处。

主穴每次只取一区，根据症状（如精神运动性癫痫加情感区，肢体感觉异常加感觉区等）或疗效情况酌配配穴1~2穴。以26号或28号毫针，进针达到所需深度（长度），快速大幅度捻转1分钟，频率200次/分钟以上，留针30分钟，每隔10分钟以同法运针1次。亦可接通G6805电针仪，密波脉冲频率50~240次/分钟，输出量以患者能耐受的强度为宜，时间15~120分钟。

（四）拔罐

主穴：会阳、长强。

先将被褥分层叠成斜梯形，嘱患者伏卧其上，头胸部降低，臀部垫高，并使两股略分开，暴露会阳及长强。先在该穴区进行严密消毒。术者一手之中指置患者督脉上，食指与无名指置于两侧之膀胱经，自大椎与大杼穴至长强与白环俞穴处，从上而下推按3遍。然后取三棱针对准会阳（双侧）、长强，迅速点刺，深约0.3cm。立即用抽气罐吸拔，留罐3分钟后起罐。接着再重复上法推按、拔罐。如此反覆进行3~5遍。吸拔物为血液和淡黄色黏液，一般开始时其量较多，拔2~3次后逐渐减少，以黏液出尽为止。每周治疗2次，癫痫发作频繁者，可隔日1次。10次为1疗程，间隔5天，再行第2疗程。若作巩固治疗，可每周1次，不计疗程。治疗前长期服用抗癫痫药者，可嘱其逐渐减量。

（五）穴位埋植

主穴：分4组。①合谷、后溪、内关、足三里；②哑门、大椎、间使、曲池；③鸠尾、腰奇、心俞；④脊中、筋缩。

配穴：大椎、膻中、长强、中脘、丰隆。

可根据临床发作类型选取主穴，以躯体阵挛、强直为主取第1组，以感觉障碍为主取第2组，以内脏障碍为主取第3组，综合性的取第4组。配穴据症酌加，前3组用缝合针埋植法：皮肤常规消毒，局麻后，以1~3号铬制肠缝穿于三角缝合针上，用持针钳夹持从一侧植入穴位正中适当深度，由另一侧穿出，剪断两侧之肠线，略提一下皮肤，使线头进入皮内（注意切不可暴露在外，以免引起感染），盖上无菌敷料。第4组用止血钳埋植法：局麻下，在穴旁1.5~2cm处，沿脊柱方向纵形切开0.3~0.5cm，用小号止血钳向左右两侧分离皮下组织深达肌膜，以钳之弯侧直插穴位深部并按摩1~2分钟，至病人有麻、胀感，取3号羊肠线3cm对折并埋入穴位深部，以敷料固定。配穴用18号脊髓穿刺针刺入穴位下肌膜层，待有麻胀后抽出针心，将2cm 3号肠线推入穴位，盖上消毒敷料，并加以固定。每次选1个主穴，1~2个配穴，间隔20~30天埋线1次。

（六）芒针

主穴：神道透腰阳关、神道透大椎、腰奇透腰阳关。

配穴：额三针、昼发加申脉，夜发加照海，体虚加足三里、关元，失眠加神门、三阳交，痰多加丰隆、膻中。

主穴和配穴之额三针一般均选，余穴据症而加。背穴用0.6~1.5尺芒针进行透刺。额三针取双侧眉冲沿膀胱经透刺2针，以此连线的等边三角形另一顶点处沿督脉经透刺，余穴按常规刺法。针刺得气后，背部穴位以中等频率捻转1分钟，平补平泻法。其余穴位按证候用补法或泻法，留针30分钟。每日1次（如每周发作>3次者，每日2次），15天为一疗程，疗程间隔3~5天。

（七）穴位敷贴

主穴：大椎、腰俞。

敷药制备：活斑蝥捣碎备用，白矾和麝香另研备用。

先在选好穴位消毒后，用消毒瓷片划破所选穴位皮肤，轻微出血，在出血处拔火罐，1~2个小时。取下火罐，将斑蝥、白矾和麝香自下而上依次敷于出血处，最后用风湿膏固定，保留3天，每周贴药1次，每4次为一疗程。

【康复护理】

（一）发作时护理

1. 发作时，立即让病人平卧，头侧向一边，解开衣领，将压舌板缠上多层纱布，塞入上下白齿之间，以防病人自己将舌咬伤。牙关紧闭者，可用开口器将其缓缓撑开，切勿强行硬撬，及时除去口腔分泌物，防止窒息和吸入造成吸入性肺炎。

2. 发作时要防止碰伤、坠伤，但不可强按病人，以免骨折，护理人员必须在病人身旁，随时观察护理。

3. 针刺或指掐人中、十宣等穴，使病人停止发作；也可取百会、印堂、人中、内关、神门、三阴交或鸠尾、中脘、内关、间使、太冲两组穴位，交替使用。

4. 有的病人以奔跑、旋转或打人毁物等精神症状为主，有的病人在朦胧状态可造成对他人的伤害。对这类病人，要加强管理，并按相应的症状护理。

5. 发作停止后，应让病人安静，不要随便打扰，并密切观察病情变化，有异常表现者，如昏迷不醒或连续抽搐，应及时报告医生处理。

6. 癫痫持续状态是本病最危险的症状，如不及时抢救，可导致患者死亡。故发现患者发作持续不止时，应立即针刺人中、十宣、涌泉等穴，以求制止发作。如不能制止发作者，加用镇静剂，如安定类、苯巴比妥钠、苯妥英钠、水合氯醛等，保持呼吸通畅，立即给氧等。并按昏迷的常规进行护理。

（二）休止期护理

1. 搞好预防工作

一是要对已知的致病因素和诱发因素的预防，增强病人体质；二是要加强休止期的治疗防止癫痫的反复。因此，要保持精神愉快，情绪乐观，起居有节，生活规律，适当参加文体活动，保证充足的睡眠。

2. 一般护理

（1）病室宜宽敞安静，摆设简单，物品靠边，病床要加床档等保护装置，以免患者突然发作时碰伤或从床上跌落。

（2）发作频繁者需有专人看护，要限制其活动，以多休息为宜。不能登高，更不能独自到池塘、水边，以防意外发生。发作基本控制后，正气偏虚者，可根据体力，适当参加文体活动，不要过于拘束，以免精神抑郁，不利于康复。

（3）本病缠绵难愈，往往使患者感到悲观失望，情志不舒，肝气郁结，更增病势。故应加强精神护理，对待病人要和蔼耐心，避免刺激性言语和行为，对病人进行说服教育，使之对疾病有一定正确的认识，增强战胜疾病的信心。

（4）诱发痫病的因素很多，如感冒、惊恐、饮食不当、天气变化、强力刺激（声、光等），要尽量保护患者免受上述因素的影响。使患者生活规律，建立良好的生活习惯，不要暴饮暴食，不过度劳累，不看惊险电影，注意增减衣物，慎防感冒。

（5）密切观察病情，注意其发作的先兆症状及表现，逐步掌握发作规律，一有先兆症状出现，即加强保护，并迅速采取相应的治疗措施。

（6）测体温时以采用腋下法为宜，忌用口表，以防突然发作将口表咬断。

颤 病

【概述】

颤病是因年老体虚，情志过激，或者饮食不节，劳逸不当而致生风成瘀，经脉失养，脉络瘀阻的一类神志病。以头部或肢体摇动颤抖，不能自制为主要临床特征，轻者表现为头摇动或手足微颤，重者可见头部振摇，肢体颤动不止，甚则肢节拘急，失去生活自理能力。发病年龄以中老年多见，平均约 55 岁，患病率随年龄增加而升高，隐匿起病，缓慢发展，逐渐加重，迁延难愈。

古代医籍中本病称"振掉""颤振""震颤"等。如《素问·至真要大论》曰："诸风掉眩，皆属于肝。"《医碥·颤振》："颤，摇也；振，战动也。亦风火摇撼之象……风木盛则脾土虚，脾为四肢之本，四肢乃脾之末，故曰风淫末疾。风火盛而脾虚，则不能行其津液，而痰湿亦停聚。"指出肝热乘脾，脾虚不运，聚湿为痰亦为颤病之要点。《医宗己任编·战振栗》："大抵气血俱虚，不能养荣筋骨，故为之振摇不能主持也。"孙一奎《赤水玄珠·颤振门》亦指出气虚、血虚均可引起颤病。

从临床表现看，西医学中的神经、精神系统的部分疾病，如运动障碍、帕金森综合征、舞蹈病、肝豆状核变性、脱髓鞘疾病、抽动秽语综合征、迟发性运动障碍、脑器质性精神病、脑血管性疾病的焦虑抑郁状态等出现类似症状者大致相当于本病，可参照本节内容辨证论治。

【病因病机】

1. 年老体虚

年老体衰，气血不足，肾精亏耗，致血虚生风，或阴虚风动，导致筋脉失养，不能任持自主，随风而动。

2. 情志过极

肝为风木之脏，肝气内郁或肝阳化风导致肝风内动，筋脉随风而动，牵动肢体及头颈颤抖动摇。

3. 饮食不节

痰湿内阻致气机不畅，或痰湿化瘀、瘀血生风、痰热动风等均可导致颤抖动摇。

4. 劳逸失当

可导致气血亏损，络脉瘀阻，筋脉失养生风。

本病病理机制为虚风内动，或肝阳化风，或痰热生风，标本虚实间互相影响。其风有肝阳化风、血虚生风、阴虚风动、瘀血生风、痰热动风等不同机制，肝为风脏，肝风内动，筋脉不能主持，随风而动，牵动肢体及头颈颤抖摇动。风、火、痰、瘀可因虚而生，诸邪又进一步耗伤阴津气血。风、火、痰、瘀之间相互联系，互相转化，如阴虚、气虚可转为阳虚，气滞、痰湿也可化热等。颤病日久可导致气血不足，络脉瘀阻，脉失荣养，出现肢体僵硬、动作迟滞乏力现象。病位主要在脑窍、经络，病变脏腑主要在肝，累及脾、肾。本病预后及转归欠佳。

【诊断】

1. 诊断要点

（1）多见于中老年人，隐袭起病，逐渐加重，难以自行缓解。

（2）以头部及肢体颤抖、摇动、不能自制，甚者颤动不止、四肢强直为主要临床特征，常伴动作笨拙、步伐细碎、活动减少、多汗流涎、语言缓慢不清、烦躁不寐、神识呆滞等症状。

（3）情志过极、意欲不遂等可诱发或加重本病。

（4）可继发于脑部病变，头部 CT、MRI 等辅助检查有阳性发现。

2. 鉴别诊断

（1）颤病与痴呆　两者均为神明失养、神明失用类疾病，多发于老年患者，临床表现有相似之处也。但痴呆患者虽有肢体颤抖但以智能明显减退、记忆力明显下降、言语混乱、不识亲人、神明失用等为主要临床表现。颤病患者主要为头部及肢体颤抖、摇动，不能自制，智能、记忆力下降尚不明显。

（2）颤病与痉病　两者均有肢体僵硬或抖动，但痉病起病急骤，动作幅度较大，甚至角弓反张，或有意识障碍。颤病起病缓慢，多以四肢抖动、行走步伐细碎、四肢僵硬等为主要表现，一般无意识障碍，无高热、神昏、头痛、谵妄等现象。

3. 相关检查

颅脑 CT、MRI 等影像学检查，有助于提供因脑部疾病引起"颤病"的依据。眼底角膜色素环检查，血铜、尿铜的测定和肝功能的检查，有助于排除因铜代谢异常性疾病引起颤病的诊断；检测 T_3、T_4 及甲状腺机能，有助于排除内分泌疾病导致震颤的诊断。

量表检查有智力测验、长谷川量表、神经心理测验、威斯康星卡片分类测验、日常生活评定量表等。

【治疗】

颤病的病理特点为气血不足，肝风内动，筋脉失养，其治疗原则当为平肝养血、濡养筋脉为主。风阳内动证以镇肝息风、舒筋止颤为法，方用天麻钩藤饮合镇肝息风汤加减。痰热风动证治以清热化痰、平肝息风，以导痰汤合羚角钩藤汤加减。气血亏虚证，治以益气养血、濡养筋脉，方用人参养荣汤加减。

【预后】

本病起病缓慢，是一种慢性进展性疾病，难以根治，治疗以缓解或控制症状，减轻病情进展为目的，至病情晚期治疗难以奏效，患者可全身僵硬，生活不能自理，甚至长期卧床。

【辨证康复】

本病的康复应以清热化痰、柔肝息风、滋阴补肾、舒筋止颤为总则。因本病多发于中老年人故需注意补益肝肾，滋水涵木。药物治疗与情志调摄、合理饮食，以及适当的运动锻炼相结合。积极开展健康教育，鼓励患者积极面对疾病，放松情绪，配合治疗，延缓病情进展。

1. 风阳内动

肢体颤动粗大，程度较重，不能自制，眩晕耳鸣，面赤烦躁，易激动，心情紧张时颤动加重，伴有肢体麻木，口苦而干，语言迟缓不清，流涎，尿赤，大便干。舌质红，苔黄，脉弦。

（1）康复原则 本病以肢体摇动为其主要症状，属风象，与肝有关，以镇肝息风、舒筋止颤为法。

（2）康复疗法

中药疗法：风阳内动证以镇肝息风，舒筋止颤为法，方用天麻钩藤饮（《中医内科杂病证治新义》）合镇肝息风汤（《医学衷中参西录》）加减。方中天麻、钩藤、石决明、龙骨、牡蛎、代赭石镇肝息风止颤，生地黄、玄参、白芍、龟甲、天门冬育阴潜阳、舒筋止颤，牛膝、杜仲、桑寄生滋补肝肾，川楝子疏肝行气，黄芩、栀子清热泻火，茯神、夜交藤安神定志。肝火偏盛，焦虑心烦，加龙胆草、夏枯草；肾阴不足，虚火上扰，眩晕耳鸣者，加知母、黄柏、牡丹皮。

单方验方：沙棘菊花饮：沙棘50g，菊花10g。将沙棘、菊花洗净后共同煎汤，每日2次，可早、晚服用一次，也可代茶饮。

针灸疗法：四神聪、百会、风池、本神、曲池、太冲、合谷。震颤较甚者，加用大椎、少海、后溪；僵直较甚者，加用期门。方法：可用平补平泻手法，头部穴位针刺后可配合电针仪。每天1次~2次。注意事项：针刺前做好沟通、解释，刺激不宜过强，避免滞针、弯针、断针。

2. 痰热风动

头摇不止，肢麻震颤，重则手不能持物，头晕目眩，胸脘痞闷，口苦口黏，甚则口吐痰涎。舌质红，舌苔黄腻，脉弦滑数。

（1）康复原则 清热化痰，平肝息风。

（2）康复疗法

中药疗法：痰热风动证治以清热化痰，平肝息风，以导痰汤（《传信适用方》）合羚角钩藤汤（《通俗伤寒论》）加减。方中半夏、胆南星、川贝、竹茹、黄芩清热化痰，羚羊角、钩藤、菊花、桑叶平肝潜阳，息风止颤，生地黄、白芍、甘草滋阴缓急止颤，枳实、茯苓、橘红健脾行气。若痰湿内聚，症见胸闷恶心，咯吐痰涎，加煨皂角、白芥子以燥湿豁痰；震颤较重，加珍珠母、生石决明、全蝎。

单方验方：陈皮砂仁酸枣粥：陈皮5g，砂仁10g，酸枣15g，粳米适量。将砂仁先煮成汤，再放入粳米，酸枣煮成粥后，再放入陈皮，稍混后即可食用。每日2次，早、晚服食。具有镇静作用。

针灸疗法：四神聪、百会、风池、本神、曲池、中脘、丰隆。汗多者，选用肺俞、脾俞；皮脂溢出，选用内庭、曲池。方法：主穴用平补平泻手法，配穴可用泻法，每天1次~2次。注意事项：刺激不宜过强，以免加重心理负担。

3. 气血亏虚

头摇肢颤，面色㿠白，表情淡漠，神疲乏力，动则气短心悸健忘，眩晕，纳呆。舌体胖大，舌质淡红，舌苔薄白滑，脉沉濡无力或沉细弱。

（1）康复原则　益气养血，濡养筋脉。

（2）康复疗法

中药疗法：气血亏虚证治以益气养血、濡养筋脉，方用人参养荣汤加减（《太平惠民和剂局方》）。方中熟地黄、人参、当归、黄芪、白术、白芍、茯苓、炙甘草健脾益气养血，肉桂助阳，五味子、远志宁心安神，陈皮和胃行气，钩藤、天麻、珍珠母平肝息风止颤。气虚运化无力，湿聚成痰，加半夏、白芥子、胆南星；血虚心神失养，心悸，失眠，健忘，加炒枣仁、柏子仁。

单方验方：枣仁龙眼汤：龙眼肉、炒枣仁各15g。将龙眼肉、炒枣仁加入水煎成汁，再加适量白蜜即成。每日2次，早、晚服用。

针灸疗法：四神聪、百会、风池、本神、曲池、气海、足三里。胃脘腹部胀满，选用梁门、中脘、气海；便秘，用天枢、气海；口干，舌麻，选承浆、廉泉、复溜。方法：采用平补法调和气血。每天1次。注意事项：做好沟通、解释，体质虚弱久病者针灸治疗量宜小，刺激不宜过强，避免滞针、弯针、断针。

【其他康复疗法】

（一）情志疗法

本类患者多情绪急躁，且又反复无常。故治疗时，要详细询问病史，才能获得疾病的症结；用诚恳、关怀、耐心的态度对待患者，方能取得患者的充分信任与合作。有针对性地采用言语开导法，消除患者的思想顾虑，平息愤恨恼怒，解开郁结愁思，使患者能正确认识和对待自己的疾病。

保持精神愉快，避免过度的情绪波动极为重要。可采用言语开导法，以情胜情疗法，以情景疗法来畅情养性，以疏泄气郁，调畅情怀，从而创造良好的心境。当不良情绪的阴影笼罩患者时，应引导他们自我解嘲，使不良心情尽快得到消除。

言语开导法、移精变气法、情景疗法使患者怡悦开怀；气功静默法，琴棋书画、钓鱼养花、旅游观光等活动，可陶冶性情，对治疗和预防疾病也有帮助。

（二）传统体育疗法

1. 放松锻炼

放松和深呼吸锻炼有助于减轻颤病患者心里紧张，减轻在公共场所行动不便、动作缓慢等肢体震颤症状。

2. 平衡训练

加强姿势反射、平衡、运动转移和旋转运动的训练。双足分开站立，向前、后、左、右移动重心，跨步运动并保持平衡，躯干和骨盆左右旋转，并使上肢随之进行大的摆动，重复投扔或捡回物体；以及运动变换训练，包括床上翻身、上下床、从坐到站、床到椅的转换等。

3. 步态训练

关键在于抬高脚尖和跨大步距。患者两眼平视，身体站立，两上肢的协调摆动和下肢起步合拍，跨步要尽量慢而大，两脚分开，两上肢在行走时做前后摆动，同时还要进行转弯和跨越障碍物训练。转弯时要有较大的弧度，避免一只脚与另一只脚交叉。

【康复护理】

1. 心理护理

使患者情绪松弛，给予适当的鼓励、劝告和指导，积极面对疾病，主动配合治疗。患者多数会出现担心在公共场合行动不便、动作迟钝，而过度紧张的情绪反而会加重症状。放松和深呼吸锻炼有助于减轻这种感觉。

2. 饮食护理

多吃新鲜蔬菜、水果，多饮水，多食含酪氨酸的食物如瓜子、杏仁、芝麻等，适当控制脂肪的摄入。饮食供给要便于咀嚼和吞咽，进餐时宜缓慢。

3. 预防并发症

注意病人活动中的安全问题，需有专人护理，防止跌倒。在疾病早期即开始针对性的康复功能锻炼，短期目标是纠正步态、调节姿势，避免出现或过早出现颈部或肢体的僵直，保持关节的灵活运动，长期目标是最大可能地完成日常生活活动。

4. 康复中的注意事项

宜选择在患者觉得最放松、活动最自如的时期进行锻炼；穿着合理，衣服宽松、舒适，鞋子坚固、轻便，躯体的姿势尽可能地放松舒适；运动和休息要相结合，张弛有道，不至于过度疲劳和消耗；而且要因人而异，根据病人具体情况制定康复内容，并及时调整，循序渐进，持之以恒。

放松训练宜在安静、灯光柔和的地方进行，闭目静息，缓慢地进行深呼吸，并将注意力集中在呼吸上，应经鼻吸气，尽量增加腹式呼吸幅度。在患者运动不灵时，可根据需要帮助患者做肢体被动运动，动作轻柔和缓，但不能让患者过度依赖。

厥　病

【概述】

厥病是由于阴阳失调、气机逆乱所引起的一类神志病，以突然昏倒、不省人事、四肢厥冷为主要临床特征。本病发作后常在短时间内苏醒，醒后如常，无失语、偏瘫、口眼歪斜等后遗症。本病属神志病的急症范畴，严重者预后不佳，特别严重者可一厥不复导致死亡。

最早关于厥病的记载可见于《黄帝内经》，且论述较多。如《素问·厥论》说："厥……或令人暴不知人，或至半日，远至一日乃知人者。""阳气衰于下，则为寒厥……寒厥之为寒也，必从五指而上于膝。"《素问·大奇论》也说："暴厥者，不知与人言。"《伤寒明理论·厥》则说："伤寒厥者，何以明之？厥者，冷也，甚于四逆也。"《类经·厥逆·张介宾按》则说："厥者，逆也，气逆则乱，故忽为眩仆脱绝，是名为厥……轻则渐苏，重则即死，最为急候。"而有关厥症的病因、病机、治疗等各代医家也均有论述，如《医学入门》《景岳全书》等曾提出气、血、痰、食、暑、酒、蛔等厥。

从临床表现看，西医学中各种原因导致的休克、虚脱、昏厥、中暑、低血糖昏迷、电解质紊乱及精神科的癔症、癫痫发作等疾病出现与本病类似症状，可参照本节辨证施治。

【病因病机】

1. 气厥

因七情过极，恼怒惊恐，导致气机逆乱，上壅心胸，蒙蔽清窍；或元气虚弱，或劳累过度，导致阳气耗损，气虚下陷，清阳不升，而引发气厥。

2. 血厥

因肝阳上亢，血随气逆，气血上壅，而清窍蒙蔽，可谓"大怒则形气绝，而血菀于上，使人薄厥"。或大量失血导致气血逆乱，清阳不升。

3. 痰厥、食厥

饮食不节，嗜食肥甘酒醴，导致脾胃虚弱，运化失常，聚湿生痰，痰浊内阻，痰随气升，上蒙清窍。

该病有虚、实之分。病因主要为情志内伤、体虚劳倦、亡血失津、饮食不节、暴感外邪等。其基本病机为：气机突然逆乱，升降乖戾，气血运行失常，气血阴阳不相顺接，而清窍闭塞，脑神蒙蔽，或清阳不升，神明失养，猝然发厥。病变主要在心，涉及脑神和肝、脾、肺、肾等脏腑，实证与肝关系密切，虚证与脾、肺关联紧密。本病发作后常可自行在短时间内苏醒，一般醒后无失语、偏瘫、口眼歪斜等后遗症。严重者预后不佳，甚至死亡。

【诊断】

1. 诊断要点

（1）病史　了解既往有无类似发作史、发病前性格、身体素质、发病前及发作时情况、有无先兆等。

（2）精神刺激、情绪波动、大失血、暴饮暴食、素体虚弱、痰盛宿疾等常为诱发因素。

（3）临床表现 以突然昏倒、不省人事或伴有四肢厥冷为主要临床表现，发病后可在短期内神志苏醒，重者可一厥不复。发病时常伴有汗出、二便自遗或四肢逆冷，醒后头晕、疲乏无力、口干，或有乱语，一般无失语、瘫痪等后遗症。缓解后可和常人一样。

（4）检查 实验室检查：血常规、血糖、血脂、电解质、肝功能、肾功能等。神经电生理学检查：心电图、脑电图、脑干诱发电位等。影像学检查：CT、MRI、胸部 X 摄片。其他：监测血压、血糖等。

2. 鉴别诊断

（1）厥病与眩晕 二者均有昏倒现象。但眩晕主要表现为头晕目眩，视物旋转，轻者闭目即止，严重者如坐车船，可能有仆倒，病情一般比厥病轻微。厥病是以突然昏倒、不省人事、四肢厥冷为主要临床表现，病情相对较重。

（2）厥病与癫痫 二者均有发作性意识丧失，突然昏倒，可能均有乏力、头痛、恶心等不适先兆。但厥病先兆症状可能较长，发作通常为站立时，面色多苍白，或汗出，四肢冰冷，肢体抽搐少见或无，没有反复发作的特点。癫痫发作的先兆很短或无先兆，发作与体位无关，发作时面色口唇青紫、肢体抽搐、尿失禁、舌咬伤多见，有反复发作史。

（3）厥病与昏迷 二者均有不省人事，呼之不应。但昏迷发生一般无精神因素，发生较为缓慢，病情有逐渐发展过程，昏迷时间较长，病情较重，短时间内不宜苏醒，醒后原发病证仍然存在。厥证相对病情轻，发作时间不长，部分患者有明显的精神诱因。

3. 相关检查

实验室及相关检查 血常规、血糖、血脂、电解质、肝功能、肾功能、心电图、脑电图、CT、MRI、胸部 X 摄片等。

量表检查 发作时无法检查。缓解苏醒恢复如常后可行：抑郁自评量表（SDS）、焦虑自评量表（SAS）、汉密顿抑郁量表（HAMD）、汉密顿焦虑量表（HAMA）、SCL - 90、MMPI、BPRS、HRB、WCST 等情绪及神经心理、认知功能等量表检查。

【治疗】

气厥实证以开窍、顺气、解郁为法，方用通关散合五磨饮子加减。虚证以补气、回阳、醒神为原则，方选参附汤。血厥实证治以平肝潜阳、理气通瘀，先用清开灵注射液静推以开其闭，继以通瘀煎加减。虚证以补养气血为法，急救以独参汤灌服，继以人参养营汤加减。痰厥治以行气豁痰，用导痰汤加减。

【预后】

本病起病突然，预后取决于正气的强弱，病情的轻重，抢救治疗是否及时、得当。如发病后呼吸平稳，脉象有根，则正气尚强，预后良好。而如果气息微弱，或见昏愦不语，或手冷过肘、足冷过膝，或脉象沉伏，如一线游丝，或散乱无根，或人迎、寸口、趺阳之脉全无则为危候，预后不良。应采取综合应急措施，运用多途径、多渠道的救治手段，以满足临床治疗上的需要。

【辨证康复】

本病的康复以调理阴阳气机、升阳化浊醒神为总则。治疗时先分辨虚实，察明病因，给予针对性的急救，或开窍醒神，或疏肝解郁，或平肝息风，或通络化浊，或补气升阳，或回阳救逆。病人厥病发作跌倒时，应让其平卧，迅速解开衣领，注意保持呼吸道通畅。痰多时，应吸痰，以免痰液阻塞，气道不利。当患者开始清醒时，不要急于坐起，更不要急于站立，应继续平卧几分钟，然后徐徐坐起，以免昏厥再发。平日应避免过度情绪刺激，放松心情，饮食有节制，作息规律，适量运动。

1. 气厥

突然昏厥，不省人事，呼吸气粗，或情志剧变，引起面色苍白，四肢厥冷，手足指趾发青，神识昏愦，脉微细欲绝。

（1）康复原则　实证：开窍、顺气、解郁；虚证：补气、回阳，醒神。

《素问·大奇论》："暴厥者，不知与人言。"气厥发病多与情绪因素有关，肝气不疏，气机郁滞；或阳气虚衰，卫外不固所致。

（2）康复疗法

中药疗法：气厥实证以开窍、顺气、解郁为法，方用通关散（《丹溪心法附余》）合五磨饮子（《医方考》）加减。通关散取少许粉剂吹鼻取嚏，以促其苏醒，后用五磨饮子理气宽胸，方中沉香、乌药降气平肝，槟榔、枳实、木香破滞行气。肝阳偏亢而头痛头晕、面赤烦躁者，加钩藤、石决明、磁石。虚证以补气、回阳、醒神为原则，方选参附汤，汗出多者，加用黄芪、白术、煅龙牡、山萸肉；心悸不宁者，加远志、炒枣仁、柏子仁。

单方验方：红枣15枚去核，栗子150g，净鸡1只。鸡切成块状，大火煸炒，后加佐料，煮至八成熟，加红枣、栗子焖熟食之。

针灸疗法：实证可选用水沟、涌泉、内关，刺十宣出血；虚证可选用水沟、百会、膻中、神阙、关元、气海、足三里。方法：实证取人中、内关，用泻法，虚证取关元、百会、气海，平补平泻。注意事项：穴位刺激较强，中病即止。

2. 血厥

失血过多，致气随血脱，津血亏虚，不能上荣头目，神明失养，出现面色惨白、冷汗淋漓、心悸怔忡、四肢厥冷、目陷口张；或情志过度，肝阳暴怒，血随气逆，气血败乱，突然昏厥，人事不知，面红唇紫，牙关紧闭，脉沉弦。

（1）康复原则　实证：理气活血；虚证补养气血。

《素问·调经论》："血之与气，并走于上，则为大厥，厥则暴死。"血厥发病实证因肝阳上亢，阳气暴张，血随气升，气血并走于上；虚证因失血，血容量降低，面色惨白，冷汗淋漓，心悸怔忡，四肢厥冷而致。

（2）康复疗法

中药疗法：血厥实证治以平肝潜阳、理气通瘀，先用清开灵注射液静推以开其闭，继以通瘀煎（《景岳全书》）加减。方中归尾、红花活血散瘀，乌药、青皮、香附、木香开郁顺气，急躁易怒、肝热甚者加菊花、牡丹皮、龙胆草。兼见阴虚不足，眩晕头痛者，加生地黄、枸杞、珍珠母。虚证以补养气血为法，急救以独参汤灌服，继以人参养营汤加减。自汗肤冷，呼吸微弱者，加附子、干姜；口干少津者，加麦门冬、玉竹、沙参；心悸少寐者加龙眼肉、枣仁。

单方验方：实证者饮食应避免过度辛辣、刺激性食物，如葱、姜、蒜、辣椒，宜清淡饮食，食量适中，忌过饥、过饱。虚证者饮食宜给热量较高、易于消化的糖水、米粥、蛋汤、牛奶等，平时常吃一些补中益气、补血之品，如龙眼、大枣、荔枝、羊肝等食物。

针灸疗法：十宣、太溪、气海、脐中、百会等。耳针：常用穴是肾上腺、升压点、皮质下等。注意事项：艾灸时避免烫伤。

3. 痰厥

素有咳喘宿疾，多湿多痰，恼怒或剧烈咳嗽后发病，突然昏厥，喉有痰声，或呕吐涎沫，胸闷气粗，舌苔白腻，脉弦滑。

（1）康复原则　行气豁痰。

《医林绳墨·厥》："有痰厥者，痰气妄行于上，咳嗽连续不已，气急喘盛，坐不得卧，以致上盛下虚而作厥也，名之曰痰厥。"可见，痰厥证者发病主因为阳气虚弱不能正常运化津液，津液凝聚为痰，上扰清窍而致病。

（2）康复疗法

中药疗法：痰厥治以行气豁痰，用导痰汤（《传信适用方》）加减。方中枳实、陈皮理气降逆，半夏、南星、茯苓燥湿化痰开窍。痰湿化热而口干便秘，舌苔黄腻，脉滑数者，加黄芩、栀子、竹茹、瓜蒌仁清热降火。

单方验方：白萝卜蜜汤：白萝卜100g，蜂蜜100g。白萝卜去皮切薄片，炖熟后加生蜂蜜搅匀食之。每日1剂，连服15～20天。间隔1周后，可再服。

针灸疗法：合谷、中脘、气海、足三里。方法：先针合谷、足三里（双侧），强刺激手法，约隔1分钟捻转1次。留针至苏醒后出针。同时用艾卷在百会、气海、中脘等穴轮换施温和灸，至苏醒即止。辅以针灸治疗。注意事项：苏醒即止。

【其他康复疗法】

（一）情志疗法

细致了解患者的精神状况、发病过程及发病原因，做好劝导安慰的思想工作。与患者一起分析厥病产生的诱因，如情绪紧张、惊恐、焦虑、工作过分紧张、疲劳等，避免诱因，告知患者保持足够的睡眠，避免疲劳、情绪激惹、长时间站立等。如果有先兆症状，应立即就地采取卧位或头低位。

急性期，要尽量使患者精神安静，情绪稳定，并卧床休息，防止不良情感的继续纷扰，以免加重病情。失血者，更应保持情绪稳定，避免噪音等刺激，保证安静、舒适的休息环境。

本病预防要加强心理调摄和行为纠正。对于思想狭隘、感情容易激动者，要鼓励加强思想修养，可采用情景疗法，多参加文体活动，陶冶情操，遇事不要急躁。

(二) 传统体育疗法

按循序渐进的原则，急性发作后不要急于坐起和站立，可在床上卧位做四肢、躯干的运动；对于左心功能良好的患者，做力量训练和等长收缩运动，下床运动要保证安全，应在康复医生的指导下进行。

运动以中等强度的有氧训练为主，运动要持之以恒。以轻、慢活动为宜，可酌情选练太极拳、静功等功法。在此基础上可逐步进行气功训练，以松静功加强意守锻炼为宜，以修身养性怡情促进康复，巩固治疗效果。

【康复护理】

1. 心理护理

厥证缓解后，要消除患者紧张情绪，关心体贴，给予精神上安慰；使患者勿恼怒，少劳累，保持心情舒畅，避免不良的精神和环境刺激。

2. 预防并发症

已发厥证者，要加强护理，密切观察病情的发展变化，采取相应的措施救治。发作时防止跌伤、咬伤，宽松衣带，保持呼吸道通畅。因大出血导致血随气脱的虚证而面色苍白，肢冷的患者，要格外保暖，盖好衣被，防止感受风寒加重病情。

3. 饮食护理

患者苏醒后针对不同的病因予以不同的饮食调养，注意营养，一般所有厥证患者，均应严禁烟酒及辛辣香燥之品，以免助热生痰，加重病情。

4. 体育锻炼

适当加强锻炼，增强体质，陶冶性情。

痉　病

【概述】

痉病是指由于筋脉肌肉失却濡养而不能自主所引起的一类神志病，以项背强急、四肢搐搦，甚至角弓反张等为主要临床特征的各种疾病的总称。各年龄段、一年四季均可患病，多急性起病，且进展较快。

关于痉病，古医籍中有众多描述，如《素问·至真要大论》曰："诸痉项强，皆属于湿。""诸暴强直，皆属于风。"《灵枢·经筋》则说："经筋之病，寒则反折筋急。"《金匮要略心典·痉湿暍病脉证并治》则云："亦有亡血竭气，损伤阴阳，而变成痉者"。《景岳全书·痉证》："痉之为病，强直反张病也。其病在筋脉，筋脉拘急，所以反张；其病在血液，血液枯燥，所以筋挛。"认为痉病乃血虚生风，肝风内动，而脾胃为气血生化之源，若阳明胃热亢盛，腑气不通，热盛伤津则可致痉挛。

从临床表现来看，西医学中的各种病原微生物侵犯中枢神经系统的实质、被膜、血管等而引起的急性或慢性炎症性疾病，如流行性乙型脑炎、流行性脑脊髓膜炎、病毒性脑炎、破伤风、狂犬病、神经梅毒、脑寄生虫病等出现类似痉病表现者大致相当本病，可参照本节内容辨证施治。

【病因病机】

痉病的病因病机归纳起来，可分为外感和内伤两个方面。外感由于感受风、寒、湿、热之邪，壅阻经络，气血不畅，或热盛动风而致痉。内伤是肝肾阴虚，肝阳上亢，亢阳化风而致痉，或阴虚血少，筋脉失养，虚风内动而致痉。

痉病属筋脉之症，病机为脉络壅滞，气血运行不利，筋脉失荣养。或由风、寒、湿、热之邪外侵，脉络瘀阻，气血不畅而发痉。或由肝肾阴虚，肝阳上亢；或气血虚弱，经脉失养；或由热甚灼津，虚风内动等原因而引发痉病。病理性质有虚实不同，虚为脏腑虚损，气血津液不足；实证为外邪壅络；若脉络空虚，风痰趁虚而入，横窜经络，瘀阻气血，筋脉失养则为虚实夹杂之证。该病的发生与肝、肾、脾、肺脏关系密切，预后欠佳，有的遗有残留症状。

【诊断】

1. 诊断要点

（1）病史　既往有无类似疾病发作史。

（2）临床表现　突然起病，以项背强急、四肢抽搐，甚至角弓反张为其证候特征，多伴有发热、汗出、头痛等症状。部分危重病人可有神昏谵语等意识障碍。发病前多有外感或内伤等病史。

（3）检查　进行脑 CT、MRI 等影像学检查及肝肾功能等检查，有助于一般内科疾病和神经系统疾病的鉴别诊断。进行脑部影像学检查和脑脊液检查有助于明确神经系统疾病的病变部位与病变性质。

2. 病症鉴别

（1）痉病与颤病　颤病多见于中老年患者，以肢体细小颤抖或明显的抖动为主，缓慢起病，一般无高热、神昏、头痛、谵妄等。痉病来势较急，突发起病，各种年龄段均可发病，一般有意识障碍，四肢表现为抽动，或项背强直，角弓反张。

（2）痉病与厥病　二者发病均较急骤，均有神志改变。但厥病以突然昏倒、不省人事、四肢厥冷为主要临床表现，一部分患者短时间内苏醒，醒后如常，无失语、偏瘫、口眼歪斜等后遗症。痉病以项背强急、肢体抽搐，甚至角弓反张为其证候特征，多伴有发热、汗出、头痛等症状。

3. 相关检查

CT、MRI、腰穿、脑电图、视频脑电图、血常规、肝功能、电解质等应为常规检查。急性阶段过后可以进行相关心理量表的检查，如抑郁自评量表（SDS）、焦虑自评量表（SAS）、汉密顿抑郁量表（HAMD）、汉密顿焦虑量表（HAMA）、SCL－90等。

【治疗】

痉病属急症范围，它是多种原因导致的风动于内，经脉阻滞或失于濡养而发生的危急证候，因此，在临床急救之时，要审证求因，标本同治。首先应解痉以治标，控制其发作，采用综合措施，选用见效快而作用强的方法，取其不同的给药途径，解除抽搐。然后再审因以治其本，待抽搐控制后，给予清热平肝、息风涤痰、滋阴养血等治法，制其风动之源，防止痉病复发。

【预后】

本证预后由于病因不同，差异甚大。一般而言，或遗有头痛、呆滞、痫证诸疾。危重者可以危及生命。

【辨证康复】

痉病的康复治疗以疏通瘀阻、滋养营阴、解痉止痉为总原则。急则治其标，缓则治其本。急性期治标应针药并施，舒筋解痉。痉病的发生与津伤血虚关系密切，故滋养营阴是重要的治疗方法。缓解期康复的目的在于防止肌肉萎缩、关节韧带强直，最大限度地恢复肢体生理功能。肢体功能训练是一个循序渐进的过程，需要有足够的耐心和信心，从而提高患者的生活质量。

1. 邪壅经络

头痛，项背强直，恶寒发热，无汗或汗出，肢体酸重，甚至口噤不能语，四肢抽搐，舌苔薄白或白腻，脉浮紧。

（1）康复原则　祛风散寒，燥湿和营。

（2）康复疗法

中药疗法：邪壅经络证以祛风散寒、燥湿和营为法，方选羌活胜湿汤（《内外伤辨惑论》）加减。方中羌活、独活、防风、藁本祛风胜湿止痉。若寒邪较甚，项背强急者，加芍药、甘草；若风邪偏盛，项背强急，肢痛拘挛，以葛根汤为主方。

单方验方：椒姜羊肉汤：生姜1片，花椒、大料少许，羊肉250g，煮汤饮用。益脾饼：白术120g，干姜60g，鸡内金60g，熟枣肉250g。先将鸡内金、白术轧细焙熟，再将干姜轧细，共合枣肉，同捣如泥，做小饼在炭火上炙干，食之。

针灸疗法：选天枢、支沟、水道、归来、丰隆。热秘者，加合谷、内庭；气秘者，加太冲、中脘；气虚者，加脾俞、气海；血虚者，加足三里、三阴交；阳虚者，加神阙、关元。方法：主穴用毫针泻法。注意事项：刺激不宜过强，避免加重发作，避免弯针、滞针、断针。

2. 肝经热盛

发热，胸闷，心烦，急躁，口噤，龂齿，项背强直，甚则角弓反张，手足挛急，腹胀便秘，苔黄腻，脉弦数。

（1）康复原则　清肝潜阳，息风镇痉。

《素问·至真要大论》曰："诸风掉眩，皆属于肝。"痉病的发作性和发作的特点又属风象。

（2）康复疗法

中药疗法：肝经热盛证以清肝潜阳、息风镇痉为法，方用羚角钩藤汤（《通俗伤寒论》）加减。若口苦苔黄者，加龙胆草、栀子、黄芩清肝热，泄肝火；口干渴甚者，加生石膏、花粉、麦门冬以甘寒清热生津止渴；痉病反复发作，加全蝎、蜈蚣、僵蚕、蝉衣。

单方验方：金天茶：金银花5g，天花粉3g，绿茶3g。用200mL开水冲泡5~10分钟即可，冲饮至茶味变淡为止。连翘玉茶：连翘10g，玉竹3g，绿茶5g，用200mL开水冲泡10分钟即可，冲饮至味淡。

针灸疗法：水沟、印堂、合谷、太冲、行间、大敦、阳陵泉。肝经郁火甚者，加肝井穴大敦、荥（子）穴行间。方法：水沟向上斜刺0.5寸，用雀啄法捣刺。每天1次。注意事项：刺激不宜过强，避免加重发作，避免弯针、断针。

3. 阳明热盛

壮热汗出，项背强急，手足挛急，甚则角弓反张，舌质红绛，苔黄燥，脉弦数或洪数。

（1）康复原则　清泄胃热，增液止痉。

（2）康复疗法

中药疗法：阳明热盛证者，以清泄胃热、增液止痉为法。用白虎汤（《伤寒论》）合增液承气汤（《温病条辨》）加减。方中大黄荡涤积热，芒硝软坚化结，玄参、生地黄、麦门冬养阴增液，滋润肠燥。若热邪伤津而无腹实证者，可用白虎加人参汤。热甚烦躁者，加淡竹叶、栀子、黄芩清心泻火除烦。

单方验方：莲子茯苓糕：莲子、茯苓、麦门冬各等分，研面蒸羹。山药桂圆粥：山药、桂圆、荔枝、五味子一同煮粥食。瓜蒌根冬瓜汤：瓜蒌根、冬瓜，炖汤饮用。

针灸疗法：肩髃、曲池、合谷、外关、环跳、阳陵泉、足三里、解溪、昆仑。方法：针刺穴位每天1次或两天1次，留针20~30分钟，10次为1个疗程。注意事项：刺激不宜过强，避免加重发作，避免弯针、断针。

【其他康复疗法】

（一）情志疗法

应尽可能地避免外界不良的精神刺激，合理安排工作、学习和生活，做到劳逸结合，适当参加文娱体育锻炼。进行心理治疗时，要针对性地对患者运用言语开导法、情景疗法，多做合理解释，以消除患者的疑虑和紧张情绪，调动患者治愈疾病的信心，并给予充分的合作。

对此类患者治疗时首先要安定患者的紧张情绪，帮助患者解除恐惧心理。态度要真挚，要以情感人，正确对待各种病态表现，保护患者的隐私，不得讥笑、讽刺、蔑视，要关心、安慰患者，切忌打骂。对有适应环境能力的轻症病人，要注重调节他们的情志活动，可用语言开导法、情景疗法、移情变气法、暗示疗法等，同时避免外界的各种不良刺激，转移其注意力，减少情绪的波动。

（二）推拿疗法

取痉挛部位周围腧穴，如肩井、曲池、合谷、环跳、风市、阴陵泉、阳陵泉、鹤顶、昆仑、肺俞、膏肓俞、肾俞、气海俞、大肠俞、关元俞、小肠俞。在痉挛部位周围用拿法治疗10分钟左右，配合该痉挛部位的被动活动。痉挛部位较小者则用一指禅推法或指按揉法治疗，时间10分钟左右。指按痉挛部位周围穴位，用力以酸胀为度，重按阿是穴，以患者能够忍受为度，时间约5分钟。痉挛部位较大者，用搓法治疗；痉挛部位较小者，用捻法治疗，时间5分钟。痉挛部位活动受限者，用摇法施于该关节。在痉挛部位周围用擦法治疗，透热为度。最后用抖法结束治疗。

（三）传统体育疗法

对患者进行预防、康复教育，采取抗痉挛体位，保持正常的关节活动范围，以预防痉挛引起的异常肢位和关节的挛缩。

被动活动：全范围的关节被动或助力活动训练每天2次，尽量保持关节和软组织最大范围的活动，每次最少30分钟。持续牵张训练：由医师被动牵张受累的关节到其活动范围的极限，然后固定该关节近端部分，牵拉其远端部分，每次持续20～30秒，连续5～10次。牵张活动前后给予局部手法按摩。运动治疗前配合石蜡治疗。

正确体位摆放：从卧床期开始就将肢体摆放于抗痉挛体位，配合使用系列塑形或矫形器固定关节于功能位。站立训练：使用电动起立床、站立架或在平行杠进行站立训练，每天2次，每次30～60分钟。

【康复护理】

1. 心理护理

保持室内安静、通风，避免环境嘈杂，避免一切不必要的刺激。密切观察患者的呼吸、脉搏、体温、血压等变化，注意保暖。去除加重痉挛的诱因，去除精神紧张因素，防止过度用力、疲劳等。

2. 预防并发症

痉病患者发作时，应保持呼吸道通畅，头偏向一侧，迅速解开衣领等，随时吸出咽喉分泌物或口腔内食物残渣，以防窒息。有义齿者要先取出义齿，防止异物堵塞气道。发作时谨防跌碰等外伤，防止口腔及舌部咬伤。

3. 饮食护理

发作时需禁食，避免食物堵塞气道。

4. 特殊护理

肌肉的冷疗，应用冰袋冷敷或把患肢浸于冰水中 25～30 分钟，可以减轻痉挛最长达 3～4 个小时，在这个过程中，可以进行运动训练。热疗或超声治疗、水疗也可降低肌痉挛，但这些方法的效果持续时间较短。

梅核气

【概述】

梅核气常由七情不畅所引起，主要病机为气机郁结，肺胃宣降失常，痰涎凝聚，痰气交阻，上扰脑神而致咽中有异物感，如有梅核梗阻，咯之不出，咽之不下为主要特征，但无碍饮食为临床表现的一类疾病。男女均可患及此病，女性多于男性。

中医学对本病的论述始见于《黄帝内经》，其虽无梅核气的病名，但对其病因、病证已经有了明确的认识。《素问·血气形志》说："形苦志苦，病生咽嗌。"咽嗌即咽，又称喉嗌，说明身形劳苦或思虑忧愁苦闷，可引起脏腑经络的气血失调，发生咽嗌病变。汉代张仲景《金匮要略·妇人杂病》指出："妇人咽中如有炙脔，半夏厚朴汤主之。"形象地描绘了本病的病证特点，且拟定了行之有效的方剂，并说明本病多发于女性。宋代杨士瀛《仁斋直指方》首次将本病命名为"梅核气"，并对其病因、病机、证治原则作了较详尽的论述，指出："梅核气者，窒碍于咽喉之间，咯之不出，咽之不下，如梅核之状是也……七情气郁，每发欲绝，逆害饮食……始因恚怒太过，积热蕴隆，乃成历痰郁结，致有斯痰疾耳。治宜导痰开郁，清热顺气。"清楚地认识到本病男女均可患病。

梅核气常由七情不畅所引起，主要病机为气机郁结，肺胃宣降失常，痰涎凝聚，痰气交阻，上扰脑神而致脑神失调。其病主要是神志失和，气机不畅，痰气交结于咽部，自觉局部不适，并伴有较明显的情感障碍，严重影响身心健康。

根据临床表现，梅核气应属于西医神经症，相当于咽部神经症，或称之为"癔症球"。中医学认为，梅核气隶属中医内科郁症范畴，是临床上的常见病、多发病。从西医学角度上看，咽异感症是耳鼻咽喉科门诊常见病及多发病之一。

【病因病机】

1. 情志内伤，肝气郁结

肝主疏泄，性喜条达。若情志不遂，志意违背，隐曲难解，则肝气郁结，气机失调，肝气上逆胸膈，窒塞咽喉，而发生本病。《增补精校万病回春》所谓："梅核气为病，大抵因七情气郁结而成。"即是此意。若气郁日久，血腥不畅，亦可形成瘀血阻滞，使本病加重或迁延难愈。

2. 肝郁脾虚，痰气互结

肝主疏泄，脾主运化。肝气郁结，横逆克脾；或脾失健运，土壅木郁，均可导致肝郁脾虚，使气机不畅，津液不布，聚湿生痰，以致痰气互结咽喉，壅塞胸中，而发生本病。

3. 冲气上逆，壅塞咽喉

冲为血海，隶属阳明，其经脉上挟咽喉。若因情志内伤，脏腑功能失调，气血运行不畅，则气机逆乱，每使冲气上逆，兼夹气血痰瘀，窒塞咽喉，而发本病。

4. 肾气不足，凝唾为患

肾主水液，其液为唾。若肾气不足，不仅水液不得温化，而且尚可凝唾为患，结于咽喉，而发生本病。《诸病源候论·虚劳凝唾候》指出："虚劳则津液减少，肾气不足故也。肾液为唾，上焦生热，热冲咽喉，故唾凝结也。"揭示了本病肾气不足，凝唾为患的病机特点。

中医学认为，梅核气属气、痰、瘀三邪互结，气机不畅。可归属于"郁证"气郁痰凝是本病的基本病机。肝主疏泄，性喜条达，若为情志所伤，肝失条达，则肝气郁结，循经上逆，结于咽喉；或因肝病乘脾，以致肝郁脾滞，运化失司，津液不得输布，积聚成痰，痰气互结，随气结聚，坚大如块，阻塞咽喉，如梅核、粉絮样，咯咽不下。但因其为无形之气，故检查时并无异常，只是其症状每随情志波动而变化，时轻时重。若久郁化火伤阴，则可出现阴虚火旺之证。

【诊断】

1. 诊断要点

（1）以咽中似有梅核或炙脔，或者其他异物梗塞感，并随情志波动而发作为主要症状。

（2）一般见于成人，多见于女性。

（3）对咽喉、食管及其他有关器官检查，均无器质性病变。

2. 鉴别诊断

（1）梅核气与喉痹　梅核气与喉痹（慢性咽炎）同属咽喉疾病，均有咽中不适、似有异物、吐之不出、咽之不下等自觉症状，二者极易混淆。梅核气多见于中青年女性，因情志抑郁起病，自觉咽中有物阻塞，但无咽痛及吞咽困难，其症状与情绪波动密切相关，在心情愉快、工作繁忙时，症状可减轻或消失；当心情抑郁或注意力集中于咽喉时，则阻塞感加重。喉痹多发于中青年男性，常因感冒、长期吸烟嗜酒、过食辛辣食品，或从事播音员、教师等用咽部较多的工作而发病，其症状除咽部有异物感外，尚觉咽干、灼热、咽痒、声音嘶哑，或有"清嗓"习惯，咯出藕粉样痰块，咽部症状与情绪波动无关，但过度劳累或感受外邪，则易加剧。

（2）梅核气与乳蛾　梅核气与乳蛾（扁桃体炎）亦属咽喉疾患，皆有咽喉阻塞不适感。但是，梅核气起病缓慢，病程迁延，多因情志不遂、精神刺激等因素发病，检查时咽喉未见异常，用压舌板触摸咽腔，反射迟钝，其症状轻重与情绪波动有关。乳蛾起病较急，病程较短，多由外感邪气发病，伴有发热、微恶风寒、咽喉肿痛、口干微渴等风热表证，检查时可见扁桃体红肿，表面有黄白色脓点，甚或连成伪膜，咽峡红肿，颌下淋巴结肿大及压痛，其病情轻重与情绪波动无关。根据二者病因、症状、体征及诱发因素等方面综合分析，并不难鉴别。

3. 相关检查

检查咽喉各部所见均属基本正常，也可见慢性咽喉炎。

【治疗】

肝郁气滞型，临床以半夏厚朴汤为基本方，疏肝理气解郁。脾虚痰聚型，二陈汤加减，健脾理气化痰；阴虚火旺型，治疗当滋阴降火、化痰解郁；阳虚寒凝型，治宜温阳散寒，佐以化痰利咽，方用麻黄附子细辛汤加减。

【预后】

梅核气的预后一般较好，待情志与精神等致病因素消除后，多能自行缓解或痊愈。若病后情绪波动较大，工作、生活环境恶劣，心理负担过重，病情常有反复或加重，有时疑为不治之症，拒绝治疗，不仅病程迁延，而且给治疗带来较大困难，甚或并发卑慄、癫证等其他病证。

【辨证康复】

本病的发生与情志变化或精神刺激因素密切相关。所以，保持心情舒畅，正确对待各种事物，避免忧思忧虑或不良的精神刺激，是预防本病的重要措施。此外，积极参加体育锻炼，合理安排工作与生活，对于增强体质、提高抗病能力、预防本病的发生亦有积极的意义。

1. 肝郁气滞

咽喉内有异物感，或如梅核堵塞，吞之不下，吐之不出，甚则感到窒闷难忍，但不碍饮食。患者常精神抑郁，多虑多疑，并觉胸闷胁胀，善太息，郁怒，嗳气，舌质淡红，苔白，脉弦。

（1）康复原则　疏肝理气解郁。

（2）康复疗法

中药疗法：主方半夏厚朴汤加减。胸胁苦闷者，加柴胡、薤白；口干，舌质偏红者，加夏枯草、杭菊。方中半夏化痰散结，下气降逆；厚朴行气开郁、下气除满，共为君药。茯苓渗湿健脾，助半夏以燥湿化痰；苏叶芳香行气，协厚朴以开郁散结，共为臣药。生姜辛温行散，配半夏以和胃降逆，合厚朴以行气散结，用以为佐。诸药合用，共奏行气开郁、化痰散结之功，则咽中如有物阻之症即可缓解。

中成药治疗：逍遥散，口服，大蜜丸2丸/次；水蜜丸每次10~15g，每日1~2次；水泛丸8~10丸/次，每日3次。丹栀逍遥丸，6~8片/次，每日2次。

2. 脾虚痰聚

咽喉内异物感，常觉痰多难咯。或有咳嗽痰白，肢倦，纳呆，脘腹胀满。舌胖苔白腻，脉滑。

（1）康复原则　健脾理气化痰。

（2）康复疗法

中药疗法：主方二陈汤加减。若痰黄舌红者，加黄芩、薄荷；心烦者，加合欢花。方中半夏辛温性燥，善能燥湿化痰，且又和胃降逆，为君药。橘红为臣，既可理气行滞，又能燥湿化痰。佐以茯苓健脾渗湿，渗湿以助化痰之力，健脾以杜生痰之源。鉴于橘红、茯苓是针对痰因气滞和生痰之源而设，故二药为祛痰剂中理气化痰、健脾渗湿的常用组合。煎加生姜，既能制半夏之毒，又能协助半夏化痰降逆、和胃止呕；复用少许乌梅，收敛肺气，与半夏、橘红相伍，散中兼收，防其燥散伤正之虞，均为佐药。以甘草为佐使，健脾和中，调和诸药。

中成药：四君子丸（冲剂、液、袋泡剂），口服，水泛丸每次 3～6g，冲剂每次15g；袋泡剂 1～2 袋/次，每日 3 次；合剂 5～10mL，每日 2 次。陈夏六君子丸，口服，大蜜丸 1 丸/次，小蜜丸 9g/次，水蜜丸每次 6g，每日 2～3 次。香砂养胃丸，口服，每次 9g，每日 2 次。

3. 阴虚火旺

患者性情急躁，肝火偏旺，肝郁日久，化火伤阴；感染慢性疾病，损伤脾胃之阴；或思虑过度，脾阴暗耗，阴虚亦生痰。

（1）康复原则　滋阴降火，化痰解郁。

但此型治疗较为困难，过分化痰伤阴，徒滋阴则助痰，故对滋阴与化痰应有机结合，权衡利敝。

（2）康复疗法

中药疗法：主方知柏地黄汤（《医宗金鉴》）加减。若痰黄舌红者，加黄芩；心烦者，加天花粉。方中熟地黄滋阴补肾而填精；山萸肉养阴益肾而涩精；山药补益脾阴而固精，三味补药作用是滋肾养肝补脾。泽泻清泻肾火，防熟地黄滋腻；牡丹皮清泻肝火，制山萸肉之温；茯苓淡渗脾湿，助山药益脾，三味泻药作用是降虚火、泻湿浊。此方补中有泻，寓泻于补。加知母、黄柏二药，以清上焦之热。滋阴降火为主，行心、肾二经。

中成药：知柏地黄丸，口服，水泛丸每次 3g～6g，小蜜丸每次 9g，水蜜丸每次 6g，每日 2～3 次。

4. 阳虚寒凝

咽喉有异物阻滞感，失治、误治日久，或因他病久服清热苦寒药物，损伤阳气，寒从内生，寒凝痰聚，阻于咽喉。

（1）康复原则　温阳散寒，佐以化痰利咽。

（2）康复疗法

中药疗法：主方麻黄附子细辛汤加减。方中麻黄辛温，发汗解表为君药。附子辛热，温肾助阳，为臣药。二药配合，相辅相成，为助阳解表的常用组合。细辛归肺肾二经，芳香气浓，性善走窜，通彻表里，既能祛风散寒，助麻黄解表，又可鼓动肾中真阳之气，协助附子温里，为佐药。

【其他康复疗法】

1. 针灸疗法

天突、内关（双）、足三里（双）、行间（双）。泻法，以提插为主。天突穴针刺 5 分后，针尖向下进入 1.5 寸许，稍加提插，不留针；内关穴进针后左右同时提插；足三里先施泻法，病情好转后可用补法；行间进针后，提插捻转，用泻法。

2. 单验方

代代花、厚朴花各 6g，玫瑰花、旋覆花、陈皮、白术各 9g，清半夏 20g，白茯苓 12g，炒麦芽 15g。水煎，分早晚温服。

【康复护理】

1. 预防本病的发生与情志变化或精神刺激因素密切相关。所以，保持心情舒畅，正确对待各种事物，避免忧思郁虑或不良的精神刺激，是预防本病的重要措施。此外，积极参加体育锻炼，合理安排工作与生活，对于增强体质、提高抗病能力、预防本病的发生亦有积极的意义。

2. 医护人员应深入了解病史，或与发病的有关因素，做好耐心细致的思想工作，解除不必要的疑虑与心理负担，取得患者的信任，积极配合治疗；同时，注意观察患者的情绪变化，保持病室与环境的安静，有利于患者的充分休息；教育患者正确对待疾病，克服情感脆弱或性格自卑的弱点等，常可收到事半功倍的疗效。

奔豚气

【概述】

奔豚气是以自觉有气从少腹上冲胸咽为主要症状的一种疾病，发作时，常伴见腹痛、胸闷气急、心悸、惊恐、烦躁不安，甚则抽搐、厥逆，或少腹有水气上冲至心下，或兼有乍寒乍热，舌边尖红，苔薄黄，脉弦滑数等为其特征。所谓奔豚，奔，即奔跑；豚，乃豕，即小猪，用作病名，是形容此病之作犹如豚之奔撞。所谓气病，即非实质性脏器病变，属一种发作性疾病。另外，冲脉为病有时发时止、时上时下的特征。

"奔豚气"之名始见于张仲景《金匮要略·奔豚气病脉证治》。在此之前，《黄帝内经》和《难经》有"奔豚"之名，故后世医家多误认为奔豚气与奔豚是同一种病证。其实后两书所言"奔豚"乃作为五脏积之一的肾积奔豚，与《金匮要略》的"奔豚气"有别。肾积奔豚与《金匮要略》之"奔豚气"不同之处在于前者腹部实有包块而伴发奔豚气的症状，相当于西医学所谓腹腔内肿瘤而兼见的症状，一般多为器质性病变；后者以气从少腹起，上冲咽喉，发作欲死，发作过后又平复如常为主要表现。

类似于西医的神经症的癔症、疑病或见于精神分裂症之内脏性幻觉等。

【病因病机】

1. 心肾阳虚

心主火在上，肾主水在下，二者气脉相贯，上下交通。若素体心肾阳虚，水湿不得温化，寒气内生，故值此阳衰阴乘之际，寒水之邪相搏，引动冲气循经上逆，而致奔豚气发作。如唐容川在《金匮要略浅注补正》所说："肾主水，水为阴邪，肾气生寒而上逆，则为水气凌心之奔豚也。"

2. 误治伤阳

伤寒在表，理应发汗治疗之。因汗为心之液，由于汗后病仍不解，或误用汗法，复用温针逼迫再汗，使心阳因汗而虚，下焦肾中阴寒之邪，乘虚上凌心阳，故而发为奔豚。《金匮要略》说："发汗后，烧针令其汗，针处被寒，核起而赤者，心发奔豚。"即是此意。

3. 肝郁化火

肝主疏泄，性喜条达。若平素肝气郁结，或因情志不畅，气逆不降，郁而化火，肝火引动冲气上逆，而致奔豚。《素问·至真要大论》指出："诸逆冲上，皆属于火。"即寓意本证肝郁化火的病因。

4. 情志所伤

七情致病可直接伤及脏腑。惊则气乱，以致心无所依，神无所归；恐则气下，以致肾气不固，气泄于下。若猝然遭到惊恐或过度忧思等情志所伤，势必引起气机逆乱，可使冲气上逆或上下奔走而使本证发作。《金匮要略》谓"皆从惊恐得之"，把惊恐忧思等情志所伤作为本证的重要诱发因素。

本证主要是由于七情内伤，寒水上逆所致。其上冲之理与冲脉有联系，因冲脉起于下焦，循腹部至胸中。其病理是由下逆上，而有气、寒、水之别。气逆多由情志所引起，证候表现亦常有情志不能之状，寒水则由于阴胜或阳衰而引起。但气、寒、水三者又有密切的联系，水因寒凝，而寒水之逆又莫不因于气。

不论是七情内伤所致的气逆上冲，或寒水乘虚上逆，其上冲之理均与冲脉有联系，因冲脉起于下焦，循腹部至胸中，或下焦寒水随冲脉上逆，就可发生奔豚；同样，如因惊恐或情志不遂，肝气随冲脉上逆，亦可发生本证。

奔豚气多与心、肝、肾三脏有关，并与冲脉的关系尤为密切。心病不能推动血脉，则血行瘀滞；肝病疏泄失职，气郁血瘀；肾阴亏损，心血失荣，肾阳虚衰，君火失用，均可致心脉痹阻。奔豚气病由心肝肾阴血不足，感受邪气所迫，无力抗邪，则血海冲脉发动以应急迫。心受邪则冲脉发动以应心，肝受邪则冲脉发动以应肝，肾受邪则冲脉发动以应肾。

【诊断】

1. 诊断要点

（1）膻中部位呈现自觉有气从少腹上冲胸咽，其势如豚奔跑，惊恐不安。心胸憋闷，常伴有腹痛、胸闷气急、心悸、惊恐、烦躁不安等表现。严重者可见抽搐、厥逆，或少腹有水气上冲至心下，或兼有乍寒乍热。

（2）患者对发作情形记忆尤新，常能回忆首次发作，或有反复发作病史，病程不等，发作可持续数分钟至数十分钟。

（3）多见于女性，常因受到严重惊吓，或者过度悲伤时而诱发。

2. 鉴别诊断

（1）奔豚气与梅核气　奔豚气症见气从少腹上冲心胸。又因烧针迫汗，皮肤进针处出现核状红肿硬结。梅核气多见于青中年女性，因情志抑郁而起病，自觉咽中有物梗塞，但吞咽无碍，无咽痛，咽中梗塞的感觉与情绪波动有关。

（2）奔豚气与脏躁　脏躁症见精神恍惚不宁，常常无故悲哀哭泣，欠伸连连。多发于中年或绝经期妇女，以情绪不稳、易怒善哭、烦躁不宁、时作欠伸等为特征，有自知自控能力，不发作时如常人。

（3）奔豚气与百合病　百合病症见口苦，小便赤，欲食不食，欲卧不卧，欲行不行，饮食或有美时，或有不用闻食臭时，如寒无寒，如热无热，得药则剧，呕吐下利，如有神灵，身形如和。

（4）奔豚气与肾积奔豚　奔豚气者，气滞胸腹，自觉有气从少腹上冲胸咽，发作欲死，气复还而止，必无腹块可寻，属于郁病。肾积奔豚者，气聚腹内，结块从少腹至心下游走，攻窜不定，必有形可见，属于聚证。

3. 相关检查

头部 CT、MRI 及其他辅助检查若无阳性发现可排除器质性疾病与本病鉴别。

【治疗】

仲景认为奔豚气的病因是起于惊恐。《诸病源候论》在"惊恐"之下，又添"忧思"二字，说明多种情志变化皆可引起脏气不平，发为奔豚。奔豚汤以"气从少腹上冲至胸"为主症，"腹痛""往来寒热"为兼症（非必具症状）。方用李根白皮、黄芩、葛根凉肝清热；半夏、生姜降逆平冲；芍药、甘草合当归、川芎缓急止痛。

【预后】

奔豚气的预后与病情轻重、精神调养、治疗与护理得当与否有关。一般来说，病情较轻，治疗及时，避免不良的精神刺激与情志变化，预后较好。若病情较重，治疗护理不当，或工作、生活环境恶劣，情绪波动较大，心理负担过重，不仅难以痊愈，而且给治疗带来不少困难；即使暂时缓解，也会由诸多诱发因素而作。此外，久治不愈，还会并发诸如脏躁、卑慄、惊证、恐证等病证。

【辨证康复】

本病的发生与情志变化和精神刺激等因素密切相关，因此尽可能地保持心情愉快，避免精神上的不良刺激，合理安排工作、学习和生活；养成规律的起居与生活习惯，加强体育锻炼，适当的体力劳动，增强体质，提高人体的抗病能力，对于预防本病的发生均有着积极的意义。

1. 肝肾气逆

自觉有气上冲咽喉，发作欲死，惊悸不宁，恶闻人声，或腹痛，喘逆，呕吐，烦渴，乍寒乍热，气还则止，常反复发作。舌苔白或黄，脉弦数。

（1）康复原则　平肝降逆，理气和胃。

《金匮要略心典》所说："肾伤于恐……以肝肾同属下焦，而其气并善上逆也。"同时，心藏神，情志惊恐又多伤及心神。所以本病的病理，以心、肝、肾三脏的关系最为密切。

（2）康复疗法

中药疗法：奔豚汤，以平肝降逆、理气和胃。此证有寒热往来而不用柴胡者，以柴胡能枢能升而不能降也。故以葛根五两，辅以李根，合肝木之性，二物根深能达，入厥阴之地，取葛根多津，性必濡润而不滞腻，则与肝性喜条达而不欲郁滞之性相合。故养血入肝不用地黄而用归、芎、芍，葛根又气味苦寒，与芩芍苦泄下降相伍，得半夏从中降逆之助，则气降热清矣，又以甘草和中，生姜宣散余邪，是以苦甘兼辛，既发散，又复生津。凡用根之药，多不能升，而葛根能升，以葛根皮黄肉白，能鼓舞胃气而达肺出表，是又将余邪外达而解也。所以，《金匮》"奔豚病，从少腹起，上冲咽哽，发作欲死……之证"而得以消除。

针灸疗法：期门、太冲、公孙、气海、内关。气海、太冲两穴，以艾卷雀啄法灸之，熏灸时间以皮肤红润，症情缓解为度，内关平补平泻，余穴均用泻法，持续运针后留针。

2. 寒水上逆

先有脐下悸动，旋即逆气上冲，心慌不安，形寒肢冷，苔白腻，脉弦紧。

（1）康复原则　温阳行水，理气降逆。

《金匮要略·奔豚气病脉证并治》所说："发汗后，烧针令其汗，针处被寒，核起而赤者，必发奔豚，气从少腹上至心。"病者下焦素有水饮内停，气化不利，加之发汗后致心阳耗损，不能制约下焦寒饮，饮邪乘其阳虚而有欲动上逆之势。

（2）康复疗法

中药疗法：茯苓桂枝甘草大枣汤，以温阳行水、理气降逆。彼治以脐下逆满，气上冲胸，此治脐下悸，欲作奔豚。盖以水停中焦，故倍茯苓。邪上冲于心也，其故由汗后而起，自不外乎故桂枝之法。仍以桂枝、甘草补阳气，生心液，倍加茯苓以君药，专伐肾邪，用大枣以佐之，益培中土，以甘澜水煎，取其不助水邪也，土强可制水阳健则能御阴，欲作奔豚之病，自潜消而默化矣。

针灸疗法：关元、膻中、水道、三阴交、气冲。关元隔姜灸，气冲艾卷雀啄法灸，余穴施泻法。发作时，可不断用温热水浸手足。

3. 阳虚寒逆

气从少腹上冲心胸。又因烧针迫汗，皮肤进针处出现核状红肿硬结。

（1）康复原则　调和阴阳，以降逆气。

发汗耗伤心阳，又复加烧针迫汗，使汗出阳气更伤，致寒邪从针孔入侵。一是在进针处因寒凝血瘀而见红肿硬核；二是心阳虚不能制约下焦肾中阴寒之气，故使寒气随冲脉之气从少腹上冲心胸。

（2）康复疗法

中药疗法：桂枝加桂汤，以调和阴阳、降逆气。重用桂枝通心阳而平冲降逆，配以甘草，佐姜、枣辛甘合化，温通心阳，强壮君火，以镇下焦水寒之气而降冲逆，即方后所注言"能泄奔豚气"，芍药破阴结，利小便，去水气，诸药合用，共奏温通心阳、平冲降逆之功。

针灸疗法：神阙、气海、关元、中极。盒灸膻中、中脘、关元穴。如效不显，加灸肾俞穴。

【其他康复疗法】

（一）针灸疗法

取穴：气海、关元、三阴交。方法：均用提插捻转手法。气海穴、三阴交穴得气后先泻后补，关元穴行补法。

（二）药膳疗法

建莲子、冰糖各30g，加水300mL，炖30分钟，每天1次。

【康复护理】

1. 本病的发生与情志变化和精神刺激等因素密切相关，因此尽可能地保持心情愉快，避免精神上的不良刺激，合理安排工作、学习和生活，养成规律的起居与生活习惯，加强体育锻炼，与适当的体力劳动相结合，增强体质，提高人体的抗病能力，对于预防本病的发生均有着积极的意义。

2. 应注重患者的精神护理，对患者态度要诚恳、严肃、认真，与患者谈话时语气肯定和蔼，克服态度生硬，语言粗陋，并利用科普知识浅显地介绍本病的发病机制，使患者正确地认识和对待本病，解除不必要的疑虑和心理负担，积极配合治疗。

3. 观察患者的情绪变化，避免性情急躁，忧患郁怒，并进行耐心、细致的思想开导工作，保持病室与环境的安静，有利于患者的充分休息，常可收到事半功倍的效果。

百合病

【概述】

百合病是因心肺阴虚内热，百脉受累，而以百合为主药来治疗的一种疾病。以精神恍惚不定、饮食和行为失调等为主要特征。

"百合病"的命名与中医药从单方的基础上发展而来有关。因百合治疗这种病有效，故以百合来命名。其最早载于张仲景《金匮要略》一书，历代医家诸说大致有两种观点：一是魏念庭的主治药物说，"百合病用百合，盖古有百合病之名，即因百合一味而瘳此疾，因得名也"；二是尤在泾的百脉合病说，"百脉一宗者，分之则为百脉，合之则为一宗"，认为百合病系百脉合病，周身受累。《金匮要略·百合狐惑阴阳毒病脉证并治》首条："百合病者，百脉一宗，悉致其病也。意欲食复不能食，常默然，欲卧不能卧，欲行不能行，饮食或有美时，或有不用闻食臭时，如寒无寒，如热无热，口苦，小便赤，诸药不能治，得药则剧吐利。如有神灵者，身形如和，其脉微微。"从原文可知，百合病是百脉悉病，病位在百脉。其病邪少虚多，属阴虚内热之证，治以补虚清热、养血凉血，用百合地黄汤。亦可选用百合知母汤、百合鸡子汤、百合滑石散等方。或谓百脉一宗，其病举身皆痛，无复经络传次，而名百合。或起于伤寒大病之后，余热未解，或平素情志不遂，而遇外界精神刺激所致。

百合病的主要症状是精神、饮食、睡眠、行为、语言、感觉的失调，从百合病所描述的症状来看，本病与西医学的癔病、神经官能症、抑郁症、慢性疲劳综合征的某些表现颇为相似。《黄帝内经》有"诸气膹郁，皆属于肺"之说，怫郁不舒，心系不宁，郁火上熏于肺，肺郁则阴虚，其证属心肺阴虚内热，当这些疾病出现百合病的临床表现时，可参考本节辨证论治。如果精神症状可以明确为某种躯体疾病引起或符合其他中医神志病病名的诊断，则不诊断为百合病，具体请参见梅核气节。

【病因病机】

1. 外感热病，余热留恋

外感热病，或壮热虽退而余热未清，阴液耗损，或误治汗吐下后，丢失津液更伤阴血。温热之邪扰心灼肺，肺阴既伤则治节无权，心阴不足无以养神，肺朝百脉，百脉通于心。如《医宗金鉴》所说"百脉周于身，脉病则身病，故身形如和不和"，而出现恍惚无凭，来去无定之症。又如《金匮要略浅注补正》认为百合病"因伤寒余邪流连阳经，而浸淫各脏腑之阴"。心肺之阴被煎灼，内有郁结之热，故口苦、尿赤而脉数。

2. 情志郁结，郁火内扰

清代《百合病赘言》称："百合病为心神涣散之病，主要由情志刺激而致。"平素多虑，忧思难解，抑郁寡欢，情怀不乐，或境遇不谐，怅恨难解，郁火内生，灼伤心肺。《张氏医通》中有"平时思虑伤脾，脾虚受困，而厥阳之火尽归于心，扰其百脉致病，病名百合"之说。赵以德在《金匮衍义》中云："病从心生，或因情欲不遂，或因离绝菀结，或忧惶煎迫，致二火郁之所成。"均阐述了五志之火均伤心肺之阴而引起本病。

3. 久病积劳，津亏血燥

大病久病或久虚积劳，易损诸脏元气，气为血帅，元气亏虚，致津血运行乏力，津亏液少或阴虚血燥，心肺无以滋养，神魄失守，百脉无以濡润，虚热内生，脏腑不和，诸症由生。《张氏医通》指出："百合病……百脉一宗，举身皆病……由大病虚劳之后，脏腑不调所致。"

《金匮要略》对百合病之病因病机论述仅"百脉一宗，悉致其病"，百脉指全身经脉，一宗指心肺两脏。由于心主血脉，肺主治节而朝百脉，故心肺正常，则气血调和而百脉皆得养，如心肺阴虚成病，则百脉俱受累，证候百出，故称"百脉一宗，悉致其病"。原文谓百合病"其证或未病而预见，或病四五日而出，或病二十日或一月微见者。各随证治之"。表明该病一由热病之后，真阴受损，神失所养，阴虚内热；二由情怀不畅，气郁不舒，神志失和。《医宗金鉴》提出："伤寒大病之后，余热未解，百脉未和；或平素多思不断，情志不遂，或偶触惊疑，卒临景遇，因而形神俱病，故有如是之现证也。"说明百合病发病既有一个热病伤阴过程，又有一个情志不遂的发病基础。故百合病以情志因素为本，热病伤阴诱发为标。情志不和，气郁不顺，日久导致血不和，血不和则百脉失和，进而导致"百脉一宗"的心、肺、肝及其所舍藏的神魂魄失和而发为百合病。

【诊断】

1. 诊断要点

（1）病史多为继发于急性热病之后，或因在较长时间情志失畅而发病。

（2）病程较长，病势缓慢。

（3）临床表现为精神症状明显，患者主诉较多，但无可观体征可查。在出现精神恍惚、默默无语、欲行不能行、欲卧不能卧、如寒无寒、如热无热、食欲时好时差等莫名的自觉症状的同时，兼有口苦、尿赤、脉微细数等症状。

2. 鉴别诊断

（1）百合病与郁证　郁证乃情志不遂，气机郁滞所引起的疾病的总称。两者相似之处在于：病因方面，百合病亦有因情志所伤者；在症状上，郁证之郁郁寡欢、精神不振、不思饮食、神呆不寐等表现与百合病的"常默默""意欲食，复不能食""欲卧不能卧，欲行不能行"也有相近之处。但百合病与郁证无论是病理本质，还是主要临床表现均有不同，百合病多由心肺阴虚内热所致，以精神恍惚、语言、行动、饮食似若不能自主，征象变化无定为临床特点；郁证则属气机郁滞所生，诸如胁痛、胀满、嗳气等气机不畅之象，症状较为确定，气郁化火，虽然也有口苦、口干、便秘、尿赤等症出现，但气郁化火为实火，所有这些均与百合病不同。另外，郁证治疗常以行气开郁为主，而百合病则以滋阴清热为主。

（2）百合病与不寐　百合病患者也可出现不寐，但主要为"欲卧不能卧"，与不寐的经常不能得到正常的睡眠，或不易入睡，或睡而易醒有所不同。再者不寐以睡眠障碍为主要表现，而百合病的睡眠障碍只是可有可无的次要症状之一。

（3）百合病与脏躁　脏躁患者主要表现为悲伤欲哭，与百合病之精神恍惚不安，虽同属莫可名状之症，而表现各有不同。而且，百合病以口苦、小便赤等为特征性症状，脏躁则无此类特征性表现。

（4）百合病与卑惵　卑惵多以"痞塞不饮食，心中常有所怯，爱处暗室，或倚门后，见人则惊避"等为主要临床表现，主要病机为心血不足，病位在心脾，显然与百合病有别。

（5）百合病与狐惑病　狐惑病虽也可出现精神恍惚不安，但它主要是因感受湿热毒气或虚火内扰而引起的以口腔、眼、外阴溃烂为主要表现的疾病，而百合病没有这些部位的溃烂症状，可资鉴别。

3. 相关检查

头部 CT、MRI 及其他辅助检查若无阳性发现可排除器质性疾病与本病鉴别。

【治疗】

百合病的治疗原则应着眼于心肺阴虚内热，以养阴清热为法，切不可妄用汗、吐、下，以免更伤阴液。《金匮要略》原文"百合病见于阴者，以阳法救之；见于阳者，以阴法救之。见阳攻阴，复发其汗，此为逆；见阴攻阳，乃复下之，此亦为逆"。百合病以心肺阴虚内热为主要病机，治当补其阴之不足，以调整阳之偏胜，即所谓"见于阳者，以阴法救之"。百合地黄汤等方以养阴为主，即是以此治疗原则为指导而立法组方用药的体现。阴虚之甚或阴虚日久亦可损及阳气，往往兼见寒、神疲等症，在治疗上又当酌用养阳之法，即所谓"见于阴者，以阳法救之"。否则，即为误治。

【预后】

原文提出百合病愈期判断，"每溺头痛者，六十日乃愈；若溺时头不痛，淅然，四十日愈；若溺快然，但头眩者，二十日愈"。肺有通调水道、下输膀胱的作用，而膀胱又外应皮毛，其脉上行至头，入络脑，故小便时有头痛或恶风或头眩的症状产生。把小便时身体反应作为百合病愈期判断主要有两点：一是判断邪之多少及邪随小便去的情况，二是判断人身阳气的情况。《素问·生气通天论》有"阳气者，精则养神，柔则养筋"之说，此话可理解为：阳气者，养神则精，养筋则柔。《灵枢·本脏》："肾合三焦膀胱，三焦膀胱者，腠理毫毛其应。"《灵枢·经脉》："膀胱足太阳之脉……从巅入络脑……络肾，属膀胱。"溺时阳气聚于下，以助膀胱气化。若溺时头痛，说明邪热借阳气聚下而上冲，因邪热较盛，故需六十日愈。若溺时头不痛，淅然者，是阳气聚下助膀胱气化，体表暂失阳气温煦而淅然，说明邪热已尽，但阳气尚弱，故需四十日愈。若溺快然，但头眩者，是阳气聚下助膀胱气化，头部暂失清阳温煦而作眩，说明阳气略有不足，故需二十日愈。在临诊时，可作为判断疾病轻重或痊愈时间的参考。其所记载的六十日、四十日、二十日可作诊断病情的轻重浅深，并非定数，不可拘泥。

【辨证康复】

百合病或由外感热病后期余邪未尽，余热内扰，复由阴血不足，心神失养所致；或由七情内伤，五志化火，灼伤心阴，神不守舍等引起。此皆以心神病变为核心。另外，百合病日久，亦可阴虚及阳，或误用、过用苦寒之品，出现阳虚见证。所以，注重以清润补虚为主。切不可妄用汗、吐、下，以免更伤阴液。康复原则上，应以整体观念为指导思想，形神共养，全面调治，整体康复与临床辨证结合起来，采用辨证康复原则。重视精神与情志、功能与营养、人与自然、人与社会的关系，以及精神对疾病发生、发展和治疗的影响，采取药物与非药物疗法相结合，内治与外治疗法相结合，医疗与自疗相结合，但更侧重非药物疗法、外治法和自我疗法的推广及功能的恢复。《管子》载："人与天调，然后天地之养生。"《吕氏春秋》载："圣人察阴阳之宜，辨万物之利以便生。"

1. 阴虚内热

精神、饮食、行动有异于常人，如时而厌食不纳，时而不觉饮食甘美，或意欲进食，一旦食至，却又不能食，常沉默寡言，甚或不通问答；或欲卧不能卧，欲行不能行；或自觉发冷或发热，实则无寒无热；口苦，小便短赤，舌红少苔，脉微数。

（1）康复原则　养阴清热，清心润肺。

（2）康复治疗

中药疗法：百合地黄汤（《金匮要略》）加味。口渴甚者，加天花粉、生牡蛎、瓜蒌根；发热、小便赤者，加知母、滑石、淡竹叶；胃气上逆者，加代赭石、旋覆花；虚烦不安者，加鸡子黄1枚，和泉水煎好之汤药中。本方以百合润肺清心、益脑安神，生地黄养阴清热，煎以泉水（或新汲水），取引热下行之意。方中生地黄用量较大，如经久煎至40分钟以上，即无泻利之弊。

单方验方：甘百栀地汤（《中国中医秘方大全》），处方：炙甘草9g，浮小麦30g，大枣7枚，炙百合12g，生地黄15g，首乌藤18g，鸡子黄（分冲）2个，栀子6g，淡豆豉12g，莲子心3g，郁金12g，石菖蒲9g。水煎服。

2. 痰热内扰

精神恍惚不安，言语错乱，哭笑无常，欲食不能食，欲行不能行，头痛而胀，心中懊侬，卧寝不安，少寐易醒，多梦易惊，胸胁满闷，坐卧不宁，面红，舌尖红，苔薄黄微腻，脉滑数。

（1）康复原则　清热化痰，养阴安神。

（2）康复治疗

中药疗法：温胆汤（《备急千金要方》）加减。胆南星、法半夏、陈皮、竹茹，水煎服。痰稠而多者，可加服鲜竹沥水；头痛者，加菊花；热盛伤阴者，加百合、生地黄。方中半夏辛温，燥湿化痰，和胃止呕，为君药。臣以竹茹，取其甘而微寒，清热化痰，除烦止呕。半夏与竹茹相伍，一温一凉，化痰和胃、止呕除烦之功备；陈皮辛苦温，理气行滞，燥湿化痰；枳实辛苦微寒，降气导滞，消痰除痞。陈皮与枳实相合，亦为一温一凉，而理气化痰之力增。佐以茯苓健脾渗湿，以杜生痰之源；煎加生姜、大枣调和脾胃，且生姜兼制半夏毒性。以甘草为使，调和诸药。

单方验方：除痰安寐汤（《中国当代名医名方精选》）。处方：北柴胡、法半夏、炙青皮、枳实、龙胆草、栀子各10g，淡黄芩、竹茹各12g，制南星6g，珍珠母（先煎）60g，礞石（先煎）30g，合欢皮15g，夜交藤、葛根各30g。水煎服。

3. 心肺气虚

精神、行动、饮食皆若不能自主，自汗，头晕，气短乏力，少寐或多寐而睡不解乏，舌淡边有齿痕，两寸脉弱。

（1）康复原则　益气安神，补肺养心。

（2）康复治疗

中药疗法：甘麦大枣汤（《金匮要略》）加味。惊悸、懊恼者，加煅龙骨（先煎）；气阴不足者，可用生脉散加百合、淮小麦、大枣。本方养心气以宁神，益脾土而生金。临床运用时，常加百合、酸枣仁、玉竹、茯神、龙齿之类，神明得守，治节复常，则其病自已。

单方验方：明志汤（《中国当代名医名方精选》），处方：石决明、草决明各30g，远志、蝉蜕、生牡蛎、川芎、疾藜各15g，菊花25g，荷叶10g。水煎服。柔意汤（《中国中医秘书大全》），处方：炙甘草、大枣、白芍各6g，淮小麦、牡蛎各30g，百合、生地黄、龙齿、黑芝麻各12g，麦门冬、柏子仁、竹茹、合欢皮各9g，陈皮3g。水煎服。

【其他康复疗法】

（一）针灸疗法

1. 体针

神门、三阴交。心、肺气虚配心俞、肺俞、厥阴俞，心肾不交配心俞、肾俞、太溪；痰热内扰配肺俞、脾俞、丰隆。毫针刺用补法或平补平泻法，或针灸并用。

2. 耳针

取耳穴之神门、心、肺、脑、下脚端。方法：每次取2~3穴，捻转中刺激，留针2分钟。

（二）按摩疗法

1. 取穴

百会、身柱、至阳、命门、膻中、中脘、气海、心俞、肺俞、肝俞、肾俞、足三里、环跳、三阴交、太冲、涌泉。以推法、揉法、按法（包括点法、压法）为主。

2. 操作程序

（1）患者俯卧，术者站在其右侧，术者用双手掌根部在脊柱两侧从肩部开始，由上而下成直线按推至两侧足跟，反复3~5遍；双手掌在脊柱两侧按揉背、腰部5~6遍；双手掌根部相叠，沿督脉路线按揉5~6遍；指压身柱、至阳、命门，指揉压心俞、肝俞、脾俞、肾俞、肺俞；然后手掌或肘部按揉臀部，指压环跳，揉拿大小腿后侧，压涌泉。

（2）患者仰卧，术者双手掌从患者两侧锁骨下开始，沿足阳明胃经路线向下按推至足尖5~6遍；手掌按揉胸大肌，指压膻中；波形揉捏腹部5~6遍，两手拇指齐压中脘与气海；揉拿大腿内外侧，指压足三里、三阴交、太冲。

（3）患者正坐，术者指压患者百合、风府、风池，拇指与其他四指分开捏肩并数遍，两手拇指齐压曲池与合谷。每次治疗 4 分钟，每日 1 次。操作时，要按以上顺序进行操作。按压每个穴位时，患者要有酸、麻、胀、重或触电样感觉，即"得气"。

（三）气功疗法

气功治疗百合病有多种功法，效果颇佳。较简单的方法之一是患者取坐位或站位，首先入静，继则放松，再则调息。

（四）单验方

宁神灵：柴胡 20g，黄芩、半夏各 15g，生龙骨、生牡蛎各 20g，大黄 7.5g，生甘草 10g，桂枝 15g。剂型为冲剂，开水冲服，每次 14g，每日 2 次。

【康复护理】

百合病以心肺阴虚内热为主要病证，若积极给予养阴清热、清心润肺之剂，加以细心护理，则可治愈，若失治、误治，则易变生他病。痰热内扰证，如过用苦寒药则败胃伤阴，导致胃阴虚明显，此时宜调护胃阴为主，用甘寒生津之品。对于阴虚内热证，在滋阴清热的同时，可酌加益气养阴之品，因病到后期心肺气虚明显，若只是清热，更加伤正气。本病邪少虚多，往往滋阴、益气、补肾等补虚药应用过多，易忽视祛邪。病久难愈，虚实夹杂，若一味补肺只会使邪恋难祛，所以在"补"的同时，酌加祛邪之品往往收效颇佳。

本病之发生，既与精神因素有关，所以精神愉快、心胸开阔至关重要。应尽可能避免外界不良刺激，并合理地安排工作、学习和生活，使脑力劳动与适当的体育锻炼相结合。此外，如患时令疾病，即使病情不重，也不可轻忽，应积极治疗，以防患于未然，以上这些对预防百合病的发生具有积极意义。在护理上，应多向患者做思想工作，耐心地说服、开导，以消除患者的疑虑和紧张。医护人员对于患者的态度尤当和蔼可亲。正确的治疗与良好的护理结合起来，往往可以收到事半功倍的效果。

卑 慄

【概述】

卑慄指因心肾不足或瘀血内阻所致，以自卑愧疚，惊恐胆怯，神气衰颓，怕见人，居暗处，内疚，神识疑虑、恍惚，重者自感有罪，将他人过失归咎于己，常欲赎罪，严重时成妄想或为精神分裂等为主要表现的疾病。

卑慄，卑微、自卑、愧疚之感，慄即恐惧、怯懦之状。卑慄作为病名较早见于《伤寒杂病论·平脉法》："卫气弱，名曰慄；荣气弱，名曰卑；慄卑相搏，名曰损。"由此可以了解卑慄主要是指荣、卫气弱一类的疾病，类似于虚劳（损）。明·戴原礼所著《证治要诀·怔忡》中描述卑慄症状："痞塞不饮食，心中常有所怯，爱处暗，或倚门后，见人则惊避，似失志状。"清·沈金鳌《杂病源流犀烛·心》认为："卑慄，心血不足病也，与怔忡病一类。其症胸中痞塞，不能饮食，如痴如醉，心中常有所歉，爱居暗室，或倚门后，见人即惊避无地，每病至数年"，并提出"不得以癫症治之也""治宜天王补心丹、人参养荣汤、古庵心肾丸"。《类证治裁》中亦有相似记载，不过所用方剂仅为人参养营汤，而没有天王补心丹和古庵心肾丸。

本病相当于西医学所说之神经衰弱、反应性抑郁症、恐怖症等。

【病因病机】

1. 心血不足

心主神明，且主血脉，两者互相为用。故素体阴血不足，或久病耗损阴血，或失血过多，或阴血生成不足，均可导致心血不足。心血不足，则心神失养，神气怯懦，而发生本病。《杂病源流犀烛·怔忡源流》所谓"卑慄，心血不足病也"，即指此病。

2. 心胆气虚

心主神明，胆主决断。因暴受惊骇，如耳闻虚响、目见异物等，损及心胆之气；或平素心虚胆怯之人，精神紧张，忧虑过度，梦寐不解，均可导致心胆气虚，使心神失守，胆失决断，而发本病。

3. 心肾阳虚

《素问·生气通天》云："阳气者，精则养神。"盖肾阳为一身阳气之根本，心阳为气血运行、津液流注之动力，故心肾阳虚，神志失养，则神机不振而失持，发生本病。

4. 痰瘀内阻

若因心神不安，气机逆乱，或郁而生痰，或滞而血瘀，每使痰瘀互结，内阻神舍，神不得归，而发生本病。

卑慄病位在心，由于心虚神怯或肝郁脾虚所致，其发病与肝肾关系密切。古代医家认为是"心血不足病也"，治疗仅从虚立论，现代临床认为卑慄之病，有虚有实，虚者责之心血不足、心胆气虚、心肾阳虚，实者责之痰瘀内阻。往往病情缠绵者，日久难愈，部分患者可转化为癫病。

【诊断】

（一）诊断要点

卑慄之证可以卑、慄各见，又可兼而有之。

1. 卑证

（1）自觉心情压抑、沮丧、忧伤或苦闷。

（2）有以下症状3项以上：①对日常活动兴趣显著减退；②感到生活无意义，对前途悲观失望；③常沉思不愉快的往事，遇事往坏处想；④自觉懒散疲乏，精神不振，脑力迟钝，反应缓慢，缺乏信心；⑤自我评价下降，夸大缺点，或对赞扬无反应；⑥不愿主动和人交往；⑦常唉声叹气，伤感流泪；⑧心境恶劣，烦躁，易激惹；⑨自认病情严重，但又希望治好，要求治疗。

2. 怵证

（1）对某些客体或处境有强烈的恐怖感，如社交、考场、高处、动物等。

（2）发作时可伴有自主神经症状，如心悸、脸红、出汗、手抖、胸闷、尿急等。

（3）明知恐怖不必要、不合理，但无法控制，对恐怖情境有回避行为。

（二）鉴别诊断

1. 卑怵与惊悸怔忡　惊悸、怔忡是患者终日胸中不适，心中急剧跳动，惊惶不安，不能自主，或脉见三五不调，与卑怵相类，皆是由心血不足所致，故《杂病源流犀烛·怔忡源流》谓："与怔忡病一类。"二者的鉴别在于：卑怵之胸中不适，由于痞塞，而惊悸、怔忡缘于心跳，有时坐卧不安，并不避人；卑怵的神志症状较为明显，一般无促、结、代、疾、迟等脉象出现，而惊悸、怔忡较轻，脉象多见三五不调。

2. 卑怵与失志　失志以狂言乱语、忽忽善忘、怯懦害怕、惊惕若捕、悲伤不乐为主要特征，与卑怵惊恐胆怯、神情疑虑、精神惶惑、不愿见人等症状极为相近，故《证治要诀·惊悸怔忡》谓之"似失志状"。二者的鉴别在于：卑怵以自卑愧疚、神情疑虑、遇事不决、事后负疚、追悔不已为主；而失志狂言乱语，无自卑、愧疚感，且忽忽善忘，事后亦不负疚追悔。卑怵虽精神惶惑，羞怯畏缩，独居暗室，但语言表达正常，并不善忘；而失志言语错乱，信口开河，且善忘前言。故据二者的病证特点详加辨析，并不难鉴别。

（三）相关检查

头部 CT、MRI 及其他辅助检查若无阳性发现可排除器质性疾病与本病鉴别。

【治疗】

卑怵在治疗上以补养心血为主要治疗方法，辅以安神定志、理气化痰等治疗手段。根据患者的症状特点，选用四物汤、温胆汤、人参养荣汤等，配合中医针灸疗法、经络氧疗法、五行音乐疗法等，尤其要注重中医心理疗法。

【预后】

本病的发生与体质或精神刺激等因素密切相关。本病以心血不足为病理基础，若能在补益心血的基础上配合一定的心理治疗，患者多可向愈。即使因环境因素、个人因素影响病程较长，总体也能预后良好。

【辨证康复】

卑怵以情志所伤、心血不足、心神失养为主要发病机制，故治疗本病当以疏肝解郁、养血安神作为基本治则，并贯穿于辨证论治的全过程。本病在发展转归过程中，痰浊内阻、瘀血停留属病理性产物，往往使病情复杂或加重。根据治病求本的原则，在采用涤痰开窍或祛瘀开窍治法时，还应针对其致病之源，标本兼顾，以提高疗效。本病在发病病因上与情志因素密切相关，康复也应从此入手，结合患者的具体情况，配合心理治疗手段，重塑认知结构，使患者坚强而富有理想，消除思想压力，坚定治疗信心，是本病康复的重中之重。

1. 心脾两虚

自卑，恐惧，心悸，惕惕然如人将捕之，神疲乏力，头晕健忘，食少便溏，面色萎黄，舌淡，脉弱。

（1）康复原则　益气健脾，养血安神。

心行血以养脾，若思虑过度，耗伤心血，血虚无以滋养于脾，影响脾之健运，又会导致脾虚气弱，健运失司。临床上，既有心血不足之症，又有脾气虚衰之状。

（2）康复疗法

中药疗法：临床上多以人参养荣汤为基本方，补益心脾。若以气虚为主，则病变多偏于脾虚，治宜补益脾气，方选参苓白术散等；若以血虚为主，病变部位多偏于心虚，治宜补养心血，方选养心汤、补心丹等。地、归、芍为养血之品。参、芪、苓、术、甘草、陈皮为补气之品，血不足而补其气，此阳生则阴长之义。且参、芪、五味以补肺，甘、陈、苓、术以健脾，归、芍以养肝，熟地黄以滋肾，远志能通肾气上达于心，桂心能导诸药入营生血。五脏交养互益，故能统治诸病，而其要则归于补益气血也。

2. 心虚神怯

主要证候　自卑，恐惧，胆怯易惊，头晕心悸，精疲乏力，或见失眠多梦，时被惊醒，舌淡，脉弱。

（1）康复原则　重镇安神，益气养心。

本证常因惊恐所伤，动摇心神引起；同时还应提高心理素质，避免不良精神刺激。

（2）康复疗法

中药疗法：临床上多以琥珀养心丹（《证治准绳·类方》）为基本方，养心安神。心气不足者常有不同程度的心功能减退，可加人参皂甙片、福寿草甙片或生脉注射液、人参注射液，或重用黄芪至30g。生地黄养心阴以制火，人参补心气以宁心，黄连清心火之妄动，龙齿定魂魄之飞扬，枣仁滋养心神，远志交通心肾，归身养血荣心，柏仁养心气，琥珀利心营，菖蒲开心气以通窍，牛黄凉心热以定惊，朱砂镇心气安心神，更以猪心血引之入心，金箔制肝坠热，灯心泄热从小便去也。

3. 肝郁脾虚

心情抑郁，神情不舒，自卑恐惧，胸闷烦躁，不愿与人交往，食欲不振，便溏不爽，神疲乏力，或见肋胁胀痛，舌淡，苔薄，脉弦。

（1）康复原则　疏肝健脾。

本证多因情志不遂，郁怒伤肝，肝失调达，横乘脾土；或饮食不节，劳倦太过，损伤脾气，脾失健运，湿壅木郁，肝失疏泄而成。

（2）康复疗法

中药疗法：临床上多以逍遥散（《太平惠民和剂局方》）为基本方，疏肝健脾。心烦失眠，加丹参、炒枣仁；胁痛甚加延胡索、桃仁；腹中冷痛，加吴茱萸、高良姜；少腹痛加乌药、小茴香。本方既有柴胡疏肝解郁，使肝气得以调达，为君药。当归甘辛苦温，养血和血；白芍酸苦微寒，养血敛阴，柔肝缓急，为臣药。白术、茯苓健脾去湿，使运化有权，气血有源；炙甘草益气补中，缓肝之急，为佐药。薄荷少许疏散郁遏之气，透达肝经郁热；烧生姜温胃和中，为使药。

4. 脾肾阳虚

神怯易惊，自卑恐惧，反应迟钝，心情沮丧，性欲减退，畏寒肢冷，腰膝酸软，腹胀便溏，或完谷不化，舌淡，苔白，脉沉细无力。

（1）康复原则　温补脾肾。

本证多以脾肾阳虚、阴寒内盛为特征。有脾阳虚、肾阳虚的临床表现，以及阳虚阴寒内盛的见症。

（2）康复疗法

中药疗法：临床上多以附子理中汤为基本方，疏肝健脾。方中附子为君药；人参补气益脾；白术健脾燥湿；甘草和中补土。

【其他康复疗法】

（一）针灸疗法

1. 虚证

心俞、脾俞、胃俞、足三里、三阴交、间使。补法，或平补平泻，留针30分钟。

2. 实证

神门、大陵、内关、肝俞、脾俞、足三里、风池、风府、中脘。泻法，每次4～5穴，交替使用，留针30分钟。

（二）单验方

1. 石菖蒲、远志各60g，茯苓、人参各90g。共研细末，炼蜜为丸，每服9g，每日3次。

2. 人参、枳壳、五味子、桂心、菊花、山萸肉、枸杞各30g，柏子仁、熟地黄、酸枣仁各45g。共研细末，每服6g，每日3次，温酒调下。

【康复护理】

本病的发生与体质或精神刺激等因素密切相关。因而，增强体质、培养独立生活和果断处理事物的能力、保持心情舒畅、避免不良的精神刺激与惊骇因素，是预防本病的重要措施。

保持病室与环境的安静，减少外界的干扰，消除患者的精神紧张或疑惧心理，积极接近和亲近患者，取得患者的信任，使患者积极配合治疗。

待病情缓解或稳定后，引导患者参加一些健康而感兴趣的活动，扩大与外界的接触，开导患者正确对待疾病，努力克服性格自卑孤僻的弱点，常可收到较满意的疗效。

脏　躁

【概述】

脏躁是因七情内伤，以致郁而化火，灼伤五脏之阴液，虚火内动扰于心神所引起的一类神志疾病。以患者无故出现悲伤欲哭，喜怒无常，躁动不安，或忧郁不宁，精神恍惚，呵欠频作等为主症，发病时不能自控，以单一症状或诸症并见为主要临床特征。本病女性多于男性，尤以中青年女性多见。

脏躁一词始见于《金匮要略·妇人杂病脉证并治》："妇人脏躁，喜悲伤欲哭，像如神灵所作，数欠伸。"此后，历代医家多沿袭其论述，采用甘麦大枣汤治疗。对孕妇出现本证时，清代《胎产合璧》曰："孕妇脏躁，无故悲泣，名曰孕悲。"而《医宗金鉴》对其病因病机、症状进行概括："心静则神藏，若为七情所伤，则心不得静，而神躁扰不宁也。故喜悲伤欲哭，是心不能主情也。"且本书首次把脏躁纳入精神情志疾病的范畴。王肯堂《证治准绳·女科》以红枣烧存性，米饮调服，治脏躁。

从临床表现来看，西医学中的神经官能症、围绝经期综合征、癔病、精神病等疾病出现类似症状者，可参考本节内容辨证论治。

【病因病机】

本病与患者的体质因素有关，常因精神、心理因素诱发，多有情志内伤，或精神抑郁、所愿不遂等病史。性格内向之人，素多抑郁，诸如思虑、忧愁、悲伤、窘困、委屈等消极的情感活动易强烈或持久，以致郁而化火，灼伤五脏之阴液，脏阴亏虚，五脏失养，阴阳失调，气机逆乱，虚火扰于心神，心神不宁，心神失养而出现干燥躁动之象，故发为本病。女性因经孕产乳，精血暗耗，更易导致机体阴阳失调，气机紊乱，五脏失于濡养，五志之火内动，上扰心神，发为脏躁。

本病病理因素与患者脏阴不足的体质因素有关外，精神心理因素在发病中的作用也很重要。五脏失于濡养，脏阴不足，五志之火内动，上扰心神为患。本病以内伤虚证为主，因五脏阴血虚失养所致。病变所属脏腑主要为心肝脾，久而伤肾。本病的转归预后关键在于早期诊断，及时治疗，重视致病因素的解除，情志调护，避免复发。

【诊断】

1. 诊断要点

（1）病史　平素多有精神抑郁，肝郁不舒，情志内伤或过度思虑等病史。

（2）临床表现　以精神抑郁、情绪低落、烦躁不宁、呵欠频作、悲伤欲哭、哭后恢复如常为特征，也可出现情绪不稳定，喜怒、哭笑无常，常反复发作，发作过后复如常人。病证可因暗示而产生，亦可因暗示而改变或消失；发病时可出现各种复杂的临床症状，但病情严重程度常与体征不相吻合，却与精神心理因素密切相关，常可找到一些诱发的因素。《金匮要略》曰："妇人脏躁，喜悲伤欲哭，象如神灵所作，数欠伸，甘麦大枣汤主之。"指明了本病多见于妇女及其临证的特征。

（3）检查　无相关的器质性病变。神经系统检查多无阳性体征。

（4）诊断　应着重了解患者的性格倾向，找出可能致病的心理因素。

2. 鉴别诊断

（1）脏躁与郁证　两者均可因七情内伤所致。但郁证则情志抑郁，不喜言，常伴有脘闷不舒、嗳气、胸胁胀闷不适或咽中如有物梗塞。

（2）脏躁与狂证　两者均有神志症状，皆可出现哭笑无常等症。然狂证由痰火扰乱心神而致，属实证，好发于青壮年，男女比例无显著差异，神志失常症状很难自行缓解，临床以喧扰不宁、语无伦次，甚则躁妄打骂、登高而歌、弃衣而走等为主症。而脏躁女性多于男性，属虚证者多，神志病证较轻，在情志变化或精神因素的刺激下，呈间歇性发作，临床以悲伤欲哭等为主症，哭后恢复如常为特征。体检多无阳性体征。

【治疗】

本病属内伤虚证，病位在心、脾、肾，故虽有火不宜苦降，虽有痰不宜温化，当以甘润滋养法治之。方药予以甘麦大枣汤或加味治疗。若病见腰膝酸软，头晕耳鸣，神志恍惚，或喜笑无常，或悲哭，或心烦易怒，舌红，脉弦细略数，证属肝肾阴虚，治宜补益肝肾，养心安神，方用百合地黄汤合甘麦大枣汤。

【预后】

本病为脏阴不足，阴阳失调，气机逆乱而出现干燥躁动之象，是五脏失养导致的情志异常，病程短者，预后良好，多可在短期内治愈。但其与情志因素密切相关，如致病因素未解除者，可反复发作。应注意预防复发。

【辨证康复】

本病的康复应从整体出发，形神共治，以疏畅情怀，养脏润燥，促使心身康复为原则。因其病机关键是因五脏失养所导致的情志异常，故当以甘润滋养法治之。且本病与精神心理因素密切相关，应注意寓药物于心理治疗之中。其次康复必须与临床辨证结合起来，采用辨证康复原则。本病虽属内伤虚证，也存在肝郁气滞或痰浊闭塞清窍等虚实夹杂情况，临证时应根据患者个体病情，加以辨证分析。发病期，以甘润滋养法为主；缓解期应注意疏肝理气化痰，养血调神。未发之时，尤其是欲发之前，通过语言、暗示等方法，设法转移患者情志，并选择性地利用中医康复方法，改善或弥补体质上的某些偏颇或缺陷，做到防治结合。

精神不振，情绪低落，神情恍惚，心烦不宁，夜卧难眠，发作时悲伤欲哭，呵欠频作，不能自主，哭后恢复如常；甚则苦笑无常，伴口干、大便燥结；舌红，或嫩红，苔少，脉弦细或细弱而数。

（1）康复原则　养心安神，甘润健脾。

康复上应注意综合治疗，结合针灸、按摩、环境疗法、传统理疗等疗法，尤其是中药与气功疗法，长期坚持即能防病治病，强身壮体，却病延年。应注意，本病治愈后易于复发，平素应注意养生调摄，巩固疗效，防止或预防复发。

（2）康复疗法

中药疗法：甘麦大枣汤（《金匮要略》）加味。《素问·脏气法时论》云："肝苦急，急食甘以缓之。"《灵枢·五味》亦云："心病者，宜食麦。"故方中以甘草甘平补中缓急泄心火，小麦养心血安神，大枣生津除燥。三药配合，可养血生津、补脾润燥、安心神止悲。如心神不宁偏重者，加酸枣仁、麦门冬、龙骨、牡蛎、远志、琥珀、茯神之类；夹痰热者，加竹茹、黄连、贝母、胆南星之类；若阴血虚生风而见手足蠕动或抽搐者，加当归、生地黄、珍珠母、钩藤等；躁扰、夜寐不安者，可配制首乌、柏子仁、酸枣仁、茯神等；若病见腰膝酸软，头晕耳鸣，神志恍惚，或喜笑无常，或悲哭，或心烦易怒，舌红，脉弦细略数，证属肝肾阴虚，治宜补益肝肾，养心安神，方用百合地黄汤合甘麦大枣汤。

针灸疗法：心俞、神门、胆俞、内关诸穴。耳针取神门，心、肾、脑诸穴。用补法或平补平泻法。耳穴行电针或埋针。每日1次，留针20分钟，10天为1个疗程。

烦躁者，加肝俞、行间诸穴，用泻法；抑郁者，加脾俞、神门、百会诸穴。体质虚弱病人，可配用灸法，取穴同体针，每次艾灸20分钟，每日1次，10天为1个疗程。心神惑乱者，加通里、三阴交、太溪。

【其他康复疗法】

（一）情志疗法

针对患者发病前多郁闷不畅，或长期心理失衡，既病之后，又以心神失常为主，故康复治疗时应首重精神心理的康复。首先，家人、医护人员要关心、爱护病人，创造良好的治疗环境。其次，宜善言开导，语之以其善，开之以其苦，使病人解除疑虑，稳定情绪，积极治疗。治疗上当以喜疗为主，掌握病人喜好之事物，"投其所好"，或以真实，或以假哄，使之喜从心出，以摆脱悲伤心情。久病悲泣者，形成固执的低沉悲伤心情，有时当以大喜之事强胜之，才能取效。如事前作好周详的准备，造成暗示有喜的气氛，使病人对突如其来的大喜讯、喜事，感到符合逻辑，深信不疑。悲泣被制止之后的缓解期，当继续稳定其情绪，按照不同职业、性格选择笑料，保持患者心情舒畅，喜笑颜开，对所遇见之悲喜事物，建立正确对待的态度，改变其不正确的非现实性认识，帮助排遣负性情绪，逐步展现美好前景，形成乐观向上的态度，以巩固康复效果。使患者感受到被理解、被尊重、被关怀和被需要。治疗还可采用移情疗法，转移患者的注意力。恢复期及间歇期，还应排除各种易导致忧思、困扰的刺激。

治疗过程中结合音乐、文娱、香花疗法、色疗法等。音乐疗法可选择高昂的、激动的、振奋的、动听或轻快、流畅的音乐。还可采用声疗，使之听春天百鸟齐鸣的自然乐声，激起对生活的乐趣；或听汹涌澎湃的咆哮声，激起宽阔的情怀。文娱疗法，关键在于培养患者的兴趣，避免单调、乏味。除音乐外如应用相声、喜剧、弈棋、养花、书画等。总之以能疏畅情怀、提高情趣为原则。还可采取群体游乐活动，以活动身体，提高志趣，相互激励。香花疗法，以解郁方、定志方等为宜。色疗法，配以暖色、红色、喜色为宜。适当安排劳动、学习、工作等，引导其扩大活动范围，开阔心胸，积极进取。总以愉快、轻松、喜乐为原则，以解郁、宁神、定志为宜，务使肝气条达、心神振奋、血脉畅通，使精神内守，疾病痊愈。

（二）饮食疗法

脏躁患者因阴虚气亏，饮食应以气味清淡、营养丰富为原则。平素注意滋阴润燥，忌服辛辣、甘肥之物，应戒烟、限酒，以免灼伤阴液，导致阴虚火旺，热扰心神。可以根据个人的口味、习惯对食物进行加工，增进患者的食欲，利于患者康复。并多选择补养心、脾、肾的食谱。如甘麦豆枣汤（甘草、小麦、绿豆、大枣）能补益心脾、安心宁神；莲子百合汤（莲子、百合）能清心宁神，滋养脾肾；糯麦灵芝粥（糯米、小麦、灵芝、白砂糖）能补益心脾、宁心安神；菖蒲拌猪心（石菖蒲 30g，猪心 1 个）具有养心安神开窍之功。柏子仁花生糯米粥（柏子仁 15g，花生米 30g，糯米 30g）具有养心安神、健脾和胃之功。

（三）传统体育疗法

可舒展筋骨、畅通血脉，根据患者的精神与体力的不同，可选体态练功，每次半小时，每日 3～5 次。随着精神、体力的恢复，可进一步增加活动量，学练太极拳、五禽戏、八段锦，应坚持不懈，注重运用呼吸、姿势、意念活动，以调整阴阳气血，使气血活畅，生机活泼，加快康复。

（四）传统物理疗法

可采取短时温泉水浴、经期足浴，每次 20～30 分钟。水温34～36℃为宜，此温度与人体的体表温度接近，洗浴后入睡，能缓解紧张抑郁情绪、帮助入眠。

（五）环境疗法

脏躁患者往往心理过于敏感，易受周围环境的影响，可根据这一特点改善不良的环境，并利用有利环境，发挥康复治疗作用。如苦于家境不宁或人事不和，应避其烦扰，迁居宁静之处，尤宜选择山明水秀、鸟语花香之地静养。若抑郁气结、心神苦闷者，可观鱼赏花、漫游赏景、危险活动等，以消愁除烦、养心怡神。

【康复护理】

对于脏躁患者，在康复护理过程中，宜采取整体的康复护理。

1. 摄生调护

脏躁患者为虚证，日常生活中注意摄生调护，这比治疗更为重要。首先，精神调养对脏躁患者十分重要，不良的情志刺激不但会导致疾病的发生，也会导致病情加重，所以让其乐观待病，保持心情舒畅，坚定信心，使脏腑调和，气血通利，利于康复。其次，脏躁患者由于常处于抑郁情绪中，少动懒言，应督促其处理好个人卫生。督促患者服药，并仔细观察其服药情况，给予纪录，为医生的治疗提供依据。由于患者心理常处于消极状态中，故病室和居住环境应当整洁明亮，房间色彩明快，房间经常通风，保持空气新鲜，室内温湿度适宜。合理安排作息和时间，起居有常，保证患者的正常睡眠，帮助患者实现整体全面康复。

2. 情志护理

有效的心理干预可消除患者的抑郁、烦恼、消沉等不良心理因素，应以疏畅情志为主，通过与患者谈话、交流等信息反馈，了解患者的生活习惯、兴趣爱好和性格特征，分析致病原因，掌握病人喜好，"投其所好"，使得患者摆脱悲伤心情。也可采用疏导、移情等方式，把患者心理症结充分表达出来，把各种不正确的认识及病理心理引向正确、健康的轨道，解除致病因素，促使机体脏腑气机调顺。还可通过行动、语言、情景感染等方式，调动患者的积极性，使患者移易精气，达到调整气机、精神内收的目的。另外，也要对患者家属进行心理教育知识普及，使其与康复护理人员相配合，共同调整患者的心理状态。

3. 饮食护理

对于内伤虚证的脏躁患者康复，饮食调理尤为重要。机体全赖饮食水谷以充养，应坚持饮食康复治疗的原则，向患者及家属详细讲解饮食中注意点，忌辛辣厚味、不洁之物，戒烟酒，避免过饥过饱，不偏饮、偏食。引导患者合理、平衡饮食，起居要有规律，坚持动静结合，促进脾胃功能的恢复，以养五脏。

4. 运动护理

护理人员应根据患者情况，在患者充分休息、睡眠、保证安全的前提下，鼓励其户外活动，积极进行适当的体育锻炼，如散步、慢跑、日光浴、空气浴及温泉浴等，或练习八段锦、太极拳等。另外，虚损患者因正气耗伤，抵抗力低下，易受外邪侵袭，因此应注意避风冷，适寒温，尽量减少感冒及其他病邪的侵入。根据病情，禁止或节制房事以免耗伤精气，影响康复。

烦　躁

【概述】

烦躁指心中烦闷不安，急躁易怒，甚则手足、动作及行为举止躁动不宁的表现。胸中热而不安叫"烦"，手足扰动不宁叫"躁"。烦与躁常并称。烦躁是神志病中常见证候，在神志病中许多躯体疾病的发病过程中均可出现烦躁。

烦、躁二证合称早在《黄帝内经》中就已经提出，《素问·至真要大论》曰："少阳之复，大热将至……心热烦躁。"对烦躁的病因明确提出为热邪所引起。该篇中还提到："少阴之胜，心下热，善饥，脐下反动，气游三焦，炎暑至，木乃津，草乃萎，呕逆，烦躁。"在此提到烦躁乃少阴心热所引起。《素问·气交变大论》说："岁土太过，雨湿流行，肾水受邪，民病体重烦冤。"这认为烦躁是由肾水不足、水火失济而心火扰动所引起。《素问·至真要大论》又说："少阳司天，火淫所胜，则温气流行，金政不平，民病头痛……烦心脑中热。"这指出了温热之邪流行而内犯五脏，浊气下降故心烦、头痛、脑中热。《黄帝内经》已较明确地阐述了烦躁的病因以外邪内侵为主，病位主要在心肾，以及与其他脏腑有关的发病机理。烦躁有虚实寒热的不同。温热病邪热入里，则见高热、口渴、胸中烦闷、手足扰动，是阳明实热。因阳明主四肢，热盛故四肢扰动。大都由烦到躁，称为"烦躁"；如只是烦热口渴而无手足扰动的，则称"烦渴"，这是热盛伤津之象。热病后期或外感病经过汗、吐、下后，余热未清，胸中烦热，睡眠不宁，这是虚火内扰，称为"虚烦"，属虚热证。若烦而身冷，手足作无意识动作，形倦神疲，口干不饮，脉细弱，称为"躁烦"，是虚阳扰动，属虚寒证。

本病与更年期综合征、广泛性焦虑及神经衰弱等病象类似，临证时可参照本病诊治。

【病因病机】

1. 热邪扰心，心神不安

《素问玄机原病式》说："躁扰，躁动烦热，扰乱而不宁，火之体也。热甚于外，则肢体躁扰，热甚于内，则神志躁动，反复颠倒，懊恼烦心，不得眠也。"外感六淫传里化热，热炽津耗，腑气壅滞，热浊熏心，上犯清灵，心神失舍，或邪郁半表半里，少阳转枢失灵，胆气不舒，心神内动，故烦躁不宁。

2. 阴血亏虚，虚火扰神

《证治要诀》谓："汗下霍乱吐泻后，因渗泄而津液去多，五内枯燥者，皆能虚烦，以阴血不足以济阳，阳气偏盛，故虚热而烦。"《金匮要略·血痹虚劳》篇云："虚劳虚烦不得眠，酸枣仁汤主之。"久病伤阴，或七情内伤，或年老体衰，肾阴不足，水亏火浮，上扰心神，故烦躁。

3. 阳气浮越，沉潜不利

李东垣曰："胃气虚弱，加之劳役过度，出现烦躁，但见欲坐泥水者，其阳先亡，属真寒假热的'阴躁'证。"徐灵胎曰："此阳气不摄而烦，所谓阴烦也。"说明烦躁并不全是因热而致。言躁为阴，躁出乎肾，系无根之火，实非火也。由于阴寒内盛，逼阳于外，阳气浮越，失于潜藏而致心神被扰，故出现烦躁。

4. 心脾两虚，心神失养

《金匮要略》曰："邪哭使魂魄不安，血气少者属于心。"焦思过度，心脾两虚，气血虚损，心气浮躁而心神不稳，故出现烦躁。

烦躁的发生主要是由于素体气、血、阴液不足，脏腑阴阳失调，心神失养；或由于外感六淫之邪，或内伤七情，气滞血瘀，痰火上扰心神而引起神志不安，坐卧不宁；也可继发于大病久病，或因感受外邪，治疗失当导致余邪内伏、心神被扰而出现烦躁不宁。烦属心，躁属肾，但烦不躁，是火动水未亏，或先烦后躁，多为外热，无根之火，属实证，皆属易治；但躁不烦，乃水亏及脑，或先躁后烦，水克火也，虚证凸显，治疗棘手，预后较差。本证经过积极适时的治疗，一般预后较好。

【诊断】

1. 诊断要点

（1）烦躁是指各种精神类或躯体疾病中烦扰不安，兼见躁动不得安宁，两种症状同时存在。

（2）在临床表现上，烦多为心烦，表现多在胸中，为患者自觉症状。躁为躁扰，表现多在手足，病形在外，容易被他人觉察。

（3）另可有坐卧不安，辗转反侧，烦闷不舒，失眠，往来踱步，甚则心如火烧，急躁易怒，大声喊叫。

2. 鉴别诊断

（1）烦躁与谵语　症状上，烦躁手足乱动为躁扰，无胡言乱语；谵语手足乱动为循衣摸床，有胡言乱语。神志上，烦躁神识清，谵语神识不清。性质上，烦躁虽多实证，但也有虚证；谵语多属实证。烦躁实证是昏迷的前兆，虚证是阴阳即将离决的危候，谵语往往是烦躁的发展，此类烦躁多为热性病所致。

（2）烦躁与惊证　两者同属神志变化，但惊证以自我感觉为主，烦躁除自我感觉外，尚有外部体征；惊证多因受惊或思虑过度，烦躁多为实热证候；惊证病情较缓和，烦躁病情较急骤。

（3）烦躁与恐证　烦躁为实证，恐证多虚证。烦躁有外感因素，恐证多内伤因素。烦躁由外部的体征可供察证；恐证多为自身感受，严重者或有股肱颤抖。

（4）烦躁与心悸　烦躁为心中烦热不安，手足躁扰，发病急；心悸自觉心中跳动不安，无手足扰动。烦躁时作时止，病程短，心悸时有时无，病程长；烦躁多属实、热、痰，心悸多属虚、饮、寒。

3. 相关检查

体温、脉搏、心电图、血常规等检查排除严重躯体疾病的可能。

【治疗】

烦躁的治疗应首先着眼于调神，调神不可忽略调养气血。调养气血必须抓住各脏腑功能活动的基本病机辨证治疗，邪热、痰火、瘀血等实证烦躁，分别以泻火清脑、清热醒脑、透邪和脑、化痰宁神或祛瘀通脑为主，重在祛邪；阴虚火旺等虚证烦躁以滋阴降火、安神养髓为主，重在扶正；阴阳气血欲脱之烦躁险证，急须固脱，以回阳救急或益气生津。

【预后】

神志病中，发病伊始或中期，无论先烦后躁，还是先躁后烦，皆属易治，预后好。病程长者，预后较差。

【辨证康复】

烦躁的病因病机极为复杂，遍及六经，内涉五脏六腑，寒热虚实，繁杂多端。其有因热者，亦有因寒者。因热者，多为邪热内扰心神，心神不安所致。热有实热虚热之分。因寒者，重在少阴，累及心肾，常由阳气虚，心失所养；或阳虚阴盛，虚阳外扰所致。寒有阳气虚与阳虚阴盛之分。康复原则上，总以扶正祛邪、调整阴阳为总则，从整体观念出发，形神共养，全面调治，整体康复。另外康复必须与临床辨证结合起来，采用辨证康复原则。《素问·至真要大论》说："谨察阴阳所在而调之，以平为期。"临床上须掌握虚实补泻规律，结合证型，虚者以补为主，实者以泻为期，虚实夹杂者，又当攻补兼施。发病期，属狂躁者要压抑之，低沉者要开导之。

1. 痰热内扰

身热面赤，胸闷气急，烦躁不宁，心中灼热，小便黄赤，大便秘结，失眠多梦，易惊易醒，舌质红，苔黄腻，脉滑数。

（1）康复原则　前人有谓"痰为百病之源"。痰湿日久化热，痰热内扰，发为烦躁。痰热的成因复杂，有因气滞痰凝者，有因脾失健运者，有因胆虚而邪干者，故治疗以清热豁痰、宁心安神为大法。

（2）康复疗法

中药疗法：临床上多以温胆汤（《千金要方》）为基本方，以清热豁痰、宁心安神。酌加理气、健脾之药，常选用陈皮、枳壳等配伍，陈皮能于行气中寓化痰之功，枳壳宽胸快膈，针对痰气互结，有"结者散之"之效。脾为生痰之源，故痰热烦躁，亦当酌配健脾助运之品以固其本，以白术、茯苓合用。白术健脾助运以燥湿化痰，茯苓运化痰湿、补脾宁心，二药合用有澄源治本之意。若肝郁重者，用四逆温胆汤；心烦口苦甚者，加黄芩、黄连；口干舌燥者，去半夏加天花粉。

2. 肝郁脾虚

心烦抑郁，情绪不宁，或善太息，不欲食，胸部满闷。甚者烦躁易怒，口苦而干，头痛，目赤，耳鸣，大便先干后稀，舌淡，苔薄，脉弦。

（1）康复原则　疏肝理脾，养血清热。

本证多因情志不遂，郁怒伤肝，肝失调达，横乘脾土；或饮食不节，劳倦太过，损伤脾气，脾失健运，湿壅木郁，肝失疏泄而成。

（2）康复疗法

中药疗法：临床上多以丹栀逍遥散为基本方，以疏肝、养血、理脾、清热。可加郁金强化疏肝利胆、凉血清心之效。若兼见失眠严重者，可配钩藤、夜交藤之类；若热势明显、口苦便秘症状突出者，可用黄芩、龙胆草、大黄泄热通腑；若肝火犯胃、嘈杂吞酸、嗳气呕吐者，可加左金丸；可酌加健脾理气之品，如砂仁、甘松、香橼、佛手、绿萼梅等；或用养血柔肝之品，配酸枣仁、柏子仁、何首乌、阿胶等；若血虚明显，烦躁又少气乏力者则需气血并补，选用当归补血汤、归脾汤等入方中进行配伍。柴胡疏肝解郁，使肝气得以调达；当归养血和血；白芍养血敛阴，柔肝缓急；白术、茯苓健脾去湿；炙甘草益气补中，缓肝之急；加入薄荷少许，疏散郁遏之气，透达肝经郁热；烧生姜温胃和中；牡丹皮泻血中伏火，山栀泻三焦之火，导热下行，兼利水道，二药皆入营血，以宁神。

3. 少阳郁热

烦躁惊惕，胸胁满闷，口苦，咽干，目眩，或肢体困重，不可转侧，小便不利，苔薄黄，脉弦或弦数。

（1）康复原则　和解少阳，清热除烦。

（2）康复疗法

中药疗法：治疗以和解少阳、清热除烦为法，可用柴胡加龙骨牡蛎汤加减。其中柴胡疏肝解郁，升清阳、降浊气、通利三焦，为肝胆之要药，现代医学研究更证明其有镇静之效。且柴胡醋炒可强化疏肝之力，或酌配白芍、枳实，寓四逆散之意，与香附、川芎、陈皮同用，寓柴胡疏肝散之意；此皆可强化疏理气机的效果。龙骨、牡蛎配伍，则有镇静安神之效。

【其他康复疗法】

（一）针灸疗法

1. 体针

曲池、大陵、水沟、隐白、少商、风府、丰隆诸穴。可采用毫针刺，泻法。

2. 耳针

心、胃、神门、枕小神经、皮质下、脑干等穴，用埋针或埋豆。

3. 电针

百会、定神、太阳、本神、头颞、大棱、印堂、合谷、内关、足三里、三阳交、丰隆、太冲透涌泉等穴。

4. 穴位挑刺

取隐白、少商穴，用三棱针挑刺出血，隔日 1 次，6 次为 1 个疗程。

5. 穴位注射

心俞、间使、巨阙、足三里、三阴交。采用 25mg 氯丙嗪注射液，每天 1 次，每次 1～2 穴，各穴交替使用。

（二）沐浴疗法

可采取睡前足浴，每次 20～30 分钟。水温 34～36℃为宜，此温度与人体的体表温度接近，能镇静、助眠，每日 1 次。

（三）冷敷

以井水浸湿毛巾，冷敷额部及心窝部，毛巾不凉复以井水浸湿，频频易之。

（四）单验方

知母 10g，麦门冬 30g，石膏 60g，朱砂和琥珀散（冲服）2g。水煎顿服。睡前 1 次。

【康复护理】

1. 保持情绪安定，精神乐观，避免情志病变发生。有效的心理干预可消除患者的紧张、烦恼、愤怒等不良心理刺激，帮助患者树立战胜疾病的信心。

2. 外感发热要及早治疗。密切观察神态的变化。

3. 常用温水擦身，保持皮肤清洁。

4. 多饮温开水或温淡盐水。

5. 卧室安静，减少探视来人。给予富有希望的语言安慰，以提高患者治愈疾病的信心。

6. 记录患者每天出入量。

喜 证

【概述】

喜证是因情志因素刺激，导致火邪上扰，神明错乱，或精血亏损，神明失养，所引起的一类神志疾病。以喜笑不休、狂笑不止、独自发笑、喜乐失常等症状为主要临床特征。本证为心神病变中常见病证之一，好发于女性。

本证首见于《黄帝内经》，如《素问·调经论》云："神有余则笑不休。"《灵枢·

本神》云："心气虚则悲，实则笑不休。"说明善喜为心有实邪所致，指出善喜之病在心，本病之生起于心，既病之后又伤于心。唐宋之前对本证的认识，多宗《黄帝内经》之说，认为病因是伤于喜，病机在于心气实。如《针灸甲乙经》有："善笑而发于外者，得之有所大喜。"《诸病源候论·心病候》云："心为脏主里，心气盛，为神有余……善笑不休，是心气之实也。"金元及明清时期，对本病病因病机的认识逐渐完善，多数医家认为是由心火所致。明代《寿世保元》云："喜笑不休，心火炽盛也。"金代《素问玄机原病式·热类》谓："故病笑者，火之甚也。"明代《证治准绳·神志门》云："喜笑不休，喜笑皆属心火。"在本证的治疗方面，清代张璐在《张氏医通·神志门》中提出以黄连解毒汤加味治疗善笑，曰："喜笑不休，河间云喜笑者皆心火盛也，五行之中唯火有笑，昔治之笑不休，口流涎，用黄连解毒汤加半夏、姜汁、竹沥而笑止。"此外，郁怒化火，肝胆火逆或痰火为患，痰多气郁皆可导致善喜病变。清代林佩琴在《类证治裁》中载："少年情怀不遂……独言独笑……自属肝胆火逆，直犯胞中。""王氏，独言独笑，痰多气郁，用温胆汤降涤扰心涎沫，数眼效。"

从临床表现来看，西医学中的精神分裂症、情感性障碍、神经症性障碍、老年器质性精神障碍等以善喜为主症者大致相当于本病，可参照本节内容辨证论治。

【病因病机】

1. 心火炽盛

心主神明，在志为喜，在声为笑，五行中属火。若阳盛之体，心火独亢；或五志郁而化火，或嗜食肥甘厚味及烟酒等物，久而化火，火邪内炽，心神不宁，浮越于外，则喜笑不休。

2. 痰火扰心

七情内伤，气机郁滞，久郁则滞脾碍胃，或饮食不节，脾胃受损，运化失司，聚湿成痰，痰郁化火；或气郁化火，火炼津液为痰，痰因火动，痰火上扰，心窍蒙蔽，神明逆乱而狂笑不止。

3. 肝郁化火

所欲不遂，郁怒伤肝，木失条达，肝失疏泄，气机郁结，久而从阳化热，火热内生，内扰神明，神魂不守则其人情绪不宁，喜笑常作。

4. 水火失济

情志所伤，五志过极，郁而化火，心火内炽，不能下交于肾；或久病及肾、房劳过度、过服温燥劫阴之品致肾阴亏损，肾水不足，不能上交于心，遂致心肾不交，心神不明，肾志失聪，故喜笑由作。

5. 精血亏损

年迈之人，五脏之气虚衰；或久病之躯，肾之精血亏损，气血虚衰无以充养先天肾元，供养心脏神明；肾精亏损，不能生髓养脑，上奉脑神，心脑失健，神明失用，故有喜笑之病。

本病一般是在情志因素的刺激下突然发病，喜为主要情志刺激因素。病机要点有二：一是火邪上扰，神明错乱；二是精血亏损，神明失养。本病初起因实者居多，然由于脏腑功能失调，气血津液代谢紊乱，病程较长则亦可形成虚实夹杂之证。病变所属脏腑主要在心，兼及肝肾两脏。本病的转归预后关键在于早期治疗，避免精神刺激，本证在诱因下突然起病，临床以大笑为特征者，具有缓解快、预后佳的特点。而无明显诱因起病，以微笑、小笑为表现，或病程日久，反复发作者，预后较差。

【诊断】

1. 诊断要点

（1）有明显的精神刺激因素或有精神分裂症、癔症、情感性神志病、反应性神志病、老年痴呆等神志病的病史。

（2）出现不能控制的喜笑不休或大笑、狂笑的临床症状。

（3）病程持续 1 周以上。

2. 鉴别诊断

（1）喜证与癫狂　两者均可有喜笑的症状，临床表现颇有相似之处。癫证多自笑或笑不出声；狂证多大笑、狂笑，喜笑有声。然癫证有疯癫之症，可表现为沉默呆滞、独言自语、语无伦次等；狂有狂躁之症，可表现为精神亢奋、登高而歌、弃衣而走、狂躁外越、伤人毁物等。喜证亦见可见喜笑不休、自笑、狂笑等，但不一定伴有癫狂之兴奋性及抑郁性的神志失常。

（2）喜证与痴呆　两者均可有善喜症状，症状表现亦有相似之处。然痴呆以智能低下为突出表现，以神志呆滞、愚笨迟钝为主要证候特征，且笑为傻笑，或忽哭忽笑，强哭强笑等。喜证亦可见喜笑不休，但多数为情志因素所诱发，一般不伴有智能低下的表现。

（3）喜证与脏躁　两者均可出现善喜的症状表现。脏躁以精神恍惚、悲伤欲哭、喜怒无常为临床表现，鲜有单独出现喜笑症状者，多为喜笑、苦恼并作。喜证多以喜笑症状单独出现。

3. 相关检查

头部 CT、MRI 及其他辅助检查一般无阳性发现，或虽有阳性发现但不足以引起本病症状表现。

【治疗】

喜证的病理特点以实证居多，虚实夹杂，其治疗当以祛除实邪为总则，通过清泄火热实邪，兼以补养脑神，解除病理状态。初期多以火热实邪为主，治当祛除实邪；中期以虚实夹杂多见，治疗当扶正祛邪，攻补兼施；后期若失于调治，日久可为精血亏损之虚证，当以补益为先。同时，加强护理，减少情绪刺激的因素，不仅是防病治病的需要，也是防止病情反复与发生意外不可忽视的措施。

【预后】

喜证多因情志因素的刺激而发病，进而出现心火炽盛、痰火扰心、肝郁化火等实证。病情的轻重转归，与情绪因素的刺激祛除与否有密切关系。若治疗调护失当，善喜久治不愈，日久可致精血亏耗，心神大伤，部分患者可成癫狂或痴呆之证。

喜证的预后，关键在于早期治疗，避免精神刺激。本证在诱因下突然起病，临床以大笑为特征者，具有缓解快、预后佳的特点。而无明显诱因起病，以微笑、小笑为表现，或病程日久，反复发作者，预后较差。精血亏损之善喜，治效难显，若持续服药治疗，症状可有缓解，但病情反复，终难治愈。喜证患者如有癫狂等神志病史，其预后取决于原发病的治疗和康复状态。

【辨证康复】

喜证因实者居多，本病的康复以祛除实邪为总则。康复治疗中首先应注重祛邪，病位在心者，喜笑不休，或狂笑不已，兼口舌生疮、面赤目呆，乃心火炽盛或痰火扰心之候，治以清心泻火或豁痰清热之法。病位在肝者，喜怒无常，情绪不稳或善叹息，乃肝郁化火所致，治以解郁泻火之法。其次，应注意证候的虚实辨治，虚证当补，实证当攻。对热盛邪实者，当以清热泻火为主；若内热炽盛日久伤阴，心阴不足，心肾两虚，当交通心肾；病程日久，心气亏虚，气虚血运无力，则成气虚血瘀之证，治当益气活血。此外，本病应注意精神方面的调摄，运用中医情志疗法，以其他情绪抑制过度兴奋的喜笑之证，促进患者康复。康复护理应注意减少外界刺激，避免诱发喜笑情绪。

1. 心火炽盛

善笑，或喜笑不休，心烦不寐，兴奋话多，口渴引饮，口舌生疮，舌尖红赤，脉数。

（1）康复原则　清心泻火。

（2）康复疗法

中药疗法：泻心汤（《金匮要略》）加减。方中以黄连清热泻火解毒，泻心及中焦之火；大黄导热下行，釜底抽薪，加强泻火泄热之功；黄芩清泻上焦之火；更配栀子通泻三焦之火，导热下行。上四味同用，苦寒直折，共奏清心泻火之功。若口舌生疮，口渴心烦者，可加生石膏；若热盛伤阴者，可加玄参、生地黄；若急躁易怒者，可加生石决明、珍珠母。

针灸疗法：灵道、少府、合谷、印堂。应用泻法为主，或可应用电针。

2. 痰火扰心

狂笑不休，笑中多怒，目光直视，口出狂言，怪态多端，口泛涎沫，面红目赤，心烦，夜寐不宁，舌苔黄腻，脉滑数。

（1）康复原则　清热豁痰。

（2）康复疗法

中药疗法：温胆汤（《三因极一病证方论》）加减。方中竹茹味甘淡而性微寒，凉能清热，苦能降下，专清热痰，为宁神开郁之佳品。天竺黄、黄连增强清热化痰之力；大黄导热下行，釜底抽薪，加强泻火泻热之功，并给邪以出路；石菖蒲开窍宁神。佐以枳实破气消痰，散结除痞；陈皮理气燥湿而化痰，增枳实调气之功。两药相合，行气降逆而化痰和胃。茯苓健脾渗湿，以杜生痰之源。全方诸药合用，共奏清热豁痰之功。若面红目赤、目光直视或有冲动行为者，可加礞石；若大便干结，数日不行者，以开水浸泡大黄3g约40分钟代茶饮；若不寐者，可加炒枣仁；若狂笑不止或冲动外跑者，可用大承气汤以清热泻火。

针灸疗法：印堂、合谷、郄门、神门、中脘、丰隆、阳陵泉。应用泻法为主，或可应用电针。

3. 肝郁化火

常无故发笑，情绪不稳，喜怒无常，怒中有笑，偶有外跑，嗳气叹息，舌红苔黄，脉弦数。

（1）康复原则　疏肝清热。

（2）康复疗法

中药疗法：逍遥散（《和剂局方》）加减。方中柴胡苦平，疏肝解郁，使肝郁得以条达；白芍酸苦微寒，养血敛阴，柔肝缓急；当归甘辛苦温，养血和血，且其味辛散，乃血中气药。当归、白芍与柴胡同用，补肝体而调肝用，使血和则肝和，血充则肝柔。木郁则土衰，肝病易传脾，故以白术、茯苓、甘草健脾益气，非但实土以御木侮，且使营血生化有源；牡丹皮、栀子可清肝郁所化之热。甘草调和诸药。全方诸药合用，共奏疏肝清热之功。若火盛伤阴者，可加麦门冬、玄参。

针灸疗法：本神、合谷、神门、期门、行间、三阴交。应用泻法为主，或可应用电针。

4. 气虚血瘀

病程日久，微笑自语，笑而无力，笑中发呆，呆中有笑，生活懒散，气短懒动，多喜独处，舌质淡暗，脉弦涩。

（1）康复原则　益气活血。

（2）康复疗法

中药疗法：补阳还五汤（《医林改错》）加减。方中生地黄、党参补益元气，意在气旺则血行，使瘀散络通。气虚导致血瘀，形成本虚标实，纯补气则瘀不祛，故用当归尾活血祛瘀而不伤血；赤芍、川芎、桃仁、红花4味，协同当归尾以活血祛瘀；地龙通经活络，力专善走，周行全身，以行药力。炒枣仁养血益气，安神宁心。方中重用补气药与诸多活血药相伍，使气旺血行以治本，瘀祛络通以治标，标本兼顾；且补气而不壅滞，活血而不伤正。全方诸药合用，共奏益气活血之功。若病程长者多属气虚血瘀，伴有大便稀溏、肌肉消瘦者，可加大生黄芪用量；若腰膝酸软、疲乏无力者，可加熟地黄，枸杞；若肾阳亏虚者，可加巴戟天。

针灸疗法：神庭、膈俞、脾俞、血海、三阴交。应用补泻兼施或可应用电针。

5. 水火失济

善喜笑，有休止，不寐，心悸，头晕头痛，耳鸣，健忘，五心烦热，腰膝酸软等，舌红少苔，脉弦而数。

（1）康复原则　交通心肾。

（2）康复疗法

中药疗法：酸枣仁汤（《金匮要略》）加减。方中酸枣仁以其甘酸质润，入心、肝经，养血补肝，宁心安神，合柏子仁而养心安神。生地黄与熟地黄同用，则滋阴养血力强。茯苓、夜交藤宁心安神，合远志而养心安神，交通心肾。综合全方共奏交通心肾之功。若多汗者，可加煅牡蛎、五味子；若阳痿者，可加淫羊藿。

针灸疗法：大陵、神门、三阴交、太溪、照海。应用补泻兼施为主，或可应用电针。

【其他康复疗法】

（一）恐胜喜疗法

心火之志为喜，肾水之志为恐，水克火，恐胜喜。对于喜证的康复，治之以"祸起仓卒之言"怖之，或使用其他方法使之产生恐惧心理，克制过度喜悦的情绪或由过度喜悦引起的疾病。《洄溪医书》中记载有一以恐制喜的案例："某殿撰，新以状元及第，告假而归。求之某名医，医曰：疾不可为也，七日必死，可速疾行犹可抵里。殿撰答应气沮，兼程而反（通返）。越七日无恙。其仆进曰：医有一柬嘱归而呈之。殿撰拆视：公自及第后，大喜伤心，非药力所愈。故仆以死恐之，所以治病，今无妨矣。"

（二）两极情绪疗法

《古今图书集成医部全录·医术名流列传》中载有明代医家宋子京的治验："巡道无他病，但不能食，郡守以子京进。子京曰：且无往，当先观之。巡道出，于京从舆上一观。乃敝衣冠垢污而进，巡道不悦，出而语人曰：病缪矣！次日呼子京入，则美其衣冠。巡道曰：昨日不如此大致余怒。子京曰：昨日垢敝，乃医公者也。公生平常得喜病，一怒而喜消病愈，便能食矣。"以上就是以否定之怒去调节肯定之喜，以不快愤怒之情绪为手段去纠正过度兴奋的情绪，此是为阴阳两极调理之法。

（三）精神内守法

中医学认为，心为五脏六腑之主，心动则五脏六腑皆摇。因此应该做到"恬淡虚无，真气从之，精神内守，病安从来"。保持心理的平衡和对环境的适应是减少疾病和加快身体康复的基本健康策略。减少接触可能引起过度喜悦、兴奋的外界刺激来保持内心的平静。对待事物变化，保持恬淡虚无的境界，勿大喜，保持中庸，所谓"静则神藏，躁则消亡"。

【康复护理】

喜证患者多因情志因素的刺激而发病，护理患者应注意以下几个方面。

1. 正确对待患者的各种病态表现，端正工作态度，给予患者耐心细致的关怀。

2. 注意加强情志护理，避免情志因素对患者造成刺激。

3. 注意关心患者的生活起居，注意季节变化，提醒患者及时增减衣物、被褥。

4. 为患者营造良好的室内环境，保持适宜的温度、湿度，房间通风良好、明亮整洁。

5. 对于有癫狂等其他神志病史的喜证患者，应根据其原发病的特点进行护理工作。注意患者是否有冲动、外走及伤人、自伤等风险行为，若有风险行为倾向，需有专人看护患者，必要时限制其活动范围，并注意检查个人物品，将危险品如刀、剪、绳、药品等严加收藏，加强安全防范。

6. 组织患者进行文体活动，指导患者练习八段锦、太极拳，进行手工制作等，促进患者社会功能的恢复。

怒　证

【概述】

怒证是因情志失调，肝气郁滞，郁久化火，火邪炎上，导致脑神被扰所引起的一类神志疾病，以善怒、易怒、狂怒等症状为主要临床特征。本证在神志病中最为常见，四季皆可发病，春夏季居多。

本证有"善怒""喜怒""易怒""大怒""狂怒"之称。《素问·阴阳应象大论》说："肝主目……在声为呼……在志为怒，怒伤肝，悲胜怒。"说明怒证病位在肝，同时指明了过怒则伤肝，并首次提出"悲胜怒"的理论。"病能论篇"云："有病怒狂者……阳气暴折而难决，故善怒。"指明多怒而狂，多因突然受到难以忍受的刺激而发病。"调经论篇"曰："血有余则怒。""血并于上，气并于下，心烦悗善怒。"说明气血失调，心中烦乱，易于发怒。刘完素在《素问玄机原病式》中指出了本证病位在肝性属邪实的病理特点："多怒为狂……怒为肝志，火实制金，不能平木，故肝实则多怒，而为狂也。"《古今医鉴》中更明确地指出："肝热盛，则多怒而为狂也。"《张氏医通》亦在前人理论基础上，归纳了本证的治法方药："怒属肝旺。经云：在脏为肝，在志为怒。又云：肝藏血，血有余则怒是也。生铁落饮、大小柴胡、柴胡疏肝、四一七、四磨、越鞠、七气、沉香降气等，皆治善怒致病之药。丹溪治怒方，香附末六两，甘草末一两和匀，白汤下二钱，日再服。"

从临床表现来看，西医学中的精神分裂症、分裂情感性精神障碍、脑器质性精神障碍、躁狂发作等具有本证候临床特点者大致相当于本病，可参照本节内容辨证论治。

【病因病机】

1. 肝郁气滞

情志抑郁，木失调达，肝失疏泄，气机郁滞，其气上逆，脑神被扰，出现怒证。

2. 心肝炽热

肝气内郁，郁久化热，热扰心肝，神魂不守。心主火，木生火，木火相结，心肝炽热，神魂失调，脑神不宁，故暴怒。

3. 心胆火旺

多因郁怒伤肝，气郁化火，气火上逆，其人易怒，胆附于肝，互为表里，肝火上升，疏泄失调，胆汁随气上逆，故口苦头胀、目赤易怒。肝火为病，临床规律性病机有三：一是肝火引动心火，由肝及心，出现心火亢盛病变；二是肝火灼津液，炼液成痰，导致痰火扰心；三是火热劫阴，阴不涵阳，以致肝阳独亢。

4. 肝脾失调

情志抑郁，气滞于里，日久肝木克土，伤脾害胃，脾胃受伤，运化失调，终致肝脾失调，故时而易怒。

5. 肝肾阴虚

肝体阴而用阳，肝血充盈，阴能涵阳，则阴平阳秘。肝阴不足，则肝阳上亢，肝肾同源，肾水不足，则不涵养肝木，终至肝肾阴虚，形成阴虚性发怒。

本病主因情志失调，内郁化火，火邪伤阴，邪热炎上，扰及脑神而发。外感时邪，内郁化火，一时上扰脑神而怒者亦有之。本病初起以实为主，病久可虚实夹杂。病变所属脏腑主要在肝和脑，与心、脾、肾密切相关。本病的转归预后，关键在于正气的强弱。正气未虚，病程短，邪实阶段治疗及时，收效快，则预后良好；正气不足，病程长，多次反复，虚中有邪实者，预后较差。

【诊断】

1. 诊断要点

（1）有情志不遂，或情志突变诱发因素。
（2）经常出现不可控制的发怒，情绪急躁，或突然暴怒、狂怒。
（3）病程持续在一周以上。
（4）既往可有精神分裂症、分裂情感性神志病、脑器质性神志病、躁狂发作等神志病病史。

2. 相关检查

头部 CT、MRI 及其他辅助检查一般无阳性发现，或虽有阳性发现但不足以引起本病症状表现。

【治疗】

怒证病理特点为实为主，病久可虚实夹杂，其治疗当以清热泻火为总则，通过清泄肝、心之火，解除病理状态，恢复脑神。初期多以邪实为主，治当清泻肝、心实火；后期肝火内炽，郁久不清，伤及肾阴，出现子盗母气之病势，治当滋补肝肾。

【预后】

怒证多因情志失调，内郁化火，邪热炎上，扰及脑神而发，导致肝郁气滞，心肝炽热，肝胆火旺等实证。若肝气横逆克脾，中州失运，则转为肝脾失调之证。若肝火内郁日久伤阴，则可转为肝肾阴虚之证。

怒证预后主要取决于机体正气的强弱和病程之长短。正气未虚，病程短，邪实阶段治疗及时，收效快，预后良好；正气不足，病程长，多次反复，虚中有邪实者，预后较差。怒证患者多有神志病病史，亦有属单独情志反应者。经治后一般预后较好，平时注意防治可避免复发或减少发作。

【辨证康复】

肝在志为怒，怒证的主要病位在肝，本病的康复以调肝为总则。康复治疗中首先应重视清肝疏肝，若为肝火炽盛，应清泻肝火。肝气郁滞，则应疏肝理气。心主火，肝主木，木火相煽，上扰神明，则应清心泻肝。肝失疏泄，肝气横逆犯脾，则应疏肝理脾。其次，还应注意邪实伤阴，肝火内郁，伤及肾阴，则以补肝肾滋阴为法，及时固护阴液，可防止病情恶性往复。此外，本病康复亦应重视情志疗法，以喜乐调节愤怒等负性心境，并以恰当方式引导患者把压抑的不良情绪适度发泄出来。

1. 肝郁气滞，脑神失调

善怒，易怒，情绪不稳，心烦不寐，平时喜叹息，大便干，舌红苔白，脉弦。

（1）康复原则　疏肝理气，调理脑神。

（2）康复疗法

中药疗法：柴胡疏肝散（《景岳全书》）加减。方中柴胡苦辛微寒，归肝胆经，功擅条达肝气而疏郁结。香附微苦辛平，入肝经，长于疏肝理气，并能行气止痛；川芎味辛气温，入肝胆经，能行气活血，开郁止痛，二药共助柴胡疏肝解郁、行气止痛之效。陈皮理气行滞而和胃，醋炒以入肝行气；枳壳行气止痛以调理肝脾；白芍、甘草养血柔肝，缓急止痛。甘草兼和药性。诸药共奏疏肝理气、调理脑神之功。

针灸疗法：合谷、太冲、期门、印堂、膻中。应用泻法为主，可根据临床辨证加减配穴。

2. 心肝炽热，上扰脑神

喜怒无常，时怒时笑，以怒为主，言语零乱，目赤狂叫，有时外跑，喜夜行走动，坐立不安，小便黄赤，大便干燥，舌红苔黄，脉弦数。

（1）康复原则　清心泻肝，醒脑安神。

（2）康复疗法

中药疗法：三黄镇肝汤（经验方）加减。方中黄连清热泻火解毒，尤善泻心及中焦之火；龙胆草主入肝胆二经，上清肝胆实火，下利肝经湿热；石决明清热平肝。三者合用，则可清泻心肝两经之火。为增清热泻火之力，故入黄芩、石膏、大黄，且大黄可泄热通便，使实热从下而去，合牛膝引火下行，给邪以出路。以上诸药苦寒之品易伤正，故入川芎、炒枣仁以养血和血，安神宁心。全方诸药合用，共奏清心泻肝、醒脑安神之功。

针灸疗法：劳宫、少府、水沟、太阳、行间、阳陵泉、上脘。应用泻法为主，可根据临床辨证加减配穴。

3. 肝胆火旺，热扰脑神

易怒烦，易冲动外跑，目赤狂怒，口苦咽干，小便赤，大便干燥，可伴头痛头胀，头晕头紧，心烦不寐，舌红苔黄，脉弦数有力。

（1）康复原则　清泻肝胆，降火安神。

（2）康复疗法

中药疗法：龙胆泻肝汤（《医方集解》）加减。方中龙胆草上清肝胆实火，下利肝经湿热；石膏甘寒泻热，黄芩、栀子燥湿清热，能清上导下，加强泻火之力；泽泻、木通、车前子导湿热下行，使邪有出路；牛膝清热利湿，亦可导热下行。故以生地黄、当归滋阴养血，使邪祛而不伤阴血。柴胡疏畅肝胆之气，并引诸药入肝胆之经，其与黄芩相配，以增清解肝胆火热之功；其与生地黄、当归相伍，以适肝体阴用阳之胜。诸药合用，共奏清泻肝胆、降火安神之功。

针灸疗法：神门、行间、阳陵泉、足窍阴。应用泻法为主，可根据临床辨证加减配穴。

4. 肝脾失调，上不荣脑

暴躁易怒，情绪不稳，偶尔发怒冲动，时而身倦无力，食少便溏，小便清长，大便不成形，可伴睡眠易醒，生活懒散，形体消瘦，舌红苔腻，脉弦细。

（1）康复原则　疏肝和脾，上荣脑神。

（2）康复疗法

中药疗法：香砂六君子汤（《古今名医方论》）加减。方用党参、白术、茯苓、甘草四君益气健脾以扶正培本。再予陈皮、香附涤除痰涎，健脾行气，并使气顺痰消；加砂仁既增行气之力，使气顺痰消，又具芳香之性合石菖蒲、炒枣仁而醒神开窍宁神。丹参活血清心而具安神之功。全方诸药合用，共奏疏肝和脾、上荣脑神之功。

针灸疗法：合谷、太冲、中脘、天枢、足三里、三阴交。应用补泻兼施，可根据临床辨证加减配穴。

5. 肝肾阴虚，脑神失养

潮热易怒，或心烦时怒，夜寐易醒，不属肝肾阴虚证候表现，舌红无苔或舌面如镜，脉沉细，常伴手足心热，腰膝酸软，盗汗。

（1）康复原则　滋补肝肾，育阴养脑。

（2）康复疗法

中药疗法：杞菊地黄丸（《医级》）加减。方中熟地黄填精益髓，滋阴补肾；山萸肉补养肝肾，并能涩精；山药双补脾肾，既养脾阴，又固肾精，三药相伍滋补肝脾肾三脏，即所谓"三阴并补"。又入枸杞、女贞子、菊花以增滋补肝肾、益精养血之力。炒枣仁、丹参活血清心宁神，又可使诸药补而不滞。肾为水脏，又阴虚而火动，故佐以利湿与降火之品。牡丹皮清泄相火，并制山萸肉之温涩；茯苓健脾渗湿，配山药补脾而助健运，二者合用，泻湿浊而降相火。全方诸药合用，共奏滋补肝肾、育阴养脑之功。

针灸疗法：大陵、神门、三阴交、太溪、照海。应用补法为主，或可应用电针。

【其他康复疗法】

(一) 忧胜怒疗法

肝木之志为怒，肺金之志为悲忧。金克木，忧胜怒。怒为肝的情志表达。"怒则气上"，过度愤怒导致肝阳上亢，肝失疏泄而表现出肢体拘急、握持失常、高声呼叫、狂越不寐、烦躁不止、头晕目眩等症状。治之以"恻怆苦楚之言"感之，诱导患者产生悲伤的情绪，有效地控制或缓解因愤怒引起的疾病。

(二) 两极情绪疗法

《古今医案按·七情》记载了张子和治疗怒证的医案："项关今之妻，病怒。不欲食，常好叫呼怒骂，欲杀左右，恶言不辍，众医处药，半载无功。戴人视之曰：'此难以药治，乃使二娼，各涂其丹粉，作伶人状，其妇大笑。'"根据"阴阳喜怒"理论，以喜怒为代表的两极情绪发病，可利用肯定与否定等两极相反情绪来治疗疾病。以怒代表否定的一极，以喜代表肯定的一极。对于怒证，用肯定之喜去调节否定之怒，即以快乐为手段来缓解愤怒等负性心境。

(三) 宣泄疗法

通过宣泄疗法，患者可以把压抑的不良情绪适度发泄出来，从而使情绪得到缓解，避免情志过极产生病理改变。对于怒证，可以通过发怒宣泄把不良情绪释放出来，以减轻和消除心理压力。中医学认为，心为五脏六腑之主，心动则五脏六腑皆摇，防病保健应该做到"恬淡虚无，真气从之，精神内守"。保持心理的平衡和对环境的适应是减少疾病和加快身体康复的基本健康策略。减少接触可能引起过度喜悦、兴奋的外界刺激来保持内心的平静。对待事物变化，保持恬淡虚无的境界，勿大喜，保持中庸，所谓"静则神藏，躁则消亡"。

【康复护理】

怒证患者多因情志失调，内郁化火，邪热炎上，扰及脑神而发。护理患者应注意以下几个方面。

1. 正确对待患者的各种病态表现，包容理解患者，给予患者耐心细致的关怀。

2. 注意加强情志护理，多予耐心劝慰，避免情志因素对患者造成刺激。

3. 注意关心患者的生活起居，注意季节变化，提醒患者及时增减衣物、被褥。

4. 为患者营造良好的室内环境，保持适宜的温度、湿度，房间通风良好、明亮整洁。

5. 对于有其他神志病史的怒证患者，应根据其原发病的特点进行护理工作。注意患者是否有冲动、外走及伤人、自伤等风险行为，若有风险行为倾向，需有专人看护患者，必要时限制其活动范围，并注意检查个人物品，将危险品如刀、剪、绳、药品等严加收藏，加强安全防范。

6. 组织患者进行文体活动，指导患者练习八段锦、太极拳，进行手工制作等，促进患者社会功能的恢复。

忧思证

【概述】

忧思证是因忧郁不解，多思多虑，致情志失调、气机不畅所引起的一类神志疾病。以闷闷不乐、心怀不畅、忧郁不解、思虑绵绵等症状为主要临床特征。在多种疾病中，都可以不同程度地出现忧思的症状。

关于忧思证的记载最早见于《黄帝内经》。《素问·痹证》载："淫气忧思，痹聚在心。"首次提出淫邪之气可引起忧愁思虑，这是因心气不藏而痹聚在心，心主思，故忧思不已。《灵枢·本神》中有"愁忧者，气闭塞而不行"，明确指出了忧愁太过可使气机闭塞而不通。又有"脾愁而不解则伤意"，脾藏意，意为脾之神，如忧愁太过，日久损伤脾意，意气不舒则病。清代沈金鳌《杂病源流犀烛》中载："思者，脾与心病……或有劳心思虑。损伤精神，至头眩目昏。"因思虑而劳伤心脾，终致心神、脾意功能失调，累及脑神，使人精神受损，头眩目昏。沈氏进一步指出，气机不畅，忧思劳伤过度，可终致精神障碍，言语颠倒如痴，即"思虑气结，惊悸烦热者，有思虑伤心，致心神不足，而不能寐者……有劳伤心脾致健忘失常，言语颠倒如痴者"。

从临床表现来看，西医学中的抑郁症、神经症性障碍、精神分裂症早期等均可出现本病症状，可参照本节内容辨证论治。

【病因病机】

1. 心脾气结

为一时性或持久性精神刺激所致。心怀不畅，生活、工作的疑虑欲解不解，日夜思虑，终致气机失调而发病。心藏神，脾藏意，劳伤心脾，心神脾意功能失调，其人忧思日甚而不解。

2. 肺气不足

以哭泣、悲伤气短为特点，肺主气，藏魄，在志为悲，悲伤肺，太过则气消，致肺气不足，宣肃不能，故忧思欲悲，胸闷气短、神疲乏力。

本病主因忧郁不解，多思多虑，致情志失调、气机不畅而为病。本病初起虚多实少，病性以气结、气虚为主。病变所属脏腑主要在心、脾、肺，与脑神有关。本病的转归预后，取决于机体正气的强弱和病程的长短。本病迁延不愈，则可劳心及肾，出现肾志功能失调的病势，表现为兴趣下降，性欲低下，食欲减退，甚则水谷精微不足，后天失养而致脑髓肾精不足。心脾气结者，易出现血瘀性证候；肺气不足者，亦多见气虚血瘀之证，乃气虚不能推动血行之故。

【诊断】

1. 诊断要点

（1）有情志不遂的诱发因素。

（2）有闷闷不乐、心怀不畅、忧郁不解、思虑绵绵的症状，且症状不能自控。

（3）病情持续一周以上。

2. 相关检查

头部 CT、MRI 及其他辅助检查一般无阳性发现，或虽有阳性发现但不足以引起本病症状表现。

【治疗】

忧思证病理特点为虚多实少，其治疗当以调气为总则，通过补养心、脾、肺等脏腑，充养正气，或调理气机，开结解郁，而恢复脑神。初期多以气结为主，治当理气解郁，疏泄气机；后期以气虚为主，治当补益肺脏，养心益脾。同时，注意情志护理，解除外界情志诱因，加以适当的疏解开导，也是防止病情反复的重要措施。

【预后】

本病多因忧郁不解、多思多虑而引发，进而出现心脾气结之证，心脾气结者，心血亏虚，脾气不足，初期应治以补益心脾。而经久不愈，易出现血瘀性证候，又脾虚后天失养，易成脑髓肾精不足的证候。肺气不足者，初期应治以补益肺气，若迁延日久，气虚不能推动血行，则易出现血瘀之证。病程日久，不能治愈，则易劳及心肾，可出现肾志功能失调的病势，同时可出现脾虚食欲减退，水谷精微不足，后天失养的脑髓肾精不足的病势。

本病经过及时的药物治疗，配合情志疗法，一般预后良好。有短期不能解除的明显诱因，若病程短，正气未虚，药物作用起效快，则预后好。有长期不能解除的诱因，或对疾病未予重视贻误治疗时机，病程长，正气已虚，体质条件差，药物作用起效慢，则预后稍差。既往合并严重躯体疾病者，预后较差。

【辨证康复】

本病的康复以补中益气为总则。康复治疗中首先应注重补气，心脾气结者，心血亏虚，脾气不足，初期应治以补益心脾。肺气不足者，初期应治以补益肺气。其次，应注意补气之中加以和血。心脾气结者，经久不愈，易出现血瘀性证候，肺气不足者，若迁延日久，气虚不能推动血行，亦易出现血瘀之证。此外，本证的康复还要特别注意配合心理治疗，予以适当的疏解开导。并注意为患者营造良好的生活环境，鼓励患者锻炼身体、参加集体活动，并帮助其形成良好的生活作息习惯。

1. 心脾气结

起病缓慢，劳心过度，忧思不解，情绪低沉，思虑重重，甚则轻生，夜寐不安，食纳不振，舌红苔白腻，脉弦细。

（1）康复原则　补益心脾。

（2）康复疗法

中药疗法：归脾汤（《济生方》）加减。方中黄芪甘温，补脾益气；龙眼肉甘平，既补脾气，又养心血。党参、白术皆为补脾益气之要药，与黄芪相伍，补脾益气之功益著。当归补血养心，酸枣仁宁心安神，二药与龙眼肉相伍，补心血、安神志之力更强。远志宁神益智，木香理气醒脾，与诸补气养血药相伍，可使其补而不滞。诸药配伍，心脾同治，使脾旺则气血生化有权；气血双补，使气旺而益于生血。如是则心脾得补，气血得养，诸病得除。全方诸药合用，共奏补益心脾之功。若食欲不振者，可加炒麦芽；若心悸、烦乱者，可加百合、麦门冬。

针灸疗法：大椎、足三里、太白、通里、血海。应用补法为主，可根据临床辨证加减配穴。

2. 肺气不足

忧思绵绵，悲伤欲哭，忧郁不解，多虑寡言，精神不振，胸闷气短，妇女常见月经不调，舌红苔白，脉沉弦细。

（1）康复原则　补益肺气。

（2）康复疗法

中药疗法：补肺汤（《备急千金要方》）加减。方中黄芪性甘温，既能补中气、益肺气；白术、茯苓益气健脾，使气血生化有源，以助黄芪补气之力；人参大补元气，补益脾肺；五味子酸收，配人参则补固正气。伍用熟地黄滋阴养血，使所补之气有所依附。全方诸药合用，共奏补益肺气之功。若肺阴虚者，可加沙参、麦门冬；若多汗者，可加浮小麦；若不寐者，可加炒枣仁、远志。

针灸疗法：取穴：肺俞、经渠、足三里、膻中。方法：应用补法或灸法为主，可根据临床辨证加减配穴。

【其他康复疗法】

（一）怒胜思疗法

肝木之志为怒，脾土之志为思，木克土，怒胜思。吴崑《医方考·情志门第二十七》有："经曰：思者气结。气结者，阴翳之根也，故用暴怒以伤其阴，使之归于平调而已。"思为脾志属阴，气结而不畅亦属阴，愤怒属于阳性的情绪变动，有忘思眠、解忧愁、消郁结、抑惊喜之效，故以属阳之怒来抑制其过胜之阴，激患者胜怒以冲破郁思，利用愤怒的情绪克制过度思虑为主的情绪障碍，使之恢复平衡。《儒门事亲·九气感疾更相为治衍二十六》云："怒可以治思，以污辱欺罔之言触之。"因此对忧愁不解而意志消沉、思虑太过而致脾气虚弱等属于阴性情绪变化所致疾病，均可用激怒疗法治之。《丹溪翁传》中记载："一女子病不食多卧，丹溪先生诊后曰：'思男子不得，气结于脾……唯怒不解。'于是掌女面者三，责其不正有外思，女子哭而大怒，一怒而进食。"

（二）喜胜忧疗法

肺金之志为忧，心火之志为喜，火克金，喜胜忧。忧属于消极情绪，太过则使人肺气耗散而见咳喘短气、意志消沉等症状，还可由肺累及心脾致神呆痴癫、脘腹痞块疼痛、食少而呕等。金元时期的张从正撰写的《儒门事亲》中记有一病人因闻父死于贼，过度悲伤忧郁，心中结块痛不可忍。他认为"忧则气结，喜则百脉舒和""喜可治悲，以谑浪亵狎之言娱之"，使病人畅怀大笑则可克制忧思，一二日后该患者心下结块皆散，不药而愈。

（三）顺情从欲疗法

《素问·移精变气论》指出："系之病者，数问其情，以从其意。"因个人意愿未能得到满足，致心怀忧思而生神志病变时，宜采用顺情从欲疗法进行医治。合于人心之道，顺从心理活动规律，可获事半功半之效。通过顺情从欲疗法，顺从患者的意念、情绪，满足患者的身心需求，以释却患者情志不遂，达到治疗的目的。

（四）宣泄疗法

忧思压抑，不得宣解，患者心理压力将逐步增大，使病情恶化。通过宣泄疗法之太息宣泄使心中郁结之气得以释放，也可采用旅游宣泄、运动宣泄等方法，排解负面的心理能量，减少对所忧思之事物的关注度。

（五）移情易性疗法

移情易性疗法即转移注意力的疗法，通过分散患者的注意力，使患者不再专注于自己的内心体验，从而打破不良循环，或者改变其周围环境，避开不良刺激所在，使其从某种情感转移到另外的人或事上，达到治疗疾病的目的。吴师机《理瀹骈文》中云："七情之病者，看书解闷，听曲消愁，有胜于服药者也。人无自不在外治调摄中，持习焉不察耳。"可以参加体育锻炼或者适当的体力活动来转移注意力，或欣赏音乐、写字作画以排解愁绪，舒畅气机，怡养心神。

1. 音乐疗法

音乐疗法是用音乐艺术调节病人的情绪，改善不良心理状态来治疗心理疾病。欧阳修在他的《送杨置序》中记载了他"尝有幽忧之疾"，后来"受宫音数引，久而乐之，不知疾之在体也"。

音乐治疗并不等同于普通的音乐欣赏，它强调特定的乐曲、旋律、节奏对特定的人群的影响，从而产生心理调节作用。某些音乐特有的旋律与节奏可对人体的生理活动起调节作用。古人根据宫、商、角、徵、羽5种调式音乐的特性与五脏的五行对应关系来选择曲目，进行音乐治疗。如宫调式乐曲，风格悠扬沉静、淳厚庄重，有如"土"般宽厚结实，可入脾；商调式乐曲，风格高亢悲壮、铿锵雄伟，具有"金"之特性，可入肺。对于忧思证的患者，可选用旋律优美、欢快活泼、节奏明快清晰、风格清新明朗的"解郁性乐曲"。

2. 绘画疗法

现代的绘画疗法是让绘画者通过绘画的创作过程，将潜意识内压抑的情感与冲突呈现出来，并且在绘画的过程中获得疏解与满足，从而达到诊断与治疗的效果。而从中医情志调养的角度，传统书画艺术尤其重视精神内涵，对研习者精神的调养发挥着重要的作用，培养对书画艺术的兴趣可以很好地起到修养身心、排解不良情绪的效果。

（六）认知引导疗法

《素问》曰："人之情，莫不恶死而乐生，告之以其败，语之以其善，导之以其所便，开之以其所苦，虽有无道之人，岂有不听者乎。"将此理应用于忧思证的心理康复中，可采取解释开导法和引导乐观法，针对患者的忧思症结，说服引导，解除疑虑，提示患者忧愁思虑等不良情绪的危害，帮助患者改变以前的不良行为和思维模式，引导患者通过正确的途径释放内心的苦闷和压抑来调节情绪，以解除患者的消极心理状态。

以上帮助病人纠正行为和改变认知的几个方面不可分割，与现代心理学的认知疗法不谋而合。

（七）光疗法

光疗法就是指利用人工光源或自然光源防治疾病的方法。光疗在国外主要用于治疗季节性抑郁症，对睡眠周期性疾病、非季节性情绪和行为疾患也有一定疗效。我国古代医家亦非常重视光疗对养生保健的作用。《黄帝内经》中提出养生防病应"无厌于日""必待日光"，《养生论》亦告知世人应经常"晒以朝阳"。对于忧思证的患者，使用合适的光疗仪，或鼓励患者适度外出沐浴日光，可调节情绪，促进疾病康复。

【康复护理】

忧思证患者多因忧郁不解、多思多虑而引发，护理患者应注意以下几个方面。

1. 正确对待患者的各种病态表现，包容理解患者，给予患者耐心细致的关怀。

2. 注意加强情志护理，多予劝解开导，引导患者学会自我调节情绪，排解忧思。

3. 鼓励患者在家属陪同下进行适当的户外活动，适度沐浴日光。

4. 鼓励患者培养健康的兴趣爱好，如听音乐、读书、绘画等，以移情易性。

5. 注意关心患者的生活起居，注意季节变化，提醒患者及时增减衣物、被褥。

6. 为患者营造良好的室内环境，保持适宜的温度、湿度，房间通风良好、明亮整洁。

7. 注意患者是否曾有自伤、自杀想法或行为，若有风险行为倾向，需有专人看护患者，必要时限制其活动范围，并注意检查个人物品，将危险品如刀、剪、绳、药品等严加收藏，加强安全防范。

悲 证

【概述】

悲证是因七情内郁、悲伤过度，导致气血亏虚、脏阴不足所引起的一类神志疾病。以无故悲伤、悲痛，喜悲伤欲哭，喜悲等症状为主要临床特征。

《素问·宣明五气》曰："精气并于心则喜，并于肺则悲。"《灵枢·本神》曰："肝悲哀动中则伤魂。"指明悲伤太过可引起脏腑的功能失调而产生病变。后世医家对本证病位、病性的认识较为统一。金代刘完素所著《素问玄机原病式》中说："悲，金肺之志也。"清代张璐《张氏医通》中载："悲，经云：气并于肺则悲。在脏为肺，在志为悲。悲，肺之志也。金本燥，能令燥者，火也。心火主于热，善痛，故痛苦脑海者，心神烦热躁乱而非清静也。所谓悲苦而五液俱出者，火热亢极，而反兼水化制之也。石顽曰：凡肺燥悲愁欲哭，宜润肺气，降心火为主。"

从临床表现来看，西医学中的精神分裂症、抑郁症、神经症性障碍等均可因不同的病理变化出现悲证，可参照本节内容辨证论治。

【病因病机】

1. 心肺气虚

多因忧愁思虑，过劳伤气，或后天生化不足，导致本证，悲伤出于心肺，心肺气虚则悲。

2. 脏躁善悲

思虑过度，情志抑郁，气机不畅，心脾受损。心阴不足，血不养心，脾运失健，生化无源，脏阴内亏，心不藏神，肺不藏魄，肺脏不荣而善悲。

本病主因七情内郁，悲伤过度，导致气血亏虚，脏阴不足。病性以气虚阴亏为主，具有心肺气虚、脏阴内亏为主的病理特点。本病初起多属虚证，病变所属脏腑主要在肺，与心、脑密切相关。本病的转归预后取决于机体的正气强弱和病程的长短。心肺气虚时，益气固阴，阴不内守，气不易存，其悲更甚。失治或误治易转为气虚性病势。心肺气虚，出现善悲为主的病势时易转为气虚血瘀的病理。

【诊断】

1. 诊断要点

（1）平素易悲伤，遇事易激动流泪，悲事更伤心，不能自控。

（2）无故悲伤、悲痛，喜悲伤欲哭，且不能控制。

（3）病程在一星期以上。

（4）生活处境不良出现的悲伤、哭泣。

2. 相关检查

头部 CT、MRI 及其他辅助检查一般无阳性发现，或虽有阳性发现但不足以引起本病症状表现。

【治疗】

悲证病理特点为心肺气虚、脏阴内亏，其治疗当以益气固阴为总则，通过调节脏腑功能，解除病理状态而恢复脑神。初期多以心肺气虚为主，治当益气固阴；中期易转为气虚血瘀，治疗当补气活血、攻补兼施；后期病情经久不愈，则易出现肾阴亏虚，治当滋阴补肾。

【预后】

悲证多因七情内郁，悲伤过度而引发，进而出现心肺气虚、脏躁善悲等证；心肺气虚时，阴不内守，气不易存，其悲更甚。失治或误治易转为气虚性病势。心肺气虚，出现善悲为主的病势时，易转为气虚血瘀的病理。

本证的预后，取决于机体的正气强弱和病程的长短。一般正气虚，病程长，反复发作者，预后差；反之，病程短，有明显诱发因素，正气未衰，治疗及时，预后良好。本证无神志病史及躯体疾患者，治疗及时，用药合理，预后良好，反之预后较差。

【辨证康复】

本病的康复以益气滋阴为总则。康复治疗中首先应注重补气。过悲伤肺，肺主气藏魄，肺伤则气消，心主血藏神，心肺气虚时，当补益心肺。其次，当重视滋阴。思虑过度，病情经久不愈，心阴不足，血不养心，脾运失司，生化无源，致诸脏失荣，心脾受损，则当养阴润燥、补养心脾。此外，本病的康复应重视饮食调养，多进食补益肺气之品，防止过悲伤肺。并引导患者找到悲伤情绪合适的宣泄途径，丰富患者的日常生活，通过适当活动转移患者的注意。

1. 心肺气虚

心悸气短，善悲欲哭，情绪低沉，兼有失眠多梦，心肺易感冒，汗多，舌红苔白，脉沉细。

（1）康复原则　补益心肺。

（2）康复疗法

中药疗法：四君子汤（《和剂局方》）加味。方中党参甘温益气，健补脾肺。脾胃气虚，运化失常，故以白术既助党参补益脾胃之气，更以其苦温之性，健脾燥湿，助脾运化。脾主湿，脾胃既虚，运化无力，则湿浊易于停滞，故以补利兼优之茯苓，配白术健运脾气，又以其甘淡之性，渗利湿浊，且使参、术补而不滞。伍用炙甘草者，以其甘温益气，助参、术补中益气之力，更兼调和诸药。炒枣仁、当归补血安神，又可使所补之气有所依附。诸药合力，共成补益心肺之功。若肾阳虚、腰膝酸痛者，可加巴戟天；若阳痿、早泄者，加女贞子、菟丝子、淫羊藿。

针灸疗法：选灵道、心俞、肺俞（或神堂、魄户）、通里、足三里。可采用补法或者灸法。

2. 脏躁善悲

思虑过度，情志抑郁，气机不畅，心脾受损，悲伤欲哭，哭而无泪，以哭为快，心烦不寐，坐卧不宁，甚则大哭，大便秘结，舌红苔白，或少津，脉沉细。

（1）康复原则　养阴润燥。

（2）康复疗法

中药方剂：甘麦大枣汤（《金匮要略》）加味。本方是为心阴不足，肝气失和，心神失宁之证而设。《灵枢·五味》篇曰："心病者，宜食麦。"故重用淮小麦，取其甘凉之性，补心养肝、益阴除烦、宁心安神。甘草甘平，补养心气、和中缓急。大枣甘温质润，益气和中、润燥缓急。沙参养阴生津；酸枣仁养血安神；生牡蛎镇潜心阳，既助补心安神之功，又增潜阳除烦之效。诸药配伍，共奏养阴润燥、养心安神、和中缓急之功。若不寐易悲者，可加百合40g，麦门冬30g；潮热、盗汗者，加地骨皮30g。

针灸疗法：选公孙、太溪、足三里为主穴，辅以通里或神门以安神。可采用补法。

【其他康复疗法】

针对悲证各个证型均可采用的康复方法如下。

（一）宣泄疗法

宣泄疗法即把积聚、抑郁在心中的不良情绪，利用特殊的环境或方式宣达、发泄出去，以减轻或消除心理压力。哭是一种心理保护措施，可缓解紧张情绪，减轻痛苦或消除忧愁。当悲痛郁结时，可通过哭泣宣泄，排解悲伤。

（二）课业疗法

传统行为治疗中的课业疗法是让患者参加有医疗意义的工作或劳动来治疗心理疾病的方法。《四川医林人物》记载："肖文鉴，南充人。一室女患郁症，形消骨立，鉴嘱女结伴锄菜园蔓草，日刈草二背。女初不耐，久习为常。如是一百日，体渐强壮，面生华泽。"悲证患者一般活动量较少，可以根据患者实际情况安排适度的劳动，循序渐进来改善心情。例如每天按时进行家务劳动，种菜养花，可以调节情绪。对于悲伤郁结日久、兴趣减退、社交能力下降的患者，鼓励其完成一定量的"运动处方"，参与集体性的体育活动和家务劳动等。

【康复护理】

悲证患者多因七情内郁、悲伤过度而引发，护理患者应注意以下几个方面。

1. 正确对待患者的各种病态表现，包容理解患者，给予患者耐心细致的关怀。

2. 注意加强情志护理，多予安慰劝解，引导病人宣泄郁结的悲伤情绪。

3. 组织患者参与集体活动，鼓励患者完成适度的劳动，以排解悲伤。

4. 鼓励患者培养健康的兴趣爱好，如听音乐、读书、绘画等，以移情易性。

5. 注意关心患者的生活起居，注意季节变化，提醒患者及时增减衣物、被褥。

6. 为患者营造良好的室内环境，保持适宜的温度、湿度，房间通风良好、明亮整洁。

7. 注意患者是否曾有自伤、自杀想法或行为，若有风险行为倾向，需有专人看护患者，必要时限制其活动范围，并注意检查个人物品，将危险品如刀、剪、绳、药品等严加收藏，加强安全防范。

恐　证

【概述】

恐证是因惊恐过度或素体肾精亏虚，导致情志失调或气血两亏所引起的一类神志疾病。以善恐、恐惧等症状为主要临床特征。

历代医家对本证的认识，从病位、病性及临床症状，趋向一致。对本证的认识最早见于《黄帝内经》，《素问·四时刺逆从论》云："血气内却，令人善恐。"并且提出了恐证与脏腑间的关系，《灵枢·经脉》："肾足少阴之脉……气不足则善恐。"《素问·阴阳应象大论》："肾主耳……在肾为呻……在志为恐，恐伤肾。"以上说明恐为肾志，肝肾同源，肝虚亦令人善恐。《素问·脏气法时论》说："肝病者，两胁下痛……虚则目慌慌无所见，耳无所闻，善恐，如人将捕之。"《灵枢·本神》："肝藏血，血舍魂，肝气虚则恐。"隋代巢元方著《诸病源候论》则惊恐并论，曰："风惊恐：风惊恐者，由体虚受风，入乘脏腑。其状如人将捕之。"至明代王肯堂确切地指明恐证的出现与肾、肝、胃、心有关，《证治准绳》称："脏腑恐有四：一曰肾。经云：在脏为肾，在志为恐。又云：气并于肾则恐是也。二曰肝胆。经云：肝藏血，血不足则恐……三曰胃。经云：胃为恐是也。四曰心。经云：心怵惕思虑则伤神，神伤则恐惧自失者也。"《张氏医通》在前人经验基础上，提出了恐证的治疗用药，认为恐证主要病位在肾，指出"治肾伤者，宜补精髓，六味丸加枸杞、远志"，除治肾之外，恐证亦与他脏相关，又指出"治肝虚者宜养阴血，六味丸加枣仁、龙齿"。

从临床表现来看，西医学中的精神分裂症、神经症性障碍等神志病中皆可出现善恐的证候，可参照本节内容辨证论治。

【病因病机】

1. 精髓不足

肾藏精，在志为恐，恐伤肾，过伤久病则精亏，或房劳过度。精气内夺，精亏脑神失养，其人出现善恐。腰为肾之府，肾亏则腰膝酸软，精亏则头脑发空，记忆减退。肾精不足，影响肝魂者恐惧益甚，故本证以善恐为临床特征。

2. 肝胆两虚

肝藏血舍魂，胆附于肝。随神往来者谓之魂，久病肾亏，精不化气，肝胆不足则出现肝不藏魂，胆失决断，其人善恐，甚则如人将捕之状。

3. 气血两亏

心主血藏神，久病气血不足，心神失常，则心悸善恐，故有"心血内却，令人善恐"之说。肝在志为怒，大怒、易怒易伤魂神，致肝气虚，肝虚则恐。

本病主因卒遭恐吓，或恐惧过度，持久不解，导致情志失调，肾虚、志不守舍而出现恐证；或素体肾精亏虚，日久旁及肝、胆、心诸脏，终致气血两亏，出现恐证。本病病性以虚证为主，多为精、气、神、血不足所致。病变所属脏腑，多在肾肝心胆。本证初期正气未虚而善恐者预后较好，若久病不愈，精、气、神、血不足可互相转化，或虚实互见，若伴有躯体疾病或重性神志病史，则预后相对较差。

【诊断】

1. 诊断要点

（1）有思虑过度及受惊的病史。

（2）自觉或不自觉地恐惧不安。

（3）睡眠不实，易惊易醒，伴有心悸。

（4）有腰膝酸软、自汗气短、心慌心悸的瞬息万变的自觉症状。

（5）无智力、意识障碍的精神症状，无器质性损害。

2. 鉴别诊断

（1）恐证与惊证　两者均同属于七情证，临床表现有相似之处。然惊证乃神气失司，由见闻夺气而骇出暂时，病多在心胆，惊则气乱，易于化火灼伤心阴胆液。恐证亦见惊骇之症，但恐证往往由惊而来，且程度甚于惊证，历久惧怕而难以自解，病位主要在肾肝，恐则气下，每多耗损肾精肝魂。二者从病因病机、病性病位均有不同，不难区分。

（2）恐证与奔豚气　两者均同属情志病，均可由惊或忧思肝郁而得。然奔豚气表现为自觉小腹有气奔冲似豚状，其病性多实，主要先由心肾阴伤，由阴及阳，阳虚不能制水，寒水及肾之积气上逆。恐证亦见恐惧之症，如有人将捕之状，其多伤肾精，病性多虚。

3. 相关检查

头部 CT、MRI 及其他辅助检查一般无阳性发现，或虽有阳性发现但不足以引起本病症状表现。

【治疗】

恐证多为精、气、神、血不足所致，其治疗当以补虚为总则，通过调补脏气，解除病理状态，而恢复脑神。初期多正气未虚，治以补肾益精。后期若久病不愈，精、气、神、血不足可互相转化，易致气血两亏，治以补益气血、填髓定志。

病位多在肾、肝、心、胆，治疗应辨别病因、病位、病性、先后缓急，并注意分型辨治。治疗时辨清先后缓急，病情急重时，先以重剂治疗以挫病势；病情稍缓时，再审证求因，进行病因治疗。恐证虽多属虚候，但亦有气血痰火实证，实证当泻其实，虚证当补其虚，根据肾、肝、心、胆脏器之不足分型论治。而脑气通五脏，在调补脏气时，同时要顾及脑功能的平衡协调。

【预后】

恐证多因恐惧过度，持久不解，导致情志失调，肾虚志不守舍，出现髓海不足、肾精亏损之证；若素体肾精亏虚，日久旁及诸脏，则可致气血两亏，出现脑髓不实、气血虚弱之证。

本证的预后，取决于正气的恢复程度及病程的长短。病程短，正气未虚而善恐者，易治，预后较好；久病不愈，则易致气血两亏。善恐频繁出现，记忆力明显下降，且体乏无力，为重者，预后较差。临床预后常见3种情况：一是不伴有重性神志病史，仅有恐证的临床特点者，治疗及时，用药合理，预后良好；二是伴有躯体疾病，同时有恐证者，在躯体疾病病情平稳的前提下，恐证相对平稳，如年高体弱者则预后相对较差；三是有神志病史的人，在控制病情稳定的条件下，恐证亦相对平稳。如是慢性精神分裂症患者，则预后较差。

【辨证康复】

本病的康复以调补脏器、充养脑髓为总则。康复治疗中首先注重调补脏器，根据肾、肝、心、胆脏器之不足分型论治。髓海不足、肾精亏损者，则补肾益精、充脑安神；脑髓不实、气血虚弱者，则补益气血、填髓定志；脑气虚弱，肝胆不足者，则助益肝胆、健补脑气。其次，本证的情志治疗颇为重要，凡思虑过度而致恐者，要良言抚慰，并切断思念之源。

1. 髓海不足，肾精亏损

心慌善恐，精神不振，腰膝酸软，遗精盗汗，失眠虚烦，舌质红苔少，脉细弱。

（1）康复原则　补肾益精，充脑安神。

（2）康复疗法

中药疗法：六味地黄丸（《小儿药证直诀》）加味。方中以熟地黄滋阴补肾，填精益髓；山茱萸补养肝肾，并能涩精；山药补益脾阴，亦能固肾；泽泻利湿而泄肾浊；茯苓淡渗脾湿，并助山药之健运；又以牡丹皮清泄虚热。若有畏寒、尿频者，可加鹿角以温督而化气，加肉桂益肾阳以助气摄之功能。

针灸疗法：选郄门、神门、肾俞、巨阙。可采用补法。

2. 脑髓不实，气血虚弱

触事易恐，身倦乏力，自汗气短，心慌心悸，面色无华，舌淡苔薄，脉细弱。

（1）康复原则　补益气血，填髓定志。

（2）康复疗法

中药疗法：远志丸（《济生方》）合八珍汤（《正体类要》）。方中重用熟地黄旨在补精益髓；远志、石菖蒲定心志，通脑窍；龙齿、茯神、朱砂安神除恐。若兼食欲不振者，熟地黄减量并加砂仁拌捣，以中和熟地黄之滋腻；若寐不宁者，加夜交藤以调和阴阳、交通心肾；口干者，去川芎之辛窜耗气；便秘者，加火麻仁以润肠通便。

针灸疗法：选郄门、神门、肾俞、巨阙。可采用补法。

3. 脑气虚少，肝胆不足

两胁不舒，遇事数谋寡断，虚怯善恐，舌苔薄质淡，脉弱。

（1）康复原则　助益肝胆，健补脑气。

（2）康复疗法

中药疗法：补胆防风汤（《张氏医通》）。本方用人参、甘草、大枣益气健脾，脾旺木荣，木得生机；前胡清肃肺金以御克木；川芎辛温温养肝血；茯神养心定志安神；防风、细辛、独活疏肝祛风兼通脑窍。若夜寐多恐、盗汗、心悸而偏于心肝阴血虚者，去防风、独活，加酸枣仁、柏子仁、龙眼肉；若情绪不稳、头昏头痛、肝胆虚气上浮者，加白芍、乌梅、木瓜、川楝子、生麦芽、绿萼梅、玫瑰花以其酸味敛肝体，微辛疏肝以助肝展。

针灸疗法：选郄门、神门、肾俞、巨阙。可采用补法。

【其他康复疗法】

（一）气功疗法

胎息法：深夜静卧，如胎儿在母腹中以脐呼吸，直至入睡。

（二）食疗法

猪脑炖鸡蛋：生猪脑10g，鸡蛋1枚，油、盐、葱、蒜适量。盛放碗中搅匀，置饭锅蒸熟，每日早晨顿服。

（三）足浴法

驱恐浴足煎：五味子、肉桂、黄连、柴胡各10g，珍珠母、磁石各30g。煎水候温，每晚睡前泡脚10~15分钟。

（四）思胜恐疗法

肾水之志为恐，脾土之志为思。土克水，思胜恐。惊恐为肾的情志表达。"恐则气下"，过度或突然的惊恐会使人肾气不固，气陷于下，出现惶惶不安、提心吊胆、神气涣散、二便失禁、意志不定等症状。"以思治恐"是用转移思维的方式治疗恐惧症状，所谓"以虑彼志此之言夺之"。可以用各种方法引导患者对有关事物进行思考，以制约患者的过度恐惧或由恐惧引起的躯体障碍。

（五）系统脱敏疗法

采用系统脱敏法疗法可以通过放松方法来减弱患者对引起焦虑、恐怖情绪的刺激物的敏感性，鼓励其逐渐接近令其害怕的事物，直至不再恐惧。具体方法是：①教患者学会评定主观不适单位。②进行放松训练。③设计不适层次表：让患者对每一种引起刺激因素引起的主观不适进行评分，然后按照其分数高低将各种刺激因素排列成表。④系统脱敏：从最低层次开始脱敏，当患者对刺激不再产生紧张反应后，渐次移向对上一层次刺激的放松性适应。即让患者想象恐惧事物并同时放松，等到恐惧感接近消失时，再升级想象更害怕的内容，如此直至面对真实恐惧事物时情绪反应正常。

【康复护理】

恐证患者多因卒遭恐吓，或恐惧过度、持久不解而发。护理患者应注意以下几个方面。

1. 正确对待患者的各种病态表现，包容理解患者，给予患者耐心细致的关怀。

2. 注意加强情志护理，多予耐心抚慰，指导患者进行放松训练，引导患者在出现情绪反应时学会自我放松。

3. 急性期尽量避免恐惧事物对患者情绪的刺激，恢复期可适当引导患者循序渐进想象恐惧事物，逐渐克服恐惧情绪。

4. 鼓励患者在家属陪同下适度进行体育活动，多参与集体活动，促进社会功能恢复。

5. 鼓励患者培养健康的兴趣爱好，如听音乐、读书、绘画等，以移情易性。

6. 注意关心患者的生活起居，注意季节变化，提醒患者及时增减衣物、被褥。

7. 为患者营造良好的室内环境，保持适宜的温度、湿度，房间通风良好、明亮整洁。

8. 对于有躯体疾病或其他神志病史的恐证患者，应根据其原发病的特点进行护理工作。注意患者是否有冲动、外走及伤人、自伤等风险行为，若有风险行为倾向，需有专人看护患者，必要时限制其活动范围，并注意检查个人物品，将危险品如刀、剪、绳、药品等严加收藏，加强安全防范。

惊　证

【概述】

惊证是因心神功能失调，涉及脑神，所引起的一类神志疾病。以易受惊吓、紧张害怕、惕惕然不安为主要临床特征。惊证是神志病的常见证。

"善惊"作为病证名，最早见于《素问·至真要大论》，曰："少阳之胜……善惊。"《灵枢·病死生》中亦称为"喜惊"。巢元方认为惊证与风邪有关，提出了"风惊"的概念，曰："风惊者，由体虚、心气不足，为风邪所乘也。心藏神，而主血脉。心气不足则虚，虚则血乱，血乱则气并于血，气血相并，又被风邪所乘，故惊不安定。名曰风惊。"宋代《圣济总录》也有类似记载："风惊之状，乍惊乍喜，恍惚不宁，举措失常是也。盖心者生之本而藏神，今心血虚，则神不宁。风邪乘虚而干之，故谓之风惊邪也。"并提出服用茯神丸方、大丹砂方治之。金代刘完素认为惊证是火邪为患，曰："惊，心卒动而不宁也。火主于动，故心火热甚也。"明代王肯堂《证治准绳》曰："惊……由是观之，肝、胆、心、脾、胃皆有惊证明矣。"清代张璐在《张氏医通》中亦提到："惊，夫惊虽主于心，而肝胆脾胃皆有之，惊是火热躁动其心，心动而神乱也。"由此可见，惊证涉及脏腑之广，提示临床治疗本证应注意全面调理。

从临床表现来看，西医学中的精神分裂症、应激相关障碍、神经症性障碍等皆可有本证表现，可参照本节内容辨证论治。

【病因病机】

1. 心胆气虚

久病不愈，心气不足，神失所养致神不内守，则胆小怕事，心悸易惊；胆为中正，心虚则胆怯，胆气受损，决断无权，故触事易惊，惕惕然，心下怵怵，如人将捕之。

2. 阴血不足

心主血脉、藏神，心血虚则心神失养，易发惊骇，心久虚与肾精不足有关。阳统于阴，心本于肾，上不安者由于下，乃精血互根之理，故阴血不足而善惊。

3. 痰火扰心

因素有痰邪，邪胜于里，暴怒伤肝，气郁化火，灼津痰聚，形成痰火之病理，邪气上扰，心脑不宁。其人善惊，惊者乃痰因火动也。

4. 肝郁血虚

肝藏血舍魂，心主血藏神，肝郁不疏，气机失调，化火灼津，肝血受损，则心血亦亏，终致肝不藏魂，心不守神，神魂散乱，累及脑神，其人善惊。

本病多为神志失调、气血痰火为病。本病病性非虚即实，但以本虚标实为主。本病初起多以标实为主，痰火扰心，心火旺盛，痰火影响脑神，延及日久，使气血失调，肝、胆、心受损，易发展为本虚标实之证。病变所属脏腑，多在心肝肾。本病的转归预后关键在于早期诊断及治疗，应重视精神调护，避免精神刺激。若久病体虚，使多脏受损，则预后稍差。

【诊断】

1. 诊断要点

（1）有惊吓等情志突变的诱发因素。

（2）出现不能控制的惊慌、易受惊吓、心中惕惕然不安的临床表现。

（3）病程持续一周以上。

（4）参考精神分裂症、应激相关障碍、神经症性障碍等神志病病史。

2. 鉴别诊断

（1）惊证与恐证　两者皆有善惊、善恐之症，临床症状往往同时并见。然恐证或由惊而引起或未遇恐惧之事而产生恐惧之感，终则神志不安，如人将捕之状；而惊证为有时而作，多由外触而起。恐证为重，可由惊证发展而来。以脏气病变而言，恐则气下，惊则气乱。以症状特点而言，恐有"股栗"之征，惊无颤抖之状。

（2）惊证与心悸　两者皆有阵发性心慌的症状，临床表现有相似之处。然心悸往往不因情志变化而发作。而惊证胆小脆弱，每由见闻诱发，"惊者，神气失守，由见闻夺气，而骇出暂时也"。

（3）惊证与怔忡　两者皆有发作心悸不宁的症状，临床表现颇为相似。然怔忡多呈持续性发作心悸不宁，较惊悸为重，常是惊悸的发展；而惊证是阵发性心悸不宁。在发作特点上，怔忡为本无所惊，心中自动，无时而作；惊证为外有所触，有时而作。在病因上，怔忡内因为惊悸日久或久病体虚，外因则或有所触，如触冒风寒暑湿，或温邪久稽，灼伤真阴或脉痹不已，复感外邪，内舍于心；而惊证内因为多心胆虚怯，思虑过度或心虚停饮（痰），外因为七情刺激。在病机上，怔忡则为阴血不足，心失所养，水不济火，虚火扰心，阳虚水饮凌心或阳虚气弱，不能温养心脉，或淫邪犯心，心脉痹阻；而惊悸为惊则气乱，触忤心神脑气，心脑无主。

3. 相关检查

头部 CT、MRI 及其他辅助检查一般无阳性发现，或虽有阳性发现但不足以引起本病症状表现。

【治疗】

惊证的病理特点为非虚即实，以本虚标实为主，其治疗当以安神镇惊为总则，通过清火以镇惊或补虚以平惊，解除病理状态，而恢复脑神。初期病情急重时多以治标为主，如痰火扰心、脑气壅滞症见惊狂，或心火旺盛、脑气逆乱而惊搐，则须急以清火豁痰和清心泻火以治标。急性期过后，病程长的轻症则以治本为主，如心胆气虚、脑气不足或阴血不足、脑髓虚的惊证，多缠绵难愈，应审证求因，从本治疗。

【预后】

惊证多因神志失调、气血痰火为病，进而出现痰火扰心、心火旺盛等实证。若失治误治，迁延日久，使气血失调，肝、胆、心受损，易发展为心胆气虚、阴血亏虚、髓海不足之虚证。

惊证若为病程长的轻症，因久病体虚，未有所触而自惊，经适当调养，预后尚可。若为病程短的重症，有精神刺激或外伤病史，由外界因素所触而发病，则预后稍差。

【辨证康复】

本病的康复以惊者平之为总则。康复治疗中首先要辨清标本虚实，以补虚为主，兼以泻实。实证急性期以清火豁痰和清心泻火为法以治标，而实证后期，宜滋肾精以生髓益脑。脑为五脏之主，气血精髓相生，血亏气虚每与髓海不足及脑气失调有关，因此惊证虚证更应重视补肾填髓益脑。此外，若因郁而致，要用疏肝解郁之品，并重视语言疏导。

1. 脑气不足，心胆气虚

心慌易惊，胆怯怕事，气短乏力，语言低微，少眠多梦，舌质淡，苔薄，脉弱。

（1）康复原则　益养心脑，化痰温胆。

（2）康复疗法

中药疗法：四君子汤（《和剂局方》）合温胆汤（《备急千金要方》）加减。本方系二方合成，实际上是温胆汤加人参、白术，取人参大补元气以壮脑神；白术、茯苓、甘草甘温甘淡并用健脾益气以养心神；枳实、陈皮、半夏、竹茹寒温相参，燥湿化痰治胆寒；生姜、大枣辛甘化阳通阳以疏胆气。心气和，胆寒除则血和神舍，心胆气复则脑安。故为本型惊证扶正安神之要方。若心惊频作者，可加紫石英（先煎）以增强镇心安神之力；若舌转红、口干、睡中易惊、多汗者，可去半夏、枳实，以免耗气伤阴，并加柏子仁、酸枣仁、生牡蛎，旨在养心定惊。

2. 髓海不足，阴血亏虚

遇事易惊，虚烦失眠，潮热盗汗，手足心热，面色无华，头晕目眩、耳鸣、健忘，舌红少苔，脉细。

（1）康复原则　填精充髓，养血宁心。

（2）康复疗法

中药疗法：归芍地黄汤（《症因脉治》）加减。方中取熟地黄、山茱萸滋补肝肾之阴；茯苓、山药养脾胃之阴，使土润可以充肾阴、益心血；当归、白芍养血安神，牡丹皮凉肝泄肾火，以使肾阴、心阴不受忤；泽泻泻肝、利肾水，以令肾阳、心阳不受戕；重用熟地黄意在填精充髓以补脑。如此，三阴精血得补，心神元神得守，则惊骇自安。若惊骇重者，可加珍珠母、琥珀末；若药后伴胸痞、脘胀、纳差者，可予熟地黄加炒砂仁拌捣，并酌加陈皮、香橼行气之品，以静中求动，有利药效的发挥；若无发热而感怯寒，可加鹿角胶、巴戟天以温督益脑、敛阳益阴。

3. 痰火扰心，脑气壅滞

心烦意乱，夜寐易惊，口干口苦，舌质色红，苔黄厚腻，脉滑数。

（1）康复原则　清火豁痰，降火舒脑。

（2）康复疗法

中药疗法：黄连温胆汤（《六因条辨》）加减。方中以黄连苦寒清心泻火；半夏、橘红苦温行气化痰，竹茹降逆化痰，枳实理脾下气，茯苓健脾渗湿化痰。甘草和中益气，生姜补润散肝润肝以爕体用。诸药合伍，共奏清心豁痰、降火舒脑之功。若舌干苔剥、口干渴饮者，去枳实、半夏，可加生地黄、麦门冬、白芍、地骨皮甘寒滋阴；若大便秘结者，可加生大黄通腑泄浊，以釜底抽薪。

4. 脑气有余，心火旺盛

烦躁易惊。面红目赤，口舌生疮，舌红脉数。

（1）康复原则　清心泻火，凉血宁脑。

（2）康复疗法

中药疗法：泻心导赤散（《医宗金鉴》）加减。方中取黄连苦寒入心泻心火，以挫脑气之有余；木通、甘草、竹心甘淡性平入心，清心除热且导心火下行；生地黄甘寒，滋阴凉血宁脑。心火得平，则循道下行与肾水相交，诸症自安。若有惊搐者，可加石决明、牡蛎、钩藤、白芍、僵蚕以平肝息风；若便秘者，可加大黄通腑。

5. 肝郁血虚，脑气逆乱

遇事易惊，烦躁易怒，胸胁胀满，情怀不舒，面色爪甲苍白，舌苔薄，舌质暗或淡，脉细弱。

（1）康复原则　养血疏肝，悦脑安神。

（2）康复疗法

中药疗法：丹栀逍遥散（《医统》）加减。方中取柴胡、薄荷疏肝以增强疏散条达之力，并可上行悦脑；气有余便是火，脑气逆乱，肝气有余，化火灼伤肝血，故以山栀、牡丹皮清泄肝经实火；当归、白芍养血柔肝；白术、茯苓、甘草实土以御肝侮。肝气得疏，肝血得养，则肝火自敛，脑悦神宁，惊证乃除。若偏于阴血虚，出现口干、舌红、情绪易于激动者，可加枸杞、石斛、女贞子、生地黄以滋养肝肾；若夜惊不安，可加夜交藤以交通心肾；若肝郁明显者，方中去白术之壅滞，酌加玫瑰花、绿萼梅、合欢花以其疏肝而不伤肝阴；若惊而欲狂者，可酌量加珍珠母、磁石、朱砂。

【其他康复疗法】

（一）气功康复疗法

静内功，深夜入静，调匀气息，鼻尖上置毛发，呼吸气吹不动，直至入睡。

（二）食物康复疗法

白果肉 10 个，红枣 10 枚，冰糖适量，煎或炖，每晚睡前顿服。

（三）针灸康复疗法

1. 体针
劳宫、涌泉、大陵、神门、丰隆、足根穴（经外奇穴，足底后 1/5 处）。

2. 耳针
神门、脑。

（四）冲击疗法

冲击疗法又称满灌疗法，其基本原理是让求助者持久暴露在惊恐因子面前，并进行放松训练，使惊恐反应逐渐减轻、消失。

《素问·至真要大论》云："惊者平之，平者常也，平常见之必无惊。"《儒门事亲·内伤形》有一则运用"惊者平之"的典型案例，"卫德新之妻，旅中宿于楼上，夜值盗劫人烧舍，惊堕床下，自后每闻有响，则惊倒不知人，家人辈蹑足而行，莫敢冒触有声，岁余不痊。诸医作心病治之，人参、珍珠及定志丸皆无效。戴人见而断之曰：惊者为阳，从外入也，恐者为阴，从内出也。惊者，为自不知故也。恐者，自知也。足少阳胆经属肝木，胆者，敢也，惊怕则胆伤矣。乃命二侍女执其两手，按高椅之上，当面前置一小几。戴人曰：娘子当视此，一木猛击之，其妇大惊。戴人曰：我以木击几，何以惊乎？伺少定击之，惊也缓。又斯须连击三五次，又以杖击门，又暗遣人划背后之窗，徐徐惊定而笑曰：是何治法？戴人曰：《内经》云：惊者平之。平者，常也。平常见之必无惊。是夜使人击门窗，自夕达曙。夫惊者，神上越，从下击几，使其下视，所以收神也，一二日虽闻雷而不惊。德新素不喜戴人，至是终身厌服，如有人言戴人不知医者，执戈以逐之"。

（五）生物反馈疗法

生物反馈疗法又称生物回授疗法，或称自主神经学习法，是在行为疗法的基础上发展起来的一种新型心理治疗技术和方法。它利用现代生理科学仪器，通过人体内生理或病理信息的自身反馈，消除病理过程，使患者身心健康。

生物反馈疗法运用在惊证的治疗中，一是可以让患者学习放松训练，以便能减轻因惊恐导致的过度紧张，使身体达到一定程度的放松状态；二是当患者学会放松后，再通过生物反馈仪，使其了解并掌握自己身体内生理功能改变的信息，进一步加强放松训练的学习，直到形成操作性条件反射，解除恐惧紧张状态，以恢复正常的生理功能。

【康复护理】

惊证患者多因神志失调、气血痰火为病。护理患者应注意以下几个方面。

1. 正确对待患者的各种病态表现，包容、理解患者，给予患者耐心细致的关怀。

2. 注意加强情志护理，多予耐心抚慰，指导患者进行放松训练，引导患者在出现情绪反应时学会自我放松。

3. 急性期尽量避免恐惧事物对患者情绪的刺激，恢复期可适当引导患者循序渐进想象恐惧事物，逐渐克服恐惧情绪。

4. 鼓励患者在家属陪同下适度进行体育活动，多参与集体活动，促进社会功能恢复。

5. 鼓励患者培养健康的兴趣爱好，如听音乐、读书、绘画等，以移情易性。

6. 注意关心患者的生活起居，注意季节变化，提醒患者及时增减衣物、被褥。

7. 为患者营造良好的室内环境，保持适宜的温度、湿度，房间通风良好、明亮整洁。

8. 对于有躯体疾病或其他神志病史的惊证患者，应根据其原发病的特点进行护理工作。注意患者是否有冲动、外走及伤人、自伤等风险行为，若有风险行为倾向，需有专人看护患者，必要时限制其活动范围，并注意检查个人物品，将危险品如刀、剪、绳、药品等严加收藏，加强安全防范。

痴　呆

【概述】

痴呆是由髓减脑消、神机失用所导致的一种神志异常的疾病，以呆傻愚笨、智能低下、善忘等为主要临床表现。其轻者可见神情淡漠、寡言少语、反应迟钝、善忘；重则表现为终日不语，或闭门独居，或口中喃喃，言辞颠倒，行为失常，忽笑忽哭，或不欲食，数日不知饥饿。

《景岳全书·杂证谟》："痴呆证，凡平素无痰，而或以郁结，或以不遂，或以思虑，或以疑惑，或以惊恐，而渐至痴呆。言辞颠倒，举动不经，或多汗，或多愁，其证则千奇万怪，无所不至；脉必或弦或数，或大或小，变易不常，此其逆气在心或肝胆二经，气有不清而然。但察其形体强壮、饮食不减、别无虚脱等症，则悉宜服蛮煎治之，最稳最妙。然此证有可愈者，有不可愈者，亦在乎胃气、元气之强弱，待时而复，非可急也。凡此诸证，若以大惊猝恐，一时偶伤心胆，而致失神昏乱者，此当以速扶正气为主，宜七福饮或大补元煎主之。"论述了痴呆的病因、表现、治疗和预后，将痴呆与癫病、狂病者分开单独成病。

与西医学的阿尔茨海默病、血管性痴呆、匹克病、麻痹性痴呆、亚急性海绵状脑病、正常压力脑积水、亨廷顿病、一氧化碳中毒性痴呆及其他原因所致认知功能减退的疾病有相近之处，可参考本病进行诊治。

【病因病机】

1. 禀赋不足

痴呆者多由于先天不足或禀赋父母遗传因素所致。如胎中失养、父母近亲婚配、某些家族遗传性疾病等，导致脑髓不充，智力发育不全，影响精神和思维活动而致此病。亦有临产时产伤，伤及脑髓而致病者。

2. 肾精亏损

肾主骨生髓，脑为髓之海。中老年人脏腑功能减退，肾中精气衰少。肾精不足，脑髓不充，神明失主，则灵机记忆衰退，不慧失聪而成愚呆之证。如《医林改错·脑髓说》所谓："年高无记性者，脑髓渐空。"

3. 饮食失节

恣食肥甘厚味，或嗜酒成癖，脾胃受损，运化失司，酿生痰浊。痰浊积郁胸中，蒙蔽清窍，使神明失主而成痴呆。如《石室秘录·卷六》所云："痰气最盛，呆气最深。"

4. 七情内伤

情志不遂，肝郁气滞，血涩不行，痰湿内停，痰瘀闭阻清窍而发病。如《辨证录·呆病门》曰："大约其始也，起于肝气之郁。"或因忧虑过度，耗伤心脾，心脾两虚，心虚心血暗耗，脾虚运化失司，使神明失养，导致神情涣散、呆滞善忘。

5. 因病致损

因患中风、癫痫等病，脑髓受损，痰瘀阻滞脑络，神明失用而发本病。

6. 外伤或中毒

骤遇强力所伤，瘀血阻滞脑络，或中毒致轻窍受损，导致神明失聪、思维迟滞、性情异常、记忆减退。

痴呆是一种全身性疾病，病位在心脑，与肾、肝、脾功能失调密切相关。病因以内因为主，可由先天禀赋不足、年老久病体虚、饮食不节、七情内伤等导致发病。病机可概括为虚实两端。虚者多为肾精不足、心脾两虚而致心脑神窍失养；实者常见痰浊内阻、瘀阻脉络所致清窍蒙蔽、血脉不畅，使神机失灵。虚为本，实为标。虚实病机可互为因果，相互转化，相互夹杂。

【诊断】

1. 诊断要点

（1）以记忆近事及远事的能力减弱，判定认知人物、物品、时间、地点能力减弱，计算力与识别空间位置结构的能力减退，理解别人语言和有条理地回答问题的能力障碍等为主症。

（2）性情孤僻，表情淡漠，语言啰嗦重复，自私狭隘，顽固固执，或无理由的欣快，易于激动或暴怒。其抽象思维能力下降，不能解释谚语、区别词语的相同点和不同点，还有道德伦理缺乏、不知羞耻等性格特征的改变。

（3）起病隐匿，发展缓慢，渐进加重，病程一般较长。

（4）神经心理学检查，颅脑 CT、MRI 等检查有助于诊断。

2. 鉴别

（1）痴呆与郁证　痴呆的神志异常需与郁证的脏躁相鉴别。郁证多由精神因素的刺激引起，多在精神因素的刺激下呈间歇性发作，不发作时可如常人，且无智能、人格、情感方面的变化。而痴呆多见于中老年人，男女发病无明显差别，且病程迁延，其心神失常症状不能自行缓解，并伴有明显的记忆力、计算力减退甚至人格情感的变化。

（2）痴呆与癫证　癫证以成年人多见，病机为阴阳失调，神机逆乱，癫证属于精神失常的疾患，以沉默寡言、情感淡漠、语无伦次、静而多喜为特征。痴呆则老年人多见，病机为髓海不足，神机失用，属智能活动障碍，是以神情呆滞、愚笨迟钝为主要临床表现的神志异常疾病。

（3）痴呆与健忘　痴呆为神情呆滞，或神志恍惚，告知不晓，表现为知前事或问事不知；健忘表现为记忆力减退，遇事善忘即"善忘前事"，不伴有智能减退。

【治疗】

治疗当以开郁逐痰、活血通窍、平肝泻火治其标，补虚扶正，充髓养脑治其本。为加强滋补作用，常加血肉有情之品。治疗时宜在扶正补虚、填补肾精的同时，注意培补后天脾胃，以冀脑髓得充，化源得滋。同时，须注意补虚切记滋腻太过，以免滋腻伤及脾胃，酿生痰浊。

【预后】

本病的各种证候之间存在着必然联系。属实证的痰浊、瘀血日久，若损及心脾，则脾气不足，或心阴亏耗，伤及肝肾，则阴精不足，脑髓失养，转化为痴呆的虚证。而虚证病久，气血亏乏，脏腑功能受累，气血运行失司，或积湿为痰，或留滞为瘀，又可见虚中夹实证。总之，本病临床以虚实夹杂多见，虚与实可相互转化，且实证亦多为标实而其本虚多见。痴呆的病程多较长。其中虚证患者，若长期服药，积极接受治疗，部分精神症状可有明显改善，但不易根治。而实证患者，及时有效地治疗，待实邪去，部分患者可获愈。对于虚中夹实者，则往往病情缠绵，更需临证调理，方可奏效。

【辨证康复】

痴呆患者康复治疗以控制症状、延缓病情发展为目标。积极加强功能锻炼，改善运动平衡协调功能，尤其注意改善关节活动度，防止挛缩发生。提高日常生活活动能力，掌握生活基本技能，加固安全防护措施，防止发生损伤。帮助患者和家属建立康复信心，调整心理状态。从病因而论，肾主骨生髓，脑为髓海，肾精充足，则精力充沛、记忆力增强、肢体强劲；肾精不足，则记忆力下降、失眠多梦、萎靡不振，因此补益肾精可有效地预防老年性痴呆的发生，可服补肾益精、延缓衰老的药物。此外，对于老年性痴呆病患者预防是关键，因而要积极防治高血压、心脏病、糖尿病，控制血压和血糖，降低血脂和血液黏稠度等控制原发病的措施也必不可少。

1. 髓海不足

智能减退，记忆力、计算力、定向力、判断力明显减退，神情呆钝，词不达意，头晕耳鸣，懒惰思卧，齿枯发焦，腰酸骨软，步履艰难，舌瘦色淡，苔薄白，脉沉细弱。

（1）康复原则　补肾益髓，填精养神。

（2）康复疗法

中药疗法：七福饮（《景岳全书》）加减。人参6g，熟地9g，当归9g，白术（炒）5g，炙甘草3g，枣仁6g，远志（制用）5g。上药用水400mL，煎取280mL，空腹时温服。

若肾虚先天不足明显者，加鹿角胶、龟甲胶、阿胶等血肉有情之品；若见舌苔白腻者，加石菖蒲、郁金、法半夏等化痰浊，醒神窍，并酌减滋腻补肾之品；若兼见心烦溲赤，舌红少苔，脉细而数，熟地黄改生地黄，再加知母、黄柏、牡丹皮、莲心以清虚热。本方用熟地黄滋阴补肾；配当归养血补肝；人参、白术、炙甘草益气健脾，用以健补后天之本，以助先天之不足；酸枣仁、远志养心安神。病久可以本方制成蜜丸久服，以图缓治。

针灸疗法：百会、四神聪、太溪、大钟、悬钟、足三里。平补平泻。

2. 脾肾两虚

表情呆滞，沉默寡言，记忆减退，失认失算，口齿含糊，词不达意，伴腰膝酸软，肌肉萎缩，食少纳呆，气短懒言，口涎外溢或四肢不温，腹痛喜按，鸡鸣泄泻，舌质淡白，舌体胖大，苔白，或舌红，苔少或无苔，脉沉细弱，双尺尤甚。

（1）康复原则　补肾健脾，益气生津。

（2）康复疗法

中药疗法：还少丹（《医方集解》）。熟地黄、枸杞、山萸肉滋阴补肾；肉苁蓉、巴戟天、小茴香助命火，补肾气；杜仲、怀牛膝、褚实子补益肝肾；石菖蒲、远志、五味子，宣窍安神。肌肉萎缩，气短乏力较重者，可加紫河车、阿胶、断续、首乌、黄芪等益气补肾；食少纳呆，头重如裹，时吐痰涎，头晕时作舌苔腻者，酌情减滋肾之品，加陈皮、半夏、生薏仁、白蔻仁健脾化湿和胃，也可配伍藿香、佩兰芳香化湿。

针灸疗法：风池、肾俞、京门、肝俞、三阴交。平补平泻。

3. 痰浊蒙窍

表情呆钝，智力衰退，或哭笑无常，喃喃自语，或终日无语，呆若木鸡，伴不思饮食，脘腹胀痛，痞满不适，口多涎沫，头重如裹，舌质淡，苔白腻，脉滑。

（1）康复原则　豁痰开窍，健脾化浊。

（2）康复疗法

中药疗法：涤痰汤（《证治准绳》）。半夏、陈皮、茯苓、竹茹、枳实理气化痰，和胃降逆；制南星去胶结之顽痰；石菖蒲、远志、郁金开窍化浊；甘草、生姜补中和胃。脾虚明显者，加党参、白术、麦芽、砂仁等；头重如裹，哭笑无常，喃喃自语，口多涎沫者，重用陈皮、半夏、制南星，并加用莱菔子、全瓜蒌、浙贝母等化痰祛痰之品；痰浊化热，干扰清窍，舌质红，苔黄腻，脉滑数者，将制南星改用胆南星，并加瓜蒌、栀子、黄芩、天竺黄、竹沥。

针灸疗法：风池、风府、丰隆、中脘。如能长期坚持每日早晚用双手拇指按揉风池穴5～10分钟，以局部出现酸胀感为度，能舒经活络，通畅气血，有抗衰老和健脑作用。风府指督脉之气在此吸湿化风。丰隆为足阳明胃经的络穴，治以和胃气、化痰湿、清神志。中脘出《针灸甲乙经》，属任脉，为任脉、手太阳与少阳、足阳明之会，胃之募穴，八会穴之腑会，具有和胃健脾、降逆利水之功用。

4. 瘀血内阻

表情迟钝，言语不利，善忘，易惊恐，或思维异常，行为古怪，伴肌肤甲错，口干不欲饮，双目晦暗，舌质暗或有瘀点瘀斑，脉细涩。

（1）康复原则　活血化瘀，开窍醒脑。

（2）康复疗法

中药疗法：通窍活血汤（《医林改错》）。麝香芳香开窍，活血散结通络；当归、桃仁、红花、赤芍、川芎活血化瘀；葱白、生姜、石菖蒲、郁金通阳宣窍。久病伴有气血不足，加熟地黄、党参、黄芪；气虚血瘀为主者，宜补阳还五汤加减，药用黄芪、当归、党参、桃仁、红花、赤芍、川芎、地龙、水蛭、石菖蒲、郁金、远志。气滞血瘀为主者，宜用血府逐瘀汤加减；瘀血日久，阴血亏虚明显者，加熟地黄、阿胶、鳖甲、制首乌、女贞子。

针灸疗法：内关、悬钟、膈俞、委中。平补平泻。

【其他康复疗法】

（一）针灸疗法

1. 体针

百会、神庭、印堂、风池、足三里、太溪、悬钟、四神聪。肝肾不足，加肾俞、肝俞；痰浊上扰，加丰隆、中脘；瘀血阻络，加内关、膈俞。足三里、太溪、悬钟用补法，余穴用平补平泻法，头部穴位间歇捻转行针，或加电针。配穴按补虚泻实法辨证操作。

2. 耳针

取神门、皮质下、肾、脑、枕等耳穴。每日1次，2~3穴（双耳取穴）/次，20次为1个疗程。

3. 刺血疗法

主穴：中冲、天枢。配穴：涌泉、劳宫。方法：三棱针直刺皮下，放出4~5滴血，隔天放血1次。对智能发育不全有所改善。

4. 穴位注射

取75%复方当归注射液（当归、川芎、红花）穴位注射。方法：取复方当归注射液4mL，分注于双侧肾俞穴，隔天1次。配穴：足三里、三阴交、合谷。适用于老年性痴呆。

（二）单验方

1. 参茸精

每次3~5mL，每日3次，2个月为1个疗程，可以重复2~3个疗程。

2. 灵芝片或灵芝糖浆（中成药）

片剂1片/次，糖浆每次5mL。每日3次，3个月为1个疗程。若无不适，可重复疗程。

3. 参芪蜂皇浆（中成药）

每次5mL，每日2次，3个月为1个疗程。可重复2~4个疗程。

4. 生猪脑粉

每次6~18g，每日2~3次，3个月为1个疗程。适用于大脑发育不全而致的痴呆。

5. 华佗治痴呆神方

人参30g，柴胡30g，当归30g，半夏30g，生枣仁30g，石菖蒲30g，茯苓90g，白芍120g，甘草15g，天南星15g，神曲15g，郁金15g，附子3g。水10碗，煎取1碗，强饮之。少顷困倦欲睡，任其自醒即愈。本方适用于抑郁不舒，或由愤怒而成痴呆者，或由羞幸而成者。

6. 逐呆仙方（《石室秘录》）

人参 30g，白术 60g，茯神 90g，半夏 15g，白芥子 30g，附子 9g，白薇 9g，菟丝子 30g，丹砂 9g，研末。

【康复护理】

1. 注意调节情志，避免七情内伤。

2. 对于轻症患者，要耐心和蔼，督促患者尽量料理自己的日常生活，开展各种文体活动，适应环境。重症患者基本失去生活自理能力，要给予适当照顾，帮助其做好个人卫生。个别病例，可突然出现兴奋躁动及冲动行为而产生伤人、毁物、自伤等事故。因此，要将这类患者安排在单间，防止伤害他人。

3. 饮食应富有营养，易于消化，给高蛋白、高热量、高维生素的食物，并保证每天的食量，以满足机体的需要。也要防止暴饮暴食、抓食脏物等不良行为。

昏　迷

【概述】

昏迷系心神蒙蔽、清窍闭塞的一类神志病，以不省人事、呼之不应、神志不清为主要临床特征，同时伴有引起昏迷的原发病症状，如谵妄、抽搐、高热、乱语、失禁等。可发生于任何季节和各年龄阶段。为各种急慢性病证发展到一定阶段后出现的急危重症，亦系神志病的急危重症，预后不佳。

古代医籍中有描述为"神昏""昏愦""昏蒙""暴仆""尸厥""不省人事""不知与人言""昏不知人"等。脑为髓海，元神之府，内寓神机，机用之权，"神机之妙用"，清窍为出入之所。脊髓为其传出、传入之枢机，总统诸神。然心神受扰，清窍闭塞，则引发阴阳离乱，神明失守。

从临床表现看，西医神经科、精神科中的脑器质性障碍，如中风、大面积腔梗、脑出血、病毒性脑炎、乙型脑炎、流行性脑脊髓膜炎、脑肿瘤、肺性脑病、肝性脑病、肾性脑病、药物中毒、恶性综合征等出现昏迷者可参照本节辨证施治。

【病因病机】

1. 外感时邪，热毒内蕴

邪结化热，传变入里，或邪热炽盛，扰乱神明，而致神昏；或秽浊疫毒，邪热入营，内陷心包，闭塞清窍，导致昏迷。

2. 情志内伤，痰火上扰

五志过极，肝阳偏亢，心火偏盛，阳热上窜，夹痰夹火，上扰清窍，令神明昏愦。

3. 饮食失节，痰浊上犯

脾虚不运，湿聚成痰，痰湿内阻，痰郁化热，痰热互结，蒙蔽神明，昏乱不用。

4. 素体羸弱，阴阳衰竭

久病不愈，正气消耗，进而邪盛正衰，真元耗竭，心神耗散，阳气欲脱，神无所依，魂飞魄散。

神昏皆由心脑神受扰而致，病理病机为神明失用，清窍失灵。心藏神，主神明，脑为元神之府，是清窍所在，脏腑清阳之气均汇于此。因此当痰饮、湿浊、瘀血、热毒等阻闭清窍或气血耗散，神无所依，均可导致神昏不明。凡痰饮、湿浊、瘀血、热毒等实邪阻闭清窍所致的神昏，多为神昏之闭证，属实证；凡气血耗散，阴阳衰竭，清窍失养，神不守舍所致的神昏，多为神昏之脱证，属虚证；也有痰湿壅盛，内蒙清窍，气血耗散，神无所依的内闭外脱证，属虚实夹杂之证。本病病位主要在脑，与心、肝、脾、肺、肾等脏腑密切相关，属危急重症，多预后不良，醒后仍有原发病证存在。

【诊断】

1. 诊断要点

（1）病史　昏迷出现之前常有眩晕、头痛、消渴、喘证、肺胀、心痛、积聚、痫证等宿疾，每因情志、外邪、劳累、中毒或失治、误治而诱发，或突感外邪，因热毒而致。

（2）临床表现　以不省人事、神志昏迷为主症，伴有引起昏迷的原发病症状。程度较轻者部分反射存在，严重者意识完全丧失，对外界刺激无反应，各种反射消失。闭证者表现牙关紧闭、面红气粗、痰声辘辘、烦躁抽搐等；脱证者表现为四肢厥冷、汗出淋漓、目合口开、鼻鼾息微、面色苍白等。

（3）实验室检查　颅脑影像学检查、腰穿、脑电图、心电图检查、血液常规、生化、血糖、电解质、肝肾功能等检查有助于临床诊断。

2. 鉴别

（1）昏迷与厥症　昏迷是神志疾病中的最危急现象，昏迷患者较厥病患者神志不清，人事不知情况更严重，意识障碍时间更长。部分厥病患者短时间内可自行苏醒，醒后如常人，无明显后遗症，但昏迷患者不治疗一般不能苏醒，而且不积极救治还可能危及生命。

（2）昏迷与癫痫　二者均有神志不清、二便自遗现象。但一般癫痫患者有反复发作史，以短暂的意识丧失，或伴四肢抽动，或口吐白沫，二便自遗为主要表现，一般发作时间不长，短时间内可自行恢复，醒后如平常。昏迷患者不能自行恢复，一般系病情发展到晚期，或病情发展到最严重的程度，随时有生命危险。

3. 相关检查

头部 CT、头部 MRI、腰穿、心电图、脑电图、脑血流图、视频脑电图、胸片、血常规、肝功能、电解质、血糖等应列为常规检查。

【治疗】

邪毒内闭证宜清热化痰、开闭醒神，方选菖蒲郁金汤。亡阴证应救阴敛阳、回阳固脱，方用生脉散加减。亡阳证以益气固脱、回阳救逆为法则，以参附汤加减。同时积极处理原发疾病。

【预后】

本病病因复杂，变化多端，一般预后不佳。

【辨证康复】

脑为元神之府，神机出；心藏神，主血脉，君火内安，神明出。"血者，神气也"，行气血上奉于脑，神机得血则功能畅开，得气则神机乃发。本病的康复以开闭通窍、回阳固脱、敛阳救阴为总则。康复治疗中首先根据病变性质分辨闭证、脱证，以及热闭、痰闭、浊闭、亡阴、亡阳等，采用开窍、清热、化痰、息风、辟秽、固脱、回阳等法，常规康复训练和综合催醒治疗，以促使昏迷患者尽快苏醒。昏迷患者的肢体功能锻炼至关重要，锻炼要循序渐进，缩短病程，提高生活质量。

1. 邪毒内闭

神昏，高热或身热不扬，烦躁，或见谵语，二便闭结，舌红或绛，苔厚，或腻，或黄，或白，脉沉实有力。

（1）康复原则 脑髓被邪热闭阻，脑气与脏真之气阻隔，枢机闭塞，造成心神内伏不行，从而导致心气闭绝，血滞脉涩，气机阻隔，出入升降之机闭阻，气立孤危，故治疗中应以清热化痰、开闭醒神为原则。

（2）康复疗法

中药疗法：以清热化痰、开闭醒神，方选菖蒲郁金汤（《温病条辨》）驱邪开窍。方中石菖蒲、郁金开闭通窍醒脑；栀子、竹叶、连翘、牡丹皮、竹沥清热解毒开窍；灯心、木通导热下行。痰热盛者，加天竺黄、胆南星以清热化痰；烦躁甚，抽搐者，加紫雪丹；肌肤斑疹，谵语者，加服安宫牛黄丸；神昏较深，加服至宝丹。

针灸疗法：取穴：水沟、十二井、合谷、太冲、大椎、素髎。方法：水沟向上斜刺0.3~0.5寸，强刺激。注意事项：昏迷患者神志不清，各种反应消失，选穴以开窍为主，应避开大血管及胸背部。

2. 亡阴

神志昏迷，皮肤干皱，口唇干燥无华，面色苍白，或面红身热，目陷睛迷，自汗肤冷，气息低微，舌淡或绛，少苔，脉细数或结代。

（1）康复原则 亡阴证多由高热大汗、暴吐暴泻、吐衄下血等原因引起体内阴液大量消耗而致阴津欲竭之危急证候。其证属阴虚至极欲脱，表现为全身机能衰竭。由于阴阳互根，阴竭则阳无以附而散越，治疗法则以救阴固脱为本。

（2）康复疗法

中药疗法：生脉散（《医学启源》）为主加减，救阴生津固脱。方中人参益气生津；麦门冬清热养阴；五味子收敛耗散之气。如若高热大汗不止，可加用煅龙骨、煅牡蛎敛汗安神；若精神烦躁或神昏谵语者，可加用紫雪丹；若高热烦躁、大便燥结者，宜急下存阴加大承气汤（《伤寒论》）；若呕恶不止者，加法半夏、石斛、知母、竹茹以生津养胃、降逆止呕；大出血者可加独参汤以益气摄血；若阴损及阳，阴阳俱脱出现神志昏迷，口呆目张，瞳仁散大，喉中痰鸣，气少息促，汗出如油，四肢阙冷，二便失禁，舌质淡，脉微欲绝，当在救阴的同时用参附汤（《妇人良方》）或四逆汤（《伤寒论》）急回其阳。

针灸疗法：太溪、水沟、素髎、涌泉等。耳针取穴：升压点、交感、肾上腺、心、皮质下等。每次取 1~2 个穴位，每天 1~2 次。注意事项：手法宜平补法，根据血压情况灵活掌握针剂次数。

3. 亡阳

昏愦不语，面色苍白，口唇青紫，呼吸微弱，冷汗淋漓，四肢厥逆，二便失禁，唇舌淡润，脉微细欲绝。

（1）康复原则　亡阳证因机体阳气发生突然性脱失，而致全身属于阳的功能突然衰竭的一种病理状态，《伤寒论·辨少阴病脉证并治》："病人脉阴阳俱紧，反汗出者，亡阳也。"《张氏医通·杂门》："汗出不止，名曰亡阳。以附子理中加黄芪，外用温粉扑之。"治疗以益气固脱、回阳救逆为法则。

（2）康复疗法

中药疗法：以益气固脱、回阳救逆为法则，以参附汤（《妇人良方》）加减。方中人参大补元气；熟附子温经回逆救阳；大枣、生姜温补营血。若高热大汗不止，可加用煅龙骨、煅牡蛎敛汗安神；若精神烦躁或神昏谵语者，可加用紫雪丹；若高热烦躁、大便燥结者，宜急下存阴加大承气汤；若呕恶不止者，加法半夏、石斛、知母、竹茹以生津养胃、降逆止呕；大出血者，可加独参汤以益气摄血；若阴损及阳，阴阳俱脱出现神志昏迷、口呆目张、瞳仁散大、喉中痰鸣、气少息促、汗出如油、四肢厥冷、二便失禁、舌质淡、脉微欲绝，当在救阴的同时用参附汤或四逆汤急回其阳，与制附片、干姜、炙甘草、肉桂等。由于本证表现为全身机能衰竭，脾胃运化功能减弱，口服药物吸收较慢，故目前多采用静脉给药途径，常用针剂有参麦针、生脉针、养阴针、增液针等。

针灸疗法：取穴：水沟、素髎、涌泉、关元、气海。方法：一般亡阳证不用太溪穴，而重用关元、气海，故本证加灸关元、气海、神阙，同时在左肾上腺和左内关穴辅以电针，一般针后 4~8 小时即可见升压效果，如果电针与升压药交替使用，疗效更好，一般在 1~3 小时血压多能趋于稳定。注意事项：昏迷患者神志不清，各种反应消失，给予艾灸法时要注意保护避免烫伤。

【其他康复疗法】

（一）情志疗法

对于昏迷患者在昏迷期应鼓励家属配合治疗，给予患者在清醒状态下所喜欢的音乐或诗词，以刺激患者尽快从昏迷中清醒。醒后应注意预防，以免再次出现昏迷。要注重心理健康和行为的调摄，力戒剧烈的情感波动，可采用气功静默疗法，通过意念支配，使人达到排除杂念、精神内守、调整吐纳、持续入静的要领之中，从而动员机体自身力量去调整和恢复正常的生理功能，这种治本的措施是药物所不及的。

亡阴证患者在昏迷期亦应注意保持环境的安静、舒适，在清醒后由于阴液的大量脱失，在精神方面往往表现有紧张、恐惧、担忧、悲观、失望，甚至产生绝念等不良情绪。在心理治疗中，首先要耐心安慰，向病人解释此病的致病因素和病变过程，说明情志的变化亦可加重病情，影响疗效及病情的康复。从而取得病人合作，使其解除思想顾虑，树立同疾病作斗争的信心。

昏迷患者一般康复病程较长，恢复进度因人而异。治疗时应针对患者不同阶段的心理变化，采取不同的心理治疗措施。尤其要排除外来因素的干扰和影响，尽量避免精神上的刺激，让病人安心养病得以康复。

（二）饮食疗法

可予小麦山药煎：浮小麦30g，布袋包，和山药30g同煎服。海参汤：海参作汤饮用。山萸肉煎：山萸肉60g，浓煎饮用，治大汗欲脱。

病情突发、神昏口噤时，禁止自口进食。待神昏已苏，可渐进流质饮食；如神昏继续，但已度过危急期，可以鼻饲给予流质饮食；至神智清醒、口噤消除，可渐与半流质乃至软饭等。在急性期饮食宜清淡，如食小米粥、粳米粥、莲子粥、山药粥及蔬菜汁、果汁等，忌辛辣之物。

亡阳证患者一般消化力较差，膳食以软食为主，适当进滋养性食物，如蛋类、骨汤、枣、莲子、核桃等。忌生冷、寒性食物，如绿豆、瓜类等。

（三）传统体育疗法

在昏迷期应尽量减少搬运患者，痰多喉鸣应注意翻身、拍背，避免呼吸道被分泌物阻塞，避免压疮；对患者四肢肌肉给予按摩，防止肌肉萎缩、肢体废用。神清后运动应从小量开始，根据自身情况逐渐加量，避免汗液流失过多，迭伤阴阳。

【康复护理】

1. 心理护理

保持室内外环境清洁、安静，避免喧哗、吵闹。危重病人应安排在靠近医护办公室的抢救间，昏迷或躁动不安者应专人管理。

2. 预防并发症

严密观察并记录神、色、汗、呕吐物、大小便、进出液量及脉象、心率、血压等病情变化。患者取平卧位或头低足高位，痰涎壅盛者只宜取平卧位，痰阻则应随时吸痰。呕吐频频者，应将头部偏向一侧，以利分泌物流出，并随时擦拭干净。

高热病人每 2~4 小时测体温、冷敷额部，或温水、酒精擦浴。静脉补液注意输液速度，心、肾疾病患者速度不宜太快，一般为 30~40 滴/分，失水、失血病人酌情加速。

注意口腔清洁，用银花、甘草煎水擦拭口腔，每日 2~3 次。口腔有溃疡者，可涂冰硼散。昏迷者忌含嗽，可用棉球沾水擦洗，注意棉球不可过湿，防止水流入气管。口唇干燥者，涂以润唇膏，除去义齿。保持眼睛湿润，可用消毒纱布浸生理盐水湿敷。加床栏，防止跌伤。

本证患者大汗淋漓，二便自遗，当勤换衣被，保持皮肤清洁。注意保暖，观察四肢末端的温度及紫绀情况，可在四肢末端放置热水袋等，防止风吹受凉。

3. 饮食护理

昏迷患者需禁食，防止气道堵塞。

眩　晕

【概述】

眩晕是由于五志过极、七情内伤、劳倦过度、痰瘀等因素导致气血亏虚，清阳不升，脉络瘀阻，脑神失养的一类神志病。眩是指眼花或眼前发黑，晕是指头晕甚至感觉自身或外界景物旋转。二者常同时并见，故统称为眩晕。头晕目眩，视物旋转，轻者闭目即止，重者如坐车船，甚则仆倒。本病中老年多见，有反复发作现象。

历代对该病均有一定的认识。如《素问·六元正纪大论》说："木郁之发，甚则耳鸣眩转，目不识人，善暴僵仆。"张仲景曰："邪在于络，肌肤不仁；邪在于经，即重不胜；邪入于腑，即不识人；邪入于脏，舌即难言口吐涎。"孙思邈《备急千金要方》则描述："偏枯者，肌肉偏废不用而痛，言不变，智不乱，病在分肉之间；风痱者，四肢不收，智乱不甚，言微可知；风懿者，奄忽不知人，咽中塞，窒窒然舌强不能言，病在脏腑。"说明在古代对眩晕及比眩晕更严重的情况即有所认识。金元时代百家争鸣，对该疾病即有"气衰说""水衰说""痰湿说"及"阴虚""七情""酒色"等病因病机学说的论述。

从临床表现看，西医学中的高血压病、低血压病、低血糖、脑动脉硬化症、腔隙性脑梗塞、梅尼埃综合征、后循环缺血、焦虑症、脑血管病所致焦虑抑郁状态、神经衰弱、更年期综合征等疾病出现类似症状者大致相当于本病，可参照本病辨证施治。

【病因病机】

1. 七情内伤

眩晕的主要病因有情志不调，七情内伤，过度的喜、怒、忧、思、悲、恐、惊均可导致气机紊乱，化火生风，上扰头目，则发为眩晕。或气血亏损，清窍失养；或脾失健运，痰浊中阻；或风阳夹痰，痰阻生瘀，上扰清空，均发为眩晕。

2. 体虚年高、过度劳倦

气血亏虚，髓海不足，脉络空虚，清窍失养，心神受扰，导致眩晕。

3. 饮食不节、痰浊中阻

过食肥甘厚味，嗜酒无度，瘀滞经络，生痰化湿，痰浊内盛，或痰热上扰神明，发为眩晕。

4. 跌仆外伤

跌仆外伤导致气滞血瘀，脉络不通，心神受蔽，甚至心乱神昏。

其病性有虚实两端，属虚者居多。如阴虚易肝风内动，血虚则脑失所养，精亏则髓海不足，均可导致眩晕。属实者多由于痰浊壅遏，或气滞血瘀，久瘀化火，上蒙清窍；或五志过极，肝阳怒张，气血逆乱，而形成眩晕。但其基本病理变化，不外虚实两端。虚者为髓海不足，或气血亏虚，清窍失养；实者为风、火、痰、瘀扰乱清空。本病的病位在于头窍，其病变脏腑与肝、脾、肾三脏相关。肝乃风木之脏，其性主动主升，若肝肾阴亏，水不涵木，阴不维阳，阳亢于上，或气火暴升，上扰头目，则发为眩晕。脾为后天之本，气血生化之源。若脾胃虚弱，气血亏虚，清窍失养；或脾失健运，痰浊中阻；或风阳夹痰，上扰清空，均可发为眩晕。肾主骨生髓，脑为髓海，肾精亏虚，髓海失充，或肝肾阴亏，水不涵木，阴不维阳，阳亢于上，亦可发为眩晕。病变过程中各种因素互相影响，互相转化。该病证经积极治疗在一段时间内病情可以稳定，减慢发展。

【诊断】

1. 诊断要点

（1）病史　多有情志不遂、忧思恼怒、年高体虚、饮食不节、跌仆损伤等病史。

（2）临床表现　头晕目眩，视物旋转，轻者闭目即止，重者如坐车船，甚则仆倒。严重者可伴有头痛、项强、恶心呕吐、眼球震颤、耳鸣耳聋、汗出、面色苍白等表现。

（3）检查　测血压，查心电图、超声心动，检查眼底、肾功能等，有助于明确诊断高血压病及高血压危象和低血压。查颈椎 X 线片，经颅多普勒检查有助于诊断椎—基底动脉供血不足、颈椎病、脑动脉硬化，必要时作 CT 及 MRI 以进一步明确诊断。检查电测听、脑干诱发电位等，有助于诊断梅尼埃综合征。检查血常规及血糖等有助于诊断贫血、低血糖等疾病。

（4）注意家族中有无类似患者。

2. 鉴别

（1）眩晕与厥病　二者病因均与情志有关，都为发作性疾病，或有昏倒现象。但眩晕主要表现为头晕目眩，视物旋转，轻者闭目即止，严重者如坐车船，才可能有仆倒，病情一般比厥病轻微。厥病是以突然昏倒、不省人事、四肢厥冷为主要临床表现，病情相对较重。

（2）眩晕与头痛　二者可能均有头痛。但眩晕临床表现以头晕目眩、视物旋转为主，重者如乘舟船，甚至仆倒。头痛病则以头部疼痛为主要临床表现，头痛部位可发生在前额、两颞、巅顶、枕项或全头部。疼痛性质可为跳痛、刺痛、胀痛、灼痛、重痛、空痛、昏痛、隐痛等，或反复发作，时痛时止，疼痛的持续时间可长可短，可数分钟、数小时或数天、数周，甚则长期疼痛不已，并多伴有烦躁、焦虑、气恼、悲观、抑郁等情绪症状。

3. 相关检查

（1）常规检查　头部 CT、MRI、脑电图、脑血流图、视频脑电图、血常规、肝功能、电解质等。

（2）量表检查　抑郁自评量表（SDS）、焦虑自评量表（SAS）、汉密顿抑郁量表（HAMD）、汉密顿焦虑量表（HAMA）、症状自评量表 SCL-90 等。

【治疗】

肝阳上亢治以平肝潜阳，可与天麻钩藤饮加减。痰浊内蕴以燥湿化痰、健脾和胃为法，予半夏白术天麻汤加减。肾精不足者补肾填精、充养脑髓，偏于阴虚者，左归丸加减；偏于阳虚者，右归丸加减。气滞血瘀所致者活血化瘀，补阳还五汤加减。

【预后】

本病虚实互见，反复迁延，一般经治疗后可迅速好转，但易出现反复发作，若中老年患者，阴虚阳亢，风阳上扰，往往有中风晕厥的可能。

【辨证康复】

本病的康复以平肝、潜阳、化痰、行瘀、补肾、益精、定眩为总则。本病病位在脑窍经络，其发生发展与情志关系较大，系肝、肾、心、脾、大脑阴阳失调所致，故辨证论治的同时应配合情志疗法、心理疏导、认知治疗、针灸及合理饮食等。

1. 肝阳上亢

眩晕，耳鸣，头目胀痛，口苦，失眠多梦，遇烦劳郁怒而加重，甚则仆倒，颜面潮红，急躁易怒，肢麻震颤，舌红苔黄，脉弦或数。

（1）康复原则　《素问·至真要大论》云："诸风掉眩，皆属于肝。"《素问·六元正纪大论》云："木郁之发……甚则耳鸣眩转。"言明眩晕发病与肝关系密切。《素问玄机原病式·五运主病》中言："所谓风气甚，而头目眩晕者，由风木旺，必是金衰不能制木，而木复生火，风火皆属阳，多为兼化，阳主乎动，两动相搏，则为之旋转。"主张眩晕的病机应从风火立论，故治疗以平肝潜阳、清火息风为原则。

（2）康复疗法

中药疗法：肝阳上亢证者，宜平肝潜阳，方用天麻钩藤饮（《中医内科杂病证治新义》）加减。方中天麻、石决明、钩藤潜阳平肝息风，牛膝、杜仲、桑寄生补益肝肾，菊花、黄芩、栀子清热泻火，白芍滋阴柔肝。若肝火上炎，口苦目赤，烦躁易怒者，酌加龙胆草、牡丹皮、夏枯草；若肝肾阴虚较甚，目涩耳鸣，腰酸膝软，舌红少苔，脉弦细数者，可酌加枸杞、首乌、生地黄、麦门冬、玄参。

单方验方：地黄粥即生地黄 150g，捣烂，绞取汁 60mL，生姜捣烂，绞取汁 40～60mL，粳米 100g。先将粳米煮粥，临熟下生地黄及生姜汁，搅匀，空腹食之。

针灸疗法：取穴：风池、百会、内关、太冲、行间、侠溪、太溪。方法：毫针泻法。注意事项：针刺前做好解释，刺激不宜过强。

2. 痰浊内蕴

眩晕，头重昏蒙，或伴视物旋转，胸闷恶心，呕吐痰涎，食少多寐，舌苔白腻，脉濡滑。

（1）康复原则　《金匮要略·痰饮咳嗽病脉证并治》说："心下有支饮，其人苦冒眩，泽泻汤主之。"仲景指出痰饮亦为眩晕重要病因，《丹溪心法·头眩》中则强调"无痰则不作眩"，更进一步指出痰浊内阻是眩晕发病的病机所在，故治疗以化痰祛湿、健脾和胃为法。

（2）康复疗法

中药疗法：痰浊内蕴证，宜燥湿化痰、健脾和胃，方用半夏白术天麻汤（《医学心悟》）加减。方中陈皮、半夏燥湿健脾，白术、苡仁、茯苓健脾化湿，天麻化痰息风。若眩晕较甚，呕吐频作，视物旋转，可酌加代赭石、竹茹、生姜、旋覆花以镇逆止呕；若脘闷纳呆，加砂仁、白蔻仁等芳香和胃；若兼见耳鸣重听，可酌加郁金、菖蒲、葱白以通阳开窍。

单方验方：参苓山药汤即人参、茯苓、山药各 10g，豆沙泥 30g，干糯米粉、白糖。茯苓粥即茯苓粉 30g，粳米 100g，红枣 20 枚，先将红枣文火煮烂，连汤放入粳米粥内，加茯苓粉，煮 20 分钟。

针灸疗法：中脘、内关、丰隆、解溪。针用泻法，每天 1 次，留针 20 分钟，10 天为 1 个疗程。注意事项：针刺前做好解释，刺激不宜过强。

3. 肾精不足

眩晕日久不愈，精神萎靡，腰酸膝软，耳鸣齿摇；或颧红咽干，五心烦热，少寐多梦，健忘，两目干涩，视力减退；遗精，舌红少苔，脉细弱尺甚。

（1）康复原则　滋养肝肾，益精填髓。

（2）康复疗法

中药疗法：肾精不足者，宜补肾填精、充养脑髓，偏于阴虚者，左归丸（《景岳全书》）加减，方中熟地黄、菟丝子、山茱萸、牛膝、龟甲胶补肾益精；偏于阳虚者，右归丸（《景岳全书》）加减，方中熟地黄、山茱萸、杜仲补肾，附子、肉桂、鹿角胶助阳。若阴虚火旺，症见五心烦热，潮热颧红，舌红少苔，脉细数者，可加鳖甲、知母、黄柏、牡丹皮、地骨皮等；若兼失眠，多梦，健忘诸症，加阿胶、鸡子黄、酸枣仁、柏子仁等交通心肾，养心安神。

单方验方：桂圆莲子粥即糯米 60g，龙眼肉 10g，去心莲子 20g，红枣 6g，冰糖适量。先将莲子洗净，红枣去核，糯米洗净，浸泡在水中；莲子与圆糯米加 600mL 的水，小火煮 40 分钟，加入桂圆肉、红枣再熬煮 15 分钟，加冰糖适量，即可食用。

针灸疗法：风池、百会、肝俞、肾俞、足三里、气海、关元、血海、太溪、悬钟、三阴交等穴。针刺用补法或加灸法。注意事项：针刺前做好解释，刺激不宜过强，以免加重症状。

【其他康复疗法】

（一）情志疗法

应耐心倾听患者主诉、详细询问病史和体检，结合病情宣讲相应知识，采用解释、安慰、鼓励等方法，调动患者的自我调节能力，消除悲观和恐惧心理，树立战胜疾病的信念。治疗时还应排除心因性因素，戒躁怒，除忧虑，保持心情舒畅、乐观，帮助建立良好的心境，以调整气机，和达阴阳。

给予幽雅、轻快的乐声，使患者产生清静、安全、有生气之感，以消减烦闷，缓解焦虑情绪，易于入睡。光线宜略暗淡，色彩以冷色为宜。睡眠平卧和侧卧为最佳，切忌无枕、高枕和俯卧位，床也不宜太软。平卧位睡眠时枕头高低应适中，侧卧时枕头高度以颈椎侧缘与上臂外缘间距离为宜，寒冷的时节将被子盖好。床周应安放护栏，以免患者坠床。

通过情志疗法，使患者正确认识眩晕病证，减轻或消除焦虑、恐惧等紧张情绪，缓解精神压力，和由此而产生的各种躯体症状，增强战胜疾病的信心，建立健康的生活方式和行为习惯，保持良好的心理状态。可采用言语开导法，移情易性，培养多种兴趣爱好。注意劳逸结合，避免脑力的过度劳累。

（二）传统体育疗法

每日行两次轻柔的体育活动，大有裨益，但不宜过劳。可选用太极拳、八段锦、五禽戏、养生操，或散步、羽毛球等均可。此外钓鱼、书画、弈棋可以宁神、畅志，均可配合实施。

可试用以下方法：仰卧，双腿自然伸直，双手放在小腹两侧，手指斜向下。全身放松，自然呼吸。双手稍用力从小腹两侧沿肋向上推按至腋下大包穴，转手指相对经乳头推按至膻中穴。双手指转向下，沿腹中线推按至关元穴，一吸一呼为 1 次。

松静站立，轻轻闭目，呼吸自然，全身放松，双手指尖向下，手心向身体，沿任脉，较快提升至头顶的百会穴上方，两手中指指尖相接，手心朝下，慢慢地沿任脉徐徐下降，此时，脑中想着脚底的涌泉穴，连做 3 次为一轮，每一轮完后要连着做 3 个深呼吸。

【康复护理】

1. 心理护理

眩晕发作时应卧床休息，室内宜安静，空气通畅，避免过强光线。日常应保持心情舒畅；多做解释安慰，以消除患者紧张情绪及顾虑。发作间歇期不宜单独外出，以防事故。

2. 饮食护理

避免刺激性食物，饮食宜少盐，节肥腻食品，戒酒、戒烟忌咖啡。不要偏食，饮食中的蛋白质、脂肪、糖、维生素、矿物质和水要保持相应的比例，可适当增加菠菜、芹菜、萝卜、黄瓜、绿豆、大枣、香蕉、苹果、橘子、西瓜、葡萄等食物的摄入量。

3. 起居护理

生活起居要有规律，保证充分的睡眠，注意劳逸结合，不宜过度劳累，适当增加体力活动，提高身体免疫力，坚持体力劳动和脑力劳动相结合。

头　痛

【概述】

头痛系邪气稽留，阻抑清阳，或内伤诸疾，导致气血逆乱，瘀阻脉络，脑失所养的一类神志病。该病是临床上常见的自觉症状，可单独出现，亦见于多种疾病的过程中。本节所讨论的头痛，是指因外感六淫、内伤杂病而引起，以头痛不适为主要临床特征者。头痛任何年龄段均可发生，以女性多见。

《素问·风论》谓："新沐中风，则为首风。""风气循风府而上，则为脑风。"提出头痛的原因系外来之风邪。《素问·五脏生成》谓："是以头痛巅疾，下虚上实。"也谈到了头痛的病因病机。至《东垣十书》就已把头痛区分为外感和内伤，并逐渐完善了头痛的六经辨证，提出了头痛的六经用药等。《医林改错·头痛》论述血府逐瘀汤证时说："查患头痛者无表证，无里证，无气虚、痰饮等证，忽犯忽好，百方不效，用此方一剂而愈。"提出头痛应与活血化瘀治疗。

头痛可见于西医学的内、外、神经、精神、五官等各科疾病中，神志病临床常遇到的头痛多为感染、发热性疾病所致，或因高血压、脑血管疾病等所导致的精神或情绪障碍，如病毒性脑炎、脑器质性精神障碍、抑郁症、焦虑症、偏头痛、神经血管性头痛等疾病出现头痛症状者可参照本节辨证论治。

【病因病机】

头痛病因一般为内伤和外感两大类。

1. 内伤

内伤多与情志不遂、饮食劳倦、跌仆损伤、体虚久病、禀赋不足、房劳过度等因素有关，上扰清空，壅滞经络，络脉不通。

2. 外感

外感者多因六淫邪气侵袭，或在内伤基础上复加外感诱发。头为诸阳之会，手足三阳经皆上循头面，而六淫邪气之中又以风邪为主，且多兼夹他邪，如寒、湿、热等，当六淫外邪循经上扰清窍，阻遏血脉，络道不通，不通则痛，则头痛发焉。

头痛之病机为经络不通，气血失和，脑窍失养。脑为髓海，清窍智慧出焉，脑神依赖于脏腑精气和水谷精微的滋养，故内伤头痛之病机多与肝、脾、心、肾等脏的功能失调有关。肝主疏泄，性喜条达。若肝失疏泄，气郁化火，阳亢火升，或肝肾阴虚，肝阳偏亢，上扰头窍而致头痛。肾主骨生髓，脑为髓海。若因房劳过度，或禀赋不足，使肾精久亏，髓海失养，亦发头痛。脾为后天之本，气血生化之源。若因脾虚化源不足，气血亏虚，或因脾失健运，痰浊内生，经络不通，气机阻塞，而致清阳不升，浊阴不降，清窍被蒙而致头痛。还可因头部外伤，或久病入络，气血凝滞，脉络不通，发为瘀血头痛。病变的主要部位在脑窍，与肝、脾、心、肾等脏腑密切相关。经积极治疗本病一般预后良好。

【诊断】

1. 诊断要点

（1）以头部疼痛为主要临床表现，并伴有烦躁、焦虑、气恼、悲观、抑郁等情绪症状。

（2）头痛部位可发生在前额、两颞、巅顶、枕项或全头部。疼痛性质可为跳痛、刺痛、胀痛、灼痛、重痛、空痛、昏痛、隐痛等。头痛发作形式可为突然发作，或缓慢起病，或反复发作，时痛时止。疼痛的持续时间可长可短，可数分钟、数小时或数天、数周，甚则长期疼痛不已。

（3）外感头痛者多有起居不慎，感受外邪的病史；内伤头痛者常有情志过激，饮食、劳倦、房事不节，病后体虚等病史。

2. 鉴别

（1）头痛与眩晕　二者可能均有头痛。但眩晕临床表现以头晕目眩、视物旋转为主，重者如坐车船，甚则仆倒。头痛病则以头部疼痛为主要临床表现，晕、眩不明显，并多伴有烦躁、易怒、焦虑、气恼、悲观、抑郁等情绪症状。

（2）头痛与厥病　头痛以发生在前额、两颞、巅顶、枕项或全头部的疼痛为主，伴有烦躁、焦虑、气恼等情绪表现，一般无昏倒。厥病以突然昏倒、不省人事、四肢厥冷为主要临床表现，症状表现更为严重。

3. 相关检查

（1）常规检查　CT、MRI、腰穿、脑电图、脑血流图、视频脑电图、血常规、肝功能、电解质等。

（2）量表检查　抑郁自评量表（SDS）、焦虑自评量表（SAS）、汉密顿抑郁量表（HAMD）、汉密顿焦虑量表（HAMA）、SCL－90、明尼苏达多项人格测验（MMPI）、简明精神病评定量表（BPRS）、HRB 神经心理测验等。

【治疗】

风寒头痛治以疏散风寒止痛，可与川芎茶调散加减。风热头痛以疏风清热和络为法，予芎芷石膏汤加减。肝阳头痛治以平肝潜阳息风，以天麻钩藤饮加减。肾虚头痛治以滋阴补肾、填精生髓，方用大补元煎加减。瘀血头痛以活血化瘀、通窍止痛为法，以通窍活血汤加减。

【预后】

头痛的预后有较大差异，外感头痛，治疗较易，预后良好。内伤头痛，虚实夹杂，治疗较难，只要辨证准确，精心治疗，可以使病情得到缓解，甚至治愈。若并发中风、抽搐等则预后较差。

【辨证康复】

本病的康复宜辨寒、热、虚、实，以通脑窍祛外邪、平肝阳荣脉络为总则。外感头痛属实证，以风邪为主，故治疗主以疏风，兼以散寒、清热、祛湿。内伤头痛多属虚证或虚实夹杂证，虚者以滋阴养血、益肾填精为主；实证当平肝、化痰、行瘀；虚实夹杂者，酌情兼顾并治。治疗时，除以上辨证原则外，还要根据头痛的部位，参照经络循行的部位，选择不同的引经药，如阳明头痛可选葛根、白芷；太阳头痛可选川芎、蔓荆子；少阳头痛可选柴胡、黄芩；厥阴头痛可选吴茱萸、藁本。头痛缓解后，以调饮食、畅情志、和阴阳为主，劳逸结合，建立健康、积极的生活态度及生活方式，避免复发。

1. 外感头痛

因感受风寒或风热之邪而出现头痛，风寒头痛常连及项背有拘急收紧感，或伴恶风畏寒，遇风尤剧，口不渴，苔薄白，脉浮。风热头痛常头痛而胀，甚则头胀如裂，发热，恶风，面红，目赤，舌尖红，苔薄黄，脉浮数。

（1）康复原则　风为阳邪，易袭阳位，易夹带寒、热之邪侵袭人体，故治疗上以祛风解表止痛为原则。

（2）康复疗法

中药疗法：风寒头痛治以疏散风寒止痛，可与川芎茶调散（《太平惠民和剂局方》）加减。方中川芎行气活血、上行头目，荆芥、防风、羌活、白芷、细辛等有疏风散寒止痛作用。风热头痛以疏风清热和络为法，予芎芷石膏汤（《医宗金鉴》）加减，方中以川芎、白芷、菊花、石膏为主药，疏风清热。若热盛伤津可加石斛、芦根、天花粉等止渴生津。

单方验方：风寒头痛者可选用生姜红糖茶，即生姜 3 片，红糖适量，开水冲泡，代茶饮之；葱白粥，即用糯米 60g，生姜 5 片，捣烂，入连须葱 5 茎，加米醋 5mL，趁热饮用，温覆取汗。风热头痛可选用菊花茶，即菊花5g，开水冲泡，代茶饮；或选桑菊豆豉饮，即桑叶、菊花各10g，豆豉6g，煎水饮。

针灸疗法：列缺、百会、太阳、风池等为主穴，并可根据头痛特点配穴，阳明头痛者，加印堂、攒竹、合谷、内庭；少阳头痛者，加率谷、外关、足临泣；太阳头痛者，加天柱、后溪、申脉；厥阴头痛者，加四神聪、太冲、内关；风寒头痛者，加风门；风热头痛者，加曲池、大椎；风湿头痛者，加阴陵泉。急性发作时2次/日，每次留针时间宜长。过劳、饥饿、精神紧张时不宜针刺治疗；体虚者刺激不宜过强；避免滞针、弯针、遗针。

2. 肝阳头痛

头昏胀痛，两侧为重，心烦易怒，夜寐不宁，口苦面红，或兼胁痛，舌红苔黄，脉弦数。

（1）康复原则　肝阳头痛多因素体阳盛阴虚；或情志所伤，化火伤阴，阴虚阳亢；或肾阴亏虚，水不涵木，致肝阳偏亢而形成。病机特点为上实下虚，虚实夹杂。故治疗以平肝潜阳息风为法。

（2）康复疗法

中药疗法：肝阳头痛治以平肝潜阳息风，以天麻钩藤饮（《中医内科杂病证治新义》）加减。方中天麻、钩藤平肝息风为君药。石决明平肝潜阳、清热明目，牛膝引血下行，栀子、黄芩清肝降火、平降肝阳。若兼口苦目赤，急躁易怒，可加用夏枯草、龙胆草；若兼肝肾亏虚，水不涵木，症见头晕目涩，视物不明，遇劳加重，腰膝酸软者，可选加枸杞、白芍、山萸肉。

单方验方：佛手姜汤，即佛手10g，加生姜6g，水煎去渣，加白砂糖温服。香橼浆，即鲜香橼1~2个，切碎放入带盖碗中，加入等量的麦芽糖，隔水蒸数小时，以香橼稀烂为度，每服1匙，早晚各1次。

针灸疗法：主穴为百会、头维、风池，配穴按头痛部位配穴选取，加太冲、太溪、侠溪。每天1次。过劳、饥饿、精神紧张时不宜针刺治疗，避免滞针、弯针、断针。

3. 肾虚头痛

头痛且空，眩晕耳鸣，腰膝酸软，神疲乏力，滑精带下，舌红少苔，脉细无力。

（1）康复原则　肾主骨生髓，脑为髓海，肾虚则髓海空虚，引起头痛，故肾虚头痛的治疗原则是滋补肾阴、缓急止痛。

（2）康复疗法

中药疗法：肾虚头痛治以滋阴补肾、填精生髓，方用大补元煎（《景岳全书》）加减。方中熟地黄、山药、山茱萸、枸杞滋补肝肾，当归、人参气血双补，杜仲强腰健肾，诸药合用填补肾精。若兼见头面烘热，面颊红赤，时伴汗出，证属肾阴亏虚，虚火上炎者，去人参，加知母、黄柏以滋阴泄火。

单方验方：麻仁栗子糕即火麻仁、芝麻仁、栗子粉，合玉米面蒸糕食用。五味子炖蛋：取五味子与鸡蛋（鸽蛋亦可）炖熟食之。桑椹汁：鲜桑椹绞汁，每次15mL。

针灸疗法：主穴为百会、头维、风池，配穴按头痛部位选取，并根据肾虚特点加远端循经选穴如太溪、肾俞、悬钟等。宜平补平泻，每天 1 次。体虚者刺激不宜过强。

4. 瘀血头痛

头痛经久不愈，痛处固定不移，痛如锥刺，或有头部外伤史，舌紫暗，或有瘀斑、瘀点，苔薄白，脉细或细涩。

（1）康复原则　活血化瘀，通窍止痛。

（2）康复疗法

中药疗法：瘀血头痛以活血化瘀、通窍止痛为法，以通窍活血汤（《医林改错》）加减。方中桃仁、红花、川芎、赤芍活血化瘀、行气止痛。疼痛甚者，可加虫类通络之品，如全蝎、地龙、蜈蚣等。

单方验方：山楂煎即干山楂肉 30g，水煎，加红糖 24g。桃仁墨鱼，即墨鱼 1 条，桃仁 6g，煮食。黑豆散即黑豆炒熟研末，每服 10g，用苏木 10g 煎水送服。

针灸疗法：主穴为百会、头维、风池，加阿是穴、血海、膈俞、内关。可在局部穴或膈俞行点刺出血或加拔火罐，每天 1 ~ 2 次。过劳、饥饿、精神紧张时不宜针刺治疗，做好沟通，避免滞针、弯针。

【其他康复疗法】

（一）情志疗法

首先应了解有无心理应激，鼓励患者主动倾吐过去的精神创伤或生活挫折，因势利导以疏导之。

加强对患者精神的调养，排除杂念，清心寡欲。对于恐惧心理，应晓之以理，动之以情，增加对疾病康复的信心。

保持精神愉悦，避免过度的情绪波动，力戒过极的恼怒、久思、久虑。可采用言语开导法、以情胜情疗法、情景疗法来调情养性，疏泄气郁，开畅情怀，从而创造良好的心境。当不良情感的阴影笼罩患者的时候，医务人员应引导他们自我解嘲，帮助树立新的认知，增强对事物的鉴赏力，适当参加文体活动，可利气血畅达，脏腑功能协调，对预防和治疗头痛的发生、发展都是十分重要的。

（二）传统体育疗法

适度的体育锻炼，持之以恒，才能取得较好的效果。以动作轻柔的体操为宜，做操后，病人以会感到轻松、舒适、心胸宽畅为宜。避免过度劳累损耗阴气。

对易感风寒或风热之邪而致头痛患者，平素应加强体育锻炼，增强体质，使正气内存，邪不可干，可练习太极拳、五禽戏、八段锦等，使气血活畅，生机活泼，调整阴阳气血，平时还可加强体育锻炼，坚持每天慢跑等。气功以内养功、强壮功为主，根据体质变化情况，逐步增加活动范围。

调息补气功系运用调息导引的功法，吸进新鲜空气，补充元气，进而加强内气的功能。具体方法用鼻吸鼻呼，使鼻孔处略有气息声，但其声音不可过大，以自己能听见为限。吸与呼都较短促，配合肢体活动，先做有节奏的两个连续而短促的吸，再紧接着做一短呼，形成"吸、吸、呼"这样的呼吸动作。此功须在清晨和空气新鲜处进行，其他时间效果较差。

【康复护理】

1. 心理护理

鼓励患者保持乐观开朗的心态，避免精神紧张。

2. 饮食护理

各类头痛患者均应禁烟戒酒；体虚者多食脊髓、牛乳、蜂浆等血肉有情之品；肝阳上亢者，禁食肥甘厚腻，辛辣发物，以免生热动风，而加重病情；因痰浊所致者，饮食宜清淡，勿进肥甘之品，以免助湿生痰。

3. 预防并发症

增强体力提高免疫力，保持居住环境空气的清新与通畅；高温或大寒季节，应减少运动量，运动以有氧运动为主，避免在运动后立即洗热水澡，至少应休息 15 分钟。

4. 特殊护理

肝火头痛者，可用冷毛巾外敷头部。

惊　悸

【概述】

惊悸是指由气血阴阳亏虚，心失所养，或痰瘀阻滞心脉，邪扰心神所致，病人自觉心中悸动，惊惕不安，甚则不能自主的一种病证，临床一般多呈发作性，每因情志波动或劳累过度而发作，且常伴胸闷、气短、失眠、健忘、眩晕、耳鸣等症。病情轻者为惊悸，病情重者为怔忡，可呈持续性。

《黄帝内经》虽无惊悸之名，但已经认识到惊悸的病因有宗气外泄、心脉不通、突受惊恐、复感外邪等。并对惊悸脉象的变化有所认识，《素问·三部九候论》说："三五不调者病。"《素问·平人气象论》说："脉绝不至曰死，乍疏乍数曰死。"惊悸病名首见于《金匮要略》和《伤寒论》，称之为"心动悸""心下悸""惊悸"等，并认为其主要病因有惊扰、水饮、虚劳及汗后受邪等，《金匮要略·惊悸吐衄下血胸满瘀血病脉证治》篇有"寸口脉动而弱，动则为惊，弱则为悸"的论述，并记载了发病时的结、代、促脉及其区别，提出了基本治则，并以炙甘草汤等为治疗心悸的常用方剂。《丹溪心法》认为惊悸的发病应责之虚与痰，《丹溪心法·惊悸怔忡》云："惊悸者血虚，惊悸有时，从朱砂安神丸。""怔忡者血虚，怔忡无时，血少者多，有思虑便动属虚，时作时止者，痰因火动。"明代《医学正传·惊悸怔忡健忘证》对惊悸、怔忡的区别与联系有详尽的描述，曰："怔忡者，心中惕惕然动摇而不得安静，无时而作者是也；惊悸者，蓦然而跳跃惊动，而有欲厥之状，有时而作者是也。"

根据本病的临床表现，西医学的各种原因引起的心律失常，如心动过速、心动过缓、过早搏动、心房颤动或扑动、房室传导阻滞、病态窦房结综合征、预激综合征及心功能不全、神经官能症等，凡以惊悸为主要临床表现时，均可参考本节辨证论治。

【病因病机】

1. 心神不宁

平素心虚胆怯，突遇惊恐或情怀不适、悲哀过极、忧思不解等七情扰动，忤犯心神，心神动摇，不能自主而渐至稍惊则心动不已。

2. 心血不足

久病体虚，或失血过多，或思虑过度，或禀赋不足，素体虚弱，或劳欲过度，气血阴阳亏虚，以致心失所养，神不安而志不宁，发为惊悸。

3. 阴虚火旺

久病虚劳，或房劳过度，或遗泄频繁，伤及肾阴；或肾水素亏之人，水不济火，虚火妄动，上扰心神，而致惊悸。

4. 心阳不足

大病久病之后，阳气虚衰，不能温养心脉，故心悸不安。

5. 饮邪上犯

脾肾阳虚，不能蒸化水液，停聚而为饮，饮邪上犯心阳被抑，因而引起惊悸。

6. 痰火扰心

饮食劳倦，嗜食膏粱厚味、煎炸炙，蕴热化火生痰，或伤脾滋生痰浊，痰火扰心而致惊悸。

7. 瘀血阻络

感受外邪风寒湿三气杂至，合而为痹，痹证日久，复感外邪，内舍于心，痹阻心脉，心之气血运行受阻，发为惊悸；或风寒湿热之邪，由血脉内侵于心，耗伤心之气血阴阳，亦可引起惊悸。如温病、疫毒均可灼伤营阴，心失所养而发为惊悸。或邪毒内扰心神，心神不安，也可发为惊悸，如春温、风温、暑温、白喉、梅毒等病，往往伴见惊悸。

8. 药食不当

药物中毒，药物过量或毒性较剧，损害心气，引起惊悸，如附子、乌头，或西药锑剂、洋地黄、奎尼丁、肾上腺素、阿托品等，当用药过量或不当时，均能引发心动悸、脉结代一类证候。

惊悸心悸以虚为主，其病机转化主要与脏腑气血阴阳亏虚的程度有关。其病位在心，与肝、脾、肾、肺四脏密切相关。病机主要有虚实两方面。虚者为气血阴阳亏损，心神失养而致。实者多由痰火扰心、水饮凌心及瘀血阻脉而引起。虚实之间可以相互夹杂或转化。如实证日久，耗伤正气，可分别兼见气、血、阴、阳之亏损，而虚证也可因虚致实，而兼有实证表现，如临床上阴虚生内热者常兼火亢或夹痰热，阳虚不能蒸腾水湿而易夹水饮、痰湿，气血不足、气血运行滞涩而易出现气血瘀滞，瘀血与痰浊又常常互结为患。总之，本病为本虚标实证，其本为气血不足，阴阳亏损，其标是气滞、血瘀、痰浊、水饮，临床表现多为虚实夹杂之证。

【诊断】

1. 诊断要点

（1）自觉心慌不安，心跳剧烈，神情紧张，不能自主，心搏或快速，或心跳过重，或忽跳忽止，呈阵发性或持续不止。

（2）伴有胸闷不适，易激动，心烦，少寐多汗，颤动，乏力，头晕等。中老年发作频繁者，可伴有心胸疼痛，甚至喘促，肢冷汗出，或见晕厥。

（3）常由情志刺激、惊恐、紧张、劳倦过度、饮酒饱食等原因诱发。

（4）可见有脉象数、疾、促、结、代、沉、迟等变化。

（5）心电图、血压、X线胸部摄片等检查有助于明确诊断。

2. 鉴别诊断

（1）惊悸与怔忡　惊悸发病，多与情绪因素有关，可由骤然遇到惊恐，忧思恼怒，悲哀过极或过度紧张而诱发，多为阵发性，病来虽速，病情较轻，实证居多，可自行缓解，不发时如常人。怔忡多由久病体虚，心脏受损所致，无精神等因素亦可发生，常持续心悸，心中惕惕，不能自控，活动后加重，多属虚证，或虚中夹实。病来虽渐，病情较重，不发时亦可见脏腑虚损症状。惊悸日久不愈，亦可形成怔忡。

（2）惊悸与奔豚　奔豚发作时，亦觉心胸躁动不安。《难经·五十六难》云："发于小腹，上至心下，若豚状，或上或下无时。"此称之为肾积。故本病与惊悸的鉴别要点为：惊悸为心中剧烈跳动，发自于心；奔豚乃上下冲逆，发自少腹。

（3）惊悸与卑惵　《证治要诀·怔忡》描述卑惵症状为："痞塞不欲食，心中常有所歉，爱处暗室，或倚门后，见人则惊避，似失志状。"其病因在于"心血不足"。卑惵之心胸中不适由于痞塞。惊悸则缘于心跳，有时坐卧不安，但不避人，可由情志因素诱发，但之后无神志异常。卑惵为一种以神志异常为主的病证，一般无促、结、代、疾、迟等脉象出现。

3. 相关检查

心电图检测是心律失常有效、可靠、方便的手段，它可区分识别早搏的性质，判断房室传导阻滞或房颤、房扑及预激综合征等，必要时记录动态心电图检测。另外食道心房调搏、阿托品试验，对评价窦房结功能有意义，临床配合测量血压、X线胸片、心脏超声等更有助于明确诊断。

【治疗】

惊悸的治疗应分虚实。虚证分别予以补气、养血、滋阴、温阳；实证则应祛痰、化饮、清火、行瘀。但本病以虚实错杂为多见，且虚实的主次、缓急各有不同，故治疗当相应兼顾。同时，由于惊悸以心神不宁为其病理特点，故应酌情配合安神镇心之法。

【预后】

惊悸的预后转归主要取决于本虚标实的程度，治疗是否及时、恰当。惊悸仅为偶发、短暂、阵发者，一般易治，或不药而解；反复发作或长时间持续发作者，较为难治。在惊悸的病程进展中，初起以心气虚为常见，可表现为心气不足、心血不足、心脾两虚、心虚胆怯、气阴两虚等证。气虚日久，病久阳虚者则表现为心阳不振，脾肾阳虚，甚或水饮凌心之证；阴虚血亏者多表现为肝肾阴虚、心肾不交等证。或阴损及阳，或阳损及阴，也可出现阴阳俱损之候。若病情恶化，心阳暴脱，可出现厥脱等危候。日久不愈或转为怔忡。

由于脏腑功能失调，水饮、痰浊、瘀血内生，阻滞脉络，或郁而化热，扰乱心神等，都可因虚致实，形成虚实夹杂之证。至晚期五脏俱损，心阳暴脱，可出现厥脱、抽搐等危候，甚至死亡 。

【辨证康复】

惊悸发病，多与情绪有关，可由骤遇惊恐、忧思恼怒、悲哀过极或过度紧张而诱发，多为阵发性，病来虽速，病情较轻，实证居多，病势轻浅，可自行缓解，不发时如常人。病久不愈体虚主要为心脏受损所致，惊悸无精神因素亦可发生，常持续惊悸，心中惕惕，不能自控，活动后加重，病情较重，每属虚证，或虚中夹实，病来虽渐，不发时亦可见脏腑虚损症状。惊悸证候特点多为虚实夹杂，尤其病久不愈者，虚者指脏腑气血阴阳亏虚，实者多指痰饮、瘀血、火邪之类。辨证时，要注意分清虚实的多寡，可出现阳虚夹痰、气虚夹瘀、痰瘀交结、阴虚火旺。

惊悸虚证由脏腑气血阴阳亏虚、心神失养所致者，治当补益气血、调理阴阳，以求气血调畅，阴平阳秘，并配合应用养心安神之品，促进脏腑功能的恢复。惊悸实证常因于痰饮、瘀血等所致，治当祛痰、化饮、清火、行瘀，并配合应用重镇安神之品，以求邪去正安，心神得宁。临床上惊悸表现为虚实夹杂时，当根据虚实之多少，攻补兼施，或以攻邪为主，或以扶正为主。康复原则根据中医学整体观念，全面调治，整体康复。《景岳全书·怔忡惊恐》认为惊悸由阴虚劳损所致，且"虚微动亦微，虚甚动亦甚"，在治疗与护理上主张"速宜节欲节劳，切戒酒色""速宜养气养精，滋培根本"。《张氏医通·神志门·悸》说："夫悸之证状不齐，总不外于心伤而火动，火郁而生涎也。若夫虚实之分，气血之辨，痰与饮，寒与热，外感六淫，内伤七情，在临证辨之。"治疗原则，虚则宜补虚；实则宜祛邪；虚中夹实又宜标本兼顾。清代《医林改错》论述了瘀血内阻导致惊悸怔忡，用血府逐瘀汤治疗惊悸每多获效。惊悸是临床常见病证之一，也可作为临床多种病证的症状表现之一，如胸痹心痛、失眠、健忘、眩晕、水肿、喘证等出现惊悸时，应主要针对原发病进行辨证治疗。所以在治疗过程中时时注意整体调整，勿忘阴阳平衡；攻补恰当，实则泻之，虚则补之。

1. 心虚胆怯

惊悸不宁，善惊易恐，坐卧不安，少寐多梦而易惊醒，恶闻声响，伴胸闷气短，自汗出，烦劳则甚，苔薄白，脉细略数或细弦。

（1）康复原则　益气安神。

（2）康复疗法

中药疗法：以安神定志丸为基础方。龙骨、琥珀镇惊安神；酸枣仁、远志、茯神养心安神；人参、茯苓、山药益气壮胆；天门冬、生地黄、熟地黄滋养心血；配伍少许肉桂，有鼓舞气血生长之效；五味子收敛心气。如心气虚明显者，可重用人参，加黄芪；心肾阳虚者，可加用桂枝、附子；心血不足者，可加阿胶、首乌、龙眼肉等；心气郁结，心悸烦闷，精神抑郁，加柴胡、郁金、合欢皮、绿萼梅以疏肝解郁；气虚夹瘀，可加丹参、红花、川芎、郁金等。本方益气养心、镇惊安神，用于心悸不宁，善惊易恐，少寐多梦，食少纳呆者。

针灸疗法：心俞、巨阙、间使、神门。善惊加大陵；多汗加膏肓。毫针，补法，留针20分钟，期间行针1次，每日1次或隔日1次。

2. 心血不足

惊悸气短，头晕目眩，多梦神疲，失眠健忘，面色无华，倦怠乏力，思虑劳心则甚，面色无华，口唇色淡，舌淡红，脉细弱。

（1）康复原则　养血益气，定悸安神。

（2）康复疗法

中药疗法：以归脾汤（《济生方》）或炙甘草汤（《伤寒论》）为基础方。若惊悸气短，神疲乏力，心烦失眠，五心烦热，自汗盗汗，胸闷，面色无华，舌淡红少津，苔少或无，脉细数，为气阴两虚，治以益气养阴、养心安神，用炙甘草汤加减。本方益气滋阴，补血复脉。方中炙甘草、人参、大枣益气以补心脾；干地黄、麦门冬、阿胶、麻子仁甘润滋阴，养心补血，润肺生津；生姜、桂枝、酒通阳复脉。气虚甚者，加黄芪、党参；血虚甚者，加当归、熟地黄；阳虚甚而汗出肢冷，脉结或代者，加附片、肉桂；阴虚甚者，加麦门冬、阿胶、玉竹；自汗、盗汗者，加麻黄根、浮小麦。

针灸疗法：膈俞、脾俞、通里、神堂、足三里。烦热加劳宫；耳鸣加中渚；虚火面赤加太溪。针用补法，加灸。留针20分钟，每日1次或隔日1次。

3. 阴虚火旺

惊悸易惊，心烦失眠，五心烦热，口干，盗汗，思虑劳心则症状加重，伴耳鸣，腰酸，头晕目眩，舌红少津，苔薄黄或少苔，脉细数。

（1）康复原则　滋阴降火，养心安神。

（2）康复疗法

中药疗法：以黄连阿胶汤（《伤寒论》）为基础方。若肾阴亏虚、虚火妄动、遗精腰酸者，加龟甲、熟地黄、知母、黄柏，或加服知柏地黄丸滋补肾阴，清泻虚火；阴虚而火热不明显者，可改用天王补心丹滋阴养血，养心安神；心阴亏虚、心火偏旺者，可改服朱砂安神丸滋阴清热，镇心安神；若阴虚夹有瘀热者，可加丹参、赤芍、牡丹皮等清热凉血，活血化瘀；夹有痰热者，可加用黄连温胆汤，清热化痰。黄连、黄芩以泻心火；阿胶、鸡子黄以养心血；芍药以滋阴养血。阴血既足，火邪不扰，心神得安。

针灸治疗：内关、神门、厥阴俞、膻中、肾俞、太溪。多汗加膏肓，耳鸣加中渚，烦热加劳宫。主穴以补法为主，辨证加穴取泻法。留针20分钟，期间行针1次，每日1次或隔日1次。

4. 心阳不振

惊悸不安，胸闷气短，动则尤甚，面色苍白，形寒肢冷，舌淡苔白，脉虚弱，或沉细无力。

（1）康复原则　温补心阳，安神定悸。

（2）康复疗法

中药疗法：以桂枝甘草龙骨牡蛎汤为基础方。若大汗出者，重用人参、黄芪，加煅龙骨、煅牡蛎、山萸肉或用独参汤煎服；心阳不足、寒象突出者，加黄芪、人参、附子益气温阳；夹有瘀血者，加丹参、赤芍、桃仁、红花等。桂枝、甘草补心阳以救逆；龙骨、牡蛎镇惊悸以安神。

针灸疗法：内关、郄门、神门、厥阴俞、膻中、气海、关元。水气凌心取三焦俞、水分。浮肿取水分、阴陵泉。针用补法为主，辨证施以泻法，留针20分钟，期间行针1次，每日1次或隔日1次。

5. 痰火扰心

惊悸，胸闷痞满，烦躁，口干苦，失眠，大便秘结，小便短赤，甚则神志异常，伴有眩晕，恶心呕吐，痰黄，舌红苔黄腻，脉弦滑。

（1）康复原则　清热化痰，宁心安神。

（2）康复疗法

中药疗法：以黄连温胆汤（《六经条辨》）为基础方。方中黄连、竹茹清热化痰；半夏降逆和胃，止呕除烦；枳实、橘皮理气化痰，使气顺痰消；茯苓健脾利湿，使湿去痰消；甘草、大枣和中益脾。若大便秘结者，加生大黄泻热通腑；火热伤阴者，加沙参、麦门冬、玉竹、天门冬、生地黄滋阴。

针灸疗法：以手少阴心经穴、任脉穴为主。灵道、郄门、肺俞、尺泽、丰隆。失眠加历兑，便秘加大肠俞。毫针，补法，留针20分钟，期间行针1次，每日1次或隔日1次。

6. 心血瘀阻

惊悸，胸闷不适，心痛时作，痛如针刺，唇甲青紫，舌质紫暗或有瘀斑，脉涩或结或代。

（1）康复原则　活血化瘀，理气通络。

（2）康复疗法

中药疗法：以桃仁红花煎（《素庵医案》）为基础方。若胸部窒闷不适，去生地黄之滋腻，加沉香、檀香、降香利气宽胸；胸痛甚，加乳香、没药、五灵脂、蒲黄、三七粉等活血化瘀，通络定痛；兼气虚者，去理气之青皮，加黄芪、党参、黄精补中益气；兼血虚者，加何首乌、枸杞、熟地黄滋养阴血；兼阴虚者，加麦门冬、玉竹、女贞子滋阴；兼阳虚者，加附子、肉桂、淫羊藿温补阳气；兼夹痰浊，而见胸满闷痛，苔浊腻者，加瓜蒌、薤白、半夏理气宽胸化痰；惊悸由瘀血所致，也可选用丹参饮或血府逐瘀汤。清代医家王清任在《医林改错·血府逐瘀汤所治症目》曰："心跳心忙，用归脾安神等方不效，用此方百发百中。"桃仁、红花、丹参、赤芍、川芎活血化瘀；延胡索、香附、青皮理气通脉；生地黄、当归养血和血。可加桂枝、炙甘草通阳气；龙骨、牡砺镇心神。

针灸疗法：曲池、少海、气海、血海。脉微欲绝加内关、太渊；浮肿加灸水分。平补平泻，留针 20 分钟，期间行针 1 次，每日 1 次或隔日 1 次。

【其他康复疗法】

（一）中成药

1. 生脉注射液

生脉注射液适用于缓慢型心律失常而有气阴两虚见证者。本品 40～60mL 加入 5% 葡萄糖注射液 250mL 中静滴，每分钟 40～60 滴，每日 1 次，10～15 天为 1 个疗程。

2. 参附注射液

参附注射液适用于心阳不振所致心悸。肌内注射，每次 2～4mL，每日 1～2 次；或静脉滴注，每次 20～100mL，以 5% 或 10% 葡萄糖注射液 250～500mL 稀释后使用；静脉推注，每次 5～20mL，用 5% 或 10% 葡萄糖注射液 20mL 稀释后使用。或遵医嘱。

3. 参麦注射液

参麦注射液适用于心阴亏虚证心悸。肌内注射，每次 2～4mL，每日 4 次；静脉滴注，每次 10～60mL，加入 5% 葡萄糖注射液 250～500mL 稀释后应用。或遵医嘱。

4. 滋心阴口服液

本口服液适用于心阴不足证心悸，1 支（10mL）/次，每日 3 次，口服。

5. 补心气口服液

补心气口服液适用于心气不足证心悸，1 支（10mL）/次，每日 3 次，口服。

（二）单方验方

1. 甘草 30g，水煎服。

2. 苦参 20g，水煎服，适用于心悸而脉滑或不足的患者。

3. 紫石英 10～15g，水煎服。

4. 定心汤：龙眼肉 30g，酸枣仁 15g，山萸肉 15g，炒柏子仁 12g，生龙骨 12g，生牡蛎 12g，生乳香 3g，没药 3g，水煎服。

5. 养心镇惊汤：白茅根 15g，天竺黄、龙骨、牡蛎、钩藤各 9g，锻磁石 l2g，生白芍 15g，银花藤 9g，茯神 9g，朱砂 5g，菖蒲 10g，水煎服。

（三）针灸

耳针　取心、神门、皮质下、胸区、交感，每次 2～3 穴，留针 20 分钟。

（四）按摩

心悸患者在恢复期多表现为心气未复，可进行自我推拿，具有益气养心、活血定悸之功效。具体手法及取穴为：拿内关、外关，掐、揉神门，拿、按合谷，按、揉足三里，按、揉脾俞、心俞，揉膻中，擦胸胁，擦大椎。

心悸气短者，加揉气海；胸闷、喘促、心悸者，加揉、按肺俞，揉气海，按、揉三阴交，擦、揉命门。

【康复护理】

1. 病情允许者可参加体育锻炼，如太极拳、太极剑等，亦可配合气功练习，以增强体质。

2. 患者应保持乐观情绪，避免忧、思、恼、怒、惊、恐等不良刺激，劳逸有度，饮食有节。轻症患者可作适当体力活动，以不觉劳累为度，避免剧烈运动。

3. 重症者应卧床休息，进食营养丰富且易消化饮食，忌过饱、过饥，忌烟酒，饮茶不宜过浓，避免风寒外袭。

4. 对于病情重者应密切观察病情变化，凡出现冷汗出、肢厥、心悸动不安，甚至抽搐、昏迷者。应及时抢救，以免延误病情。

5. 保持精神愉快，避免情志内伤，尤应防止惊恐恼怒，不宜饥饱过度或过食肥甘生冷及辛辣、香燥之品，忌烟酒浓茶。

6. 起居有节，劳逸有度，避外邪。

7. 积极治疗胸痹、痹病、痰饮、肺胀、喘病等可能引起心悸的原发病证，对于预防心悸发生或发作有一定的作用。

怔　忡

【概述】

怔忡是指患者自觉心中悸动，惊惕不安，甚则不能自主的一类症状。怔忡与惊恐无关，而终日心中悸动不安，稍劳则甚，其症较重。

《丹溪心法·惊悸怔忡》云："惊悸者血虚……怔忡无时，血少者多；有思虑便动属虚；时作时止者，痰因火动。"《景岳全书·怔忡惊恐》认为怔忡由阴虚劳损所致，在治疗与护理上主张"速宜节欲节劳，切戒酒色"。《景岳全书·杂病谟·怔忡》云："怔忡之病，心胸筑筑，振振惶惶，惕惕无时得宁者。"《素问·举痛论》说："惊则心无所倚，神无所归，虑无所定，故气乱矣。"

西医学认为，由各种因素使中枢神经功能失调，影响自主神经功能，使心脏血管功能异常；或由于忧虑、情绪激动、精神创伤、过度劳累而诱发。

【病因病机】

1. 心虚胆怯

禀赋不足，或久病失养，心虚胆怯，突然受到惊吓则心旌神摇，不能自主，惊悸不已，发作渐渐加剧而成怔忡。

2. 心脾两虚

如思虑过度，所欲不遂，或久病脾虚，伤及心脾，心血暗耗，气血生化乏源，心失所养而成怔忡。

3. 心血虚弱

脏腑虚损、病后失养、失血过多等均可导致心血亏虚，使心无所养而发为怔忡。正如《丹溪心法·惊怔忡》所说："人之所主者心，心之所养者血，心血一虚，神气不守，此惊悸之所肇端。"

4. 肝肾阴虚

久病失调，房事过度，伤及肝肾之阴。肝阴不足则肝血亏耗，心血亦虚，心失所养或肝阳上亢，上扰心神则怔忡；肝肾同源，肝阴不足导致肾阴亦虚，阴血不足，心失所养而发为本病。

5. 痰饮内停

脾阳不振，水湿内停；或肾阳不足，蓄水冲逆于上，水气凌心，心阳被抑则发为怔忡。

6. 瘀血阻滞

心主血脉，若因心气不足，心阳不振，阳气不能鼓动血液运行；或寒邪侵袭，寒性凝聚；或痹证日久，复感外邪，内舍于心，痹阻心脉，而成心痹，均可导致心血运行不畅，甚至瘀阻，而引起怔忡。

怔忡病位在心，与肝、脾、肾、肺密切相关。病理性质主要由虚实两方面，多因平素体质虚弱，心虚胆怯，遇险临危，感受惊恐，使心神不能自主，发为怔忡；或心血不足，阴血亏损，心失所养，致神志不宁；或忧思过度，劳伤心脾，气血亏损，不能上奉；或肾阴亏损，水火不济，虚火妄动，上扰心神；或脾肾阳虚，不能蒸化水液，停聚为饮，上犯于心，心阳被遏，心脉痹阻，虚实夹杂而发本病。

【诊断】

1. 诊断要点

（1）自觉心脏搏动异常，或快速或缓慢，或跳动过重，或忽跳忽止。呈阵发性或持续不解，神情紧张，心神不安。

（2）伴有胸闷不适、心烦寐差、颤抖乏力、头晕等症。中老年患者，可伴有心胸疼痛，甚则喘促，汗出肢冷，或见晕厥。

（3）可见数、促、结、代、缓、迟等脉象。

（4）常有情志刺激、惊恐、紧张、劳倦、饮酒等诱发因素。

2. 鉴别诊断

（1）怔忡与心痛　心痛患者虽亦表现为胸中窒闷不舒，短气，但以心痛为主症，心悸为兼症。

（2）怔忡与奔豚　奔豚发作时，亦觉心胸躁动不安，但奔豚乃上下冲逆，发自少腹，与怔忡心中剧烈跳动、发于心不同。

（3）怔忡与卑慄　卑慄与怔忡相关，其证胸中不适由于痞塞，但无促、结、代、缓、迟等脉象。

3. 相关检查

血常规、血糖、心肌酶谱、心电图及动态心电图、甲状腺功能检查以明确诊断。

【治疗】

由于本证的病变部位主要在心，证候特点是虚实相兼，以虚为主，故补虚是治疗本病的基本原则。本病的邪实，以痰饮内停及瘀血阻络最为常见，故化痰涤饮、活血化瘀为治疗本病的常用治则。常配伍养心安神、镇心安神之法。

【预后】

本病以本虚标实为病机特点，在治疗上还需要权衡标本缓急，或急则治其标，缓则治其本，可标本兼治。如能治疗得当，则疗效显著，疾病可迅速治愈。如治疗不当，病史发展，或痰饮内停，或血脉瘀阻，则病情加重。怔忡之证，如能及时治疗，其病情可很快痊愈；如未能及时治疗，或治疗失当，可致病情加重，如心阳暴脱，或水气凌心，或心律不齐，脉象结代，或脉微欲绝，则病情凶险难以痊愈。

【辨证康复】

怔忡之证，每由内因而成，外无惊恐，亦自觉心中惕惕，稍劳即发，发则悸跃不能自主，甚则心痛阵作。其证常由轻而重，并有虚实之别。虚证当以养心安神为主；如心阳不足或阳虚饮逆，又当补养心气，温通心阳。实证如因瘀血所致，当以活血化瘀为法。若怔忡系由痰热引发，治疗又应从清化痰热着手。以辨证论治为基础，有目的、有选择地服用某些食物，可补偏救弊，调整阴阳，促进疾病的康复。最后，运用物理方法来调养患者的精气神，促使经络气血的运行。

1. 心神不宁

心悸，善惊易恐，坐卧不安，舌苔薄白，脉象虚数或结代。

（1）康复原则　镇惊定志，养心安神。

（2）康复疗法

中药疗法：平补镇心丹（《太平惠民和剂局方》）加减。方中以人参、炙甘草益气健脾，以资生血之源；酸枣仁、茯神、朱砂安神定志；麦门冬、天门冬滋阴清热；五味子收敛耗散之心气；茯苓益心气。如心悸善惊，烦躁痰多，食少泛恶，舌苔黄腻，脉滑数者，因痰热上扰，胃失和降，心神不宁之故。宜用温胆汤和胃降浊，清热化痰，痰热清则心自安宁；亦可加酸枣仁、远志等以安神养心。

针灸疗法：郄门、神门、心俞、巨阙。益心安神，定悸止惊。心阳不振加关元、足三里振奋心阳；心神不宁加百会、胆俞补心壮胆；阴虚火旺加劳宫、太溪滋阴降火；心血瘀阻加曲泽、膈俞活血化瘀；水气凌心加水分、阴陵泉行水降逆、宁心定悸。

耳针：取心、交感、神门、皮质下、小肠，轻刺激，留针中捻针 2～3 次，每日 1 次。

2. 心血不足

心悸头晕，面色不华，倦怠乏力，舌质淡红，脉象细弱。

（1）康复原则　补血养心，益气安神。

（2）康复疗法

中药疗法：归脾汤（《济生方》）加减。方中以当归、龙眼肉补养心血；用人参、黄芪、白术、炙甘草益气健脾，以资生血之源；酸枣仁、茯神、远志安神定志。辅木香行气，使之补而不滞。加减：若心悸气短，神疲乏力，心烦失眠，五心烦热，自汗盗汗，胸闷，面色无华，舌淡红少津，苔少或无，脉细数或结代，为气阴两虚，治以益气养阴，养血安神，用炙甘草汤加减；神疲乏力，气短，重用人参、黄芪、白术、炙甘草，少佐肉桂，取少火生气之意；失眠多梦，加合欢皮、夜交藤、五味子、柏子仁、莲子心等；心烦、口干、舌红，心阴不足者，加麦门冬、玉竹、北沙参、五味子；若热病后期，损及心阴而致怔忡者，则用生脉散加减以益气养阴。

针灸疗法：脾俞、心俞、内关、百会、阴陵泉、足三里、三阴交。方法：平补平泻。

3. 阴虚火旺

心悸不宁，心烦少寐，头晕目眩，手足心热，耳鸣腰酸，舌质红，脉细数。

（1）康复原则　滋阴清火，养心安神。

（2）康复疗法

中药疗法：天王补心丹（《摄生秘剖》）或朱砂安神丸（《备急千金要方》）加减。前方滋阴养血、补心安神，适用于阴虚血少，心悸不安，虚烦神疲，手足心热之证；后方清心降火、重镇安神，适用于阴血不足，虚火亢盛，惊悸怔忡，心神烦乱，失眠多梦等。天王补心丹中生地黄、玄参、麦门冬、天门冬滋阴清热；当归、丹参补血养心；茯苓、党参益心气；朱砂、远志、枣仁、柏子仁养心安神；五味子收敛耗散之心气；桔梗引药上行，以通心气。朱砂安神丸中朱砂重镇安神；生地黄、当归补血滋阴；黄连清心火。临床上常二方合用而随症加减。若心肾不交，可合用黄连阿胶汤以交通心肾，滋阴补肾，清心降火；若阴虚夹有瘀热者，可加丹参、赤芍、牡丹皮等清热凉血，活血化瘀；夹有痰热者，加用黄连温胆汤；如阴虚火旺而兼见五心烦热、梦遗腰酸者，乃阴虚相火妄动之故，可用知柏地黄丸化裁以滋阴降火。

针灸疗法：以足太阳经背俞穴为主，配气海、血海、悬钟、足三里。平补平泻。

4. 心阳不足

心中空虚，惕惕而动，面色苍白，胸闷气短，形寒肢冷，舌质淡白，脉象虚弱或沉弱。

（1）康复原则　温补心阳，安神定悸。

（2）康复疗法

中药疗法：桂枝甘草龙骨牡蛎汤（《伤寒论》）加减。方中桂枝、甘草温补心阳；龙骨、牡蛎安神定悸。可加人参、附子以温阳益气。形寒肢冷者，加黄芪，重用人参；大汗出者，重用人参、龙骨、牡蛎，加黄芪、山茱萸；兼见水饮内停者，加葶苈子、车前子、五加皮、泽泻；夹有瘀血者，加丹参、红花、桃仁等；兼见伤阴者，加麦门冬、玉竹、五味子；若心阳不振，以致心动过缓者，酌加炙麻黄、补骨脂、附子，重用桂枝以温通心阳。

针灸疗法：神阙、气海、关元、中极。平补平泻。艾灸取内关穴（掌侧腕横纹正中上2寸，两筋之间），艾条灸3~7分钟，艾罐灸15~20分钟。足三里（犊鼻穴下3寸，距胫骨前缘一横指处），艾条灸3~7分钟，艾罐灸15~20分钟。三阴交穴（内踝上3寸处，胫骨后缘），艾条灸5~10分钟，艾罐灸20~30分钟。

5. 饮邪上逆

心悸眩晕，胸脘痞满，形寒肢冷，小便短少，或下肢浮肿，渴不欲饮，恶心吐涎，舌淡胖水润，脉象弦滑。

（1）康复原则　振奋心阳，化气行水。

（2）康复疗法

中药疗法：苓桂术甘汤（《金匮要略》）加减。茯苓淡渗利水；桂枝、炙甘草通阳化气；白术健脾祛湿。兼见恶心呕吐，加半夏、陈皮；尿少肢肿，加泽泻、猪苓、茯苓；肺气不宣咳喘者，加杏仁、前胡以宣肺利水；瘀血者，加当归、川芎、泽兰叶、益母草；若肾阳虚衰，不能制水，水气凌心，症见心悸、咳喘、不能平卧、尿少浮肿，可用真武汤。

针灸疗法：间使、膻中、少府、中脘、阴陵泉。平补平泻。耳针：可选交感、神门、心、耳背心。毫针刺，每日1次，每次留针30分钟，10次为1疗程。亦可王不留行籽贴压，每3~5日更换1次。

6. 瘀血阻络

心悸不安，胸闷不舒，心痛时作或唇甲青紫，舌质紫暗或有瘀斑，脉涩或结代。

（1）康复原则　活血化瘀，理气通络。

（2）康复疗法

中药疗法：桃仁红花煎加减。方中桃仁、红花、丹参、赤芍、川芎活血化瘀；延胡索、香附、青皮理气通脉；生地黄、当归养血和血。可加桂枝、炙甘草通阳气；龙骨、牡蛎镇心神。

针灸疗法：神门、内关、通里、心俞、巨阙、膻中。平补平泻。耳针：可选交感、神门、心、肾、内分泌。毫针刺，每日1次，每次留针30分钟，10次为1疗程。亦可王不留行籽贴压，每3~5日更换1次。

【其他康复疗法】

（一）中成药

神安丸。组成：酸枣仁、远志、石菖蒲、五味子、茯神、龙骨、琥珀、磁石、桃仁、甘草等。功效：镇惊定志，养心安神。服法：本品为黑色水丸，口服，日3次，每次30粒（约1.3g）。

（二）针灸疗法

1. 耳针

主穴：心、肺、肾上腺、皮质下、交感、内分泌、神门。方法：每次选择2~3穴，捻转轻刺激，留针15分钟。

2. 穴位注射

主穴：内关、膻中、心俞、督俞、厥阴俞、足三里。配穴：胸部闷痛者，配膻中；心动过速者，配间使；心动过缓者配通里；痰多者，配丰隆。方法：在严格无菌操作条件下，每次选2~3穴，每穴注射3%~5%当归注射液0.15~1.0mL，每天1次。或用维生素 B_1 或 B_2 注射液，每穴0.5~1.0mL。

（三）单方验方

1. 龙眼黑枣丸

龙眼黑枣丸治心气虚怔忡。龙眼核500g，去黑皮，用长流水煮极烂，加大黑枣500g，去核捣烂如泥为丸。每晨淡盐汤送下9g。

2. 珍珠层粉胶囊

珍珠层粉胶囊治疗心气不敛型心悸。每个胶囊装入药粉0.4g，3~5粒/次，每日2~3次。

3. 青松针煎剂

青松针煎剂治疗心血虚心悸。青松针（松树的新鲜针状叶）30g，大红枣6枚，水煎，每日3次。

4. 玉竹饮

玉竹饮治疗心阴虚心悸。玉竹15~30g，水煎，每日3次。30天为1个疗程。

（四）药膳疗法

1. 猪心餐

猪心餐治疗气血不足所致怔忡。猪心1具，人参10g，黄芪30g，当归10g。先将参、芪、归用纱布包好，与猪心和调料共置砂锅内炖熟，去药吃猪心，饮汤。每天或隔天服食1次，连服7次为1个疗程。

2. 酸枣仁餐

酸枣仁餐治疗心神不宁之怔忡。酸枣仁 30g，茯神 15g，桂圆肉 15g，珍珠母 30g，银耳 30g，冰糖 150g。先用纱布把枣、茯、桂、珍、银包好，再用水煮过滤去渣，加入冰糖后服食。

3. 龟肉餐

龟肉餐治疗阴虚火旺之怔忡。龟肉 150g，百合 30g，茯神 30g，红枣 10 枚。先将百合、茯神、红枣用纱布包好，用水煎后过滤去渣，加入龟肉炖熟，然后吃肉喝汤。

（五）推拿疗法

1. 手法

按、推、搓、揉、振、拿、掐法等。

2. 部位

（1）躯干部位　先用一指禅推法施于膻中、中庭、巨阙、心俞、脾俞等穴。手法以得气为度，每穴操作 2 分钟；再用掌心振法施于至阳穴，手法以传至心为度，操作时间 1 分钟；心脾虚弱者，可多按揉心俞、脾俞；肾虚者，可多按揉肾俞。最后用指揉法揉周荣穴，手法由轻到重，以得气为度，时间 1 分钟。

（2）四肢部位　先用指按法按压神门穴，时间 1 分钟，再用掐法施于通里穴，手法以患者能忍受为度，重复刺激 2~3 次。最后点按神门、足三里、三阴交。

（六）气功疗法

1. 强壮功

（1）姿势　自然盘膝坐、单盘坐、双盘膝、站式、自由式。

（2）呼吸　静呼吸法、深呼吸法、逆呼吸法。

（3）意守　舌头轻抵上颚，采取意守丹田。

2. 放松功

（1）姿势　仰卧位、自由式。

（2）呼吸　自由呼吸法。

（3）意守　选择三线放松功、分段放松功，结束时意守丹田 15 分钟。每日 3 次，1 遍/次。

【康复护理】

1. 要保持精神舒畅，思想情绪愉快，避免思虑过度，戒除悲哀恐惧，谨防七情内伤。

2. 饮食有节，起居有常。

3. 饮食不宜过饥过饱，生活要有一定规律，保证充足的睡眠，同时还要注意劳逸结合。

4. 禁忌烟酒，定期进行心脏检查。

汗 证

【概述】

汗证是指人体阴阳失调，营卫不和，腠理开合失常而致汗出异常的证候。汗证一般分为自汗、盗汗两大类，还有其他特殊类型汗证，如大汗、战汗、黄汗、头汗、手足汗、腋汗、狂汗、红汗等。本节所指汗证属神志病范畴。

《黄帝内经》对"汗"论述颇多，并系统指出了汗的生理、病理、病因病机、预后及转归等。《素问·阴阳应象大论》："阳胜则身热，腠理闭，喘粗为之俯仰，汗不出而热……阴胜则身寒，汗出，身常清，数栗而寒。"汉代张仲景从伤寒六经辨证的角度对汗证病因病机、辨证论治进行了很多的阐述，涉及汗的条文有上百条之多，如自汗在《伤寒论》中又分为营卫不和，阳虚汗漏，里热迫津，并列出相应方剂，如第53条："病常自汗出者，此为荣气和，荣气和者，外不谐，以胃气不共荣气谐和故尔，以荣行脉中，卫行脉外，复发其汗，荣卫和则愈，宜桂枝汤。"宋代王怀隐等所著《太平圣惠方》认为黄汗是由"脾胃有热，汗出而入水中"所致。金元时期，朱丹溪论汗甚多，在《丹溪心法·卷三》中说："自汗属气虚、血虚、阳虚、湿、痰。东垣有法有方，人参、黄芪、少佐桂枝。"并附玉屏风散、大补黄芪汤、调卫汤、泻膈散等治自汗方和温粉（牡蛎等）"周身扑之"的外用法。

西医学出汗异常未以单独的疾病进行诊断，但该症状常见于各种急慢性感染和传染性疾病、内分泌、代谢、呼吸、循环系统疾病，或神经官能症和癔症等疾病。

【病因病机】

1. 肺卫不固

肺主气，属卫，主一身之皮毛，由于素体虚弱，病后体虚，或久咳伤气，使肺气不足，表卫不固，腠理开泄失常而致自汗。如《景岳全书·汗证》所指："人以卫气固其表，卫气不固，则表虚自汗，而津液为之发泄也。"

2. 营卫不和

因体内阴阳失和，或感受外邪，而致营卫不和，卫阳不固，营阴不能内守，营卫失去平衡，肌表不固而引起汗出异常。

3. 里热炽盛

由于体内里热炽盛，热邪蒸腾于外，迫津外泄而大汗出。这种里热，可以是风寒入里化热，或直接感受风热、暑热之邪，热客于肺，也可以是饮食不节、过食辛辣、胃肠积热或是情绪所伤，化火迫津。

4. 阴虚火旺

心主血，肾藏精，烦劳过度，亡血失精，或因邪热耗伤阴精，以致阴精亏虚，虚火内生，阴精被扰，阴部内守则外泄，并以盗汗为多。

5. 湿热熏蒸

如饮食不节，嗜酒肥甘，或外感湿热之邪，均可致脾胃运化失司，湿浊内生，郁而化热，湿热熏蒸则见汗出。若湿热熏蒸肝胆，胆汁不循常道，浸淫肌肤则可见汗出色黄，即黄汗。

6. 心阳虚脱

《医宗必读·汗》说："心之所藏，在内者为血，在外者为汗。汗者，心之液也。"由于素体禀赋薄弱，或又大病久病之后，阳气衰弱，心阳虚脱，不敛阴液，致亡阳而绝汗出。

汗出异常原因复杂。考其原因，可分为两大类。一是肺气不足或营卫不和，以致卫外失司而津液外泄；二是由于阴虚火旺或邪热郁蒸，迫津外泄。病机总属阴阳失调，腠理不固，营卫失和，汗液外泄失常。病理性质有虚实之分，但虚多实少，一般自汗多为气虚，盗汗多为阴虚。属实证者，多由肝火或湿热郁蒸所致。虚实之间可兼见或相互转化，如邪热郁蒸，久则伤阴耗气，转为虚证；虚证亦可兼有火旺或湿热。虚证之间自汗日久可伤阴，盗汗久延则伤阳，以致出现气阴两虚之候。汗为心之液，由精气所化，不可泄漏太过。若汗证持续时间较长，常发生精气耗伤的病变，以致出现神情倦怠、肢软乏力、不思饮食等症。

【诊断】

1. 诊断要点

（1）不因外界环境影响，在头面、胸颈、四肢或全身出汗者。昼日汗出涔涔，动则益甚为自汗；睡眠中汗出津津，醒后汗止为盗汗。

（2）除外其他疾病引起的自汗、盗汗。作为其他疾病过程中出现的自汗、盗汗，因疾病的不同，各具有该疾病的症状及体征，且出汗大多不居于突出地位。

（3）此外，汗证患者多由系列病史，多由兴奋、紧张、恐惧、激动或进食刺激性食物而诱发。个别患者有遗传史。继发性者有神经系统疾病或甲状腺功能亢进症、糖尿病、风湿病等慢性病史。

2. 鉴别诊断

主要区分汗出是原发性的还是继发性的。因临床上，汗证表现较为特异，易于识别。而自汗、盗汗、脱汗、战汗、黄汗虽同为汗证，但各具特点，临床表现各不相同。

（1）自汗：不问朝夕，动或不动，醒时汗出。

（2）盗汗：睡时汗出，醒后汗止。

（3）绝汗：发生于病情危笃时，病人可见全身大汗淋漓，或汗出如油，伴有肢冷、脉微呼吸低弱，甚至神识不清。

（4）战汗：主要见于发热患者，是机体正气与病邪斗争，驱邪外出的一种防御措施，其特点是全身战栗，随之汗出。

（5）黄汗：汗色发黄，染衣着色。多见于患黄疸的病人。

3. 相关检查

查血沉、T_3、T_4、基础代谢、胸部 X 线摄片、痰涂片、作抗 "O" 等检查以排除甲亢、肺痨、风湿热等。

【治疗】

表虚不固的自汗盗汗，多用玉屏风散益气固表；营卫不和汗证多以桂枝汤调和营卫；气阴虚弱的盗汗多以生脉散益气养阴。

【预后】

肺卫不固导致自汗为主的汗证，因正虚，调补需要一段时日，病程相对较长，一旦正气恢复，汗出可止。营卫不和的汗证通过调和营卫、阴阳，一般起效较快，预后较佳。里热炽盛证，属汗证中的急证，祛除里热的同时固护阴津，则可热退汗止，否则容易变生他证，如余热未清、阴虚火旺等。阴虚火旺所致盗汗为主的汗证，重在滋阴降火，阴津恢复，盗汗可止；若久治不愈，阴液亏极，累及阳气而成阴阳两虚的证候，则可能预后不良。湿热熏蒸证，由于湿性黏滞，又与热结，需要权衡湿热轻重，及时治疗，防止迁延至寒湿侵入，阳气不宣，此时汗出可能停止，但患者黄疸未消退，色转晦暗，缠绵难愈。心阳虚脱证是汗证中的危重症，往往病情凶险，宜采取紧急措施，否则预后不良，甚则危及生命。

【辨证康复】

康复原则上，应从整体观念出发，形神共养，全面调治，整体康复。另外康复必须与临床辨证结合起来，采用辨证康复原则。《素问·至真要大论》说："谨察阴阳所在而调之，以平为期。"自汗多因营卫不和、肺脾气虚、热淫于内等引起，治疗上应分别给予调和营卫、益气固表、清泻里热。盗汗多由于阴虚火旺、心血不足所致，在治疗上则应给予滋阴降火、补血养心。绝汗主要为阴阳离绝之危象，应从速投以益气固脱、回阳敛阴之剂。黄汗多因湿热内蕴，治以清热利湿为主。

1. 肺气不足

汗出畏风，动则益甚，易感冒，面㿠白，疲乏，气短。舌质淡，脉细弱。

（1）康复原则 益气固表。

（2）康复治疗

中药疗法：桂枝加黄芪汤（《金匮要略》）或玉屏风散（《世医得效方》）加减。两方均能补气固表止汗，但前方能调和营卫，适用于表虚卫弱、营卫不和引起的汗证；后方补肺益气、固表止汗，适用于表虚不固的汗证。桂枝温经解肌，白芍和营敛阴，两药合用，一散一收，调和营卫；生姜、大枣、甘草辛温和中；黄芪益气固表。少佐防风达表。气虚加党参、白术健脾补肺；兼有阴虚，而见舌红、脉细数者，加麦门冬、五味子养阴敛汗；兼阳虚者，加附子温阳敛汗；汗多者加浮小麦、糯稻根、龙骨、牡蛎固涩敛汗；如半身或局部出汗者，可配合甘麦大枣汤甘润缓急。

单方验方：敛汗固表汤（《中国中医秘方大全》）：炙黄芪、党参、煅牡蛎各15g，麻黄根、瘪桃干、浮小麦各10g，五味子、炙甘草各6g。水煎服。

虚汗汤（刘国普验方）：黄芪、浮小麦各30g，麻黄根12g，大枣5枚。水煎服。

生脉饮口服液：每服1支，1日2次。用于气阴亏虚证。

黄芪散：黄芪、牡蛎粉、生地黄各30g，共为细末。每服3g。用于盗汗。

2. 营卫不和

汗出恶风，周身酸楚，时寒时热，或半身、某局部出汗，苔薄白，脉缓。

（1）康复原则　调和营卫。

（2）康复治疗

中药疗法：主方桂枝汤（《伤寒论》）加味。用于肺卫不固证。桂枝辛温，辛能散邪，温从阳而扶卫，故为君药。芍药酸寒，酸能敛汗，寒走阴而益营。桂枝君芍药，是于发散中寓敛汗之意；芍药臣桂枝，是于固表中有微汗之道焉。生姜之辛，佐桂枝以解肌表；大枣之甘，佐芍药以和营里。甘草甘平，有安内攘外之能，用以调和中气，即以调和表里，且以调和诸药矣。以桂、芍之相须，姜、枣之相得，借甘草之调和阳表阴里，气卫血营，并行而不悖，是刚柔相济以为和也。若半身或局部出汗者，加浮小麦30g。玉屏风口服液每服1支，1日2次。

3. 热淫于内

蒸蒸汗出，口渴喜冷饮，面赤烘热，烦躁不宁，或兼发热，或肢节烦痛，或大便干结。舌红苔黄，脉洪大。

（1）康复原则　清里泄热。

（2）康复治疗

中药疗法：白虎汤（《伤寒论》）加味 。方中石膏辛甘大寒，入肺胃二经，功善清解，透热出表，以除阳明气分之热，故为君药；知母苦寒质润，一助石膏清肺胃热，一滋阴润燥。佐以粳米、炙甘草益胃生津。

【其他康复疗法】

（一）饮食疗法

1. 代茶饮

浮小麦30g，麻黄根6g。水煎代茶饮。用于自汗。

2. 药膳粥

须以饮食规律，食量有节为先。汗出异常者，常食粥可改善症状。平常白米粥即可。莲子粥、山药粥效果更加。水果如梨，有生津润燥、清热作用，肺阴虚适用。枸杞性平、味甘，有滋补肝肾功效。

（二）针灸疗法

风池、曲池、外关、合谷，也可以加上风门穴。若发热，加大椎穴；若流鼻涕多，加迎香穴；咳嗽加尺泽穴、天突穴；若头痛，加太阳穴。以上这些穴位冬季也可加灸。病程超过一周加期门穴；若身体极度虚弱者，可针刺关元、气海穴加灸。主穴用泻法，辨证配穴补虚泻实操作，留针 20 分钟。

（三）按摩疗法

简单且行之有效。这里介绍比较简易的两种自我按摩手法。

1. 虎口向上，拇指和食指的边缘以适中的力度压住喉咙上的皮肤，向上推按。做 24 次。如果有痰，直接吐出就可以了。一般的书籍介绍这种按摩方法，通常是手向下按摩，但那样做只对呼吸短促、喘证有所改善，对于汗出异常的改善并不明显。这种自我按摩疗法在汗出异常当时就可以应用，而起效也比较快，容易让患者建立信心。

推其缘由，当是按摩手法促进肺气宣发，腠理开合有度，故汗出能止。然而该按摩手法预防作用并不明显，据观察，连续施行自我按摩一个月，患者汗出异常出现次数无明显减少。

2. 双手搓热，然后双手重叠置于剑突与肚脐之间（中脘穴）。每次 1~2 分钟，不用揉按。如此反复，连做 3~5 次。该手法在汗出异常正当行时，无明显止汗效果。但长期坚持，患者汗出异常出现次数可有所减少。两种手法相辅相成，治疗汗出异常疗效上佳。

（四）冥想疗法

通常，汗出异常者经过两周甚至更长时间的冥想康复治疗，其植物神经症症状才会缓解。但对阴虚盗汗者，往往一周左右其汗出异常就有明显的变化。与跑步康复相比，冥想疗法在初始时不需要特别大的决心，但需要在治疗过程中付出更多的耐心。冥想时应注意的几个要点。

1. 呼吸

呼吸是冥想疗法的关键部分。我们建议采用"喉式呼吸法"，就是让呼吸比平时稍微深和慢一些，在喉中发出轻微的声音，要比睡眠时打鼾的声音小。

2. 意守

通常是指把注意力集中在身体的某个部位。一般多为会阴区，或者脐下一拳的位置（关元穴）。除非是常年的气功师，否则不建议您想象气如何在身体内流动，如何通过经络循行。

3. 想象

通过喉式呼吸法和意守身体的特定部位，患者一般都能在 2~5 分钟内完全平静下来，而且注意力集中。这个时候要让患者想象，在吸气时存在于外部的一团白光被吸入体内。而在呼气时，体内有黑气被呼出体外。

4. 坚持

这样持续 7~8 分钟，护理师就可以轻轻地呼唤汗证患者，让其醒来。如果患者觉得很舒服，想继续睡一会儿，可任其自由。

（五）外治法

龙骨、牡蛎粉适量，每晚睡前外扑。用于自汗、盗汗，汗出不止者。

【康复护理】

1. 保持病室整洁、安静，通风良好，但不宜让风直吹患者。室温及病人衣被厚薄要与季节及病变之寒热变化相适宜。

2. 注意精神心理护理，给予病人精神上安慰及鼓励，保证患者有乐观情绪及战胜疾病的信心，安心休养，配合治疗。对于五志过极患者尤须加强此项护理。

3. 饮食方面，应据患者病证之寒热温凉，选择搭配主副食品、青菜及瓜果。以清淡并易于消化、富含营养为原则。少食或忌食辛辣、油腻、厚味食品。

4. 注意及时揩干汗水，及时更换干净衣物，同时避免感受风邪。

经行神志异常

【概述】

经行神志异常是由七情内伤或痰火内扰，经行肝火夹冲气上逆或痰火上扰清窍，扰动心神，或因心血不足，心神失养所引起的一类神志疾病。以每值经期或行经前后，出现烦躁、易怒，甚至狂躁，或神情抑郁、喃喃自语、悲伤啼哭，或彻夜难眠等症，经后恢复如常为特征。发病以育龄期妇女多见。

在《陈素庵妇科补解·经行发狂谵语论》云："经正行发狂谵语，忽不知人，与产后发狂相似，缘此妇素系气血两虚，多怒而动肝火，今经行去血过多，风热乘之，客热与内火并而相搏，心神昏闷，是以登高而歌，去衣而走，妄言谵语，如见鬼神，治宜清心神，凉血清热为主，有痰兼豁痰，有食兼消食。宜用金石清心饮。"从中可见其对本病的临床表现、病因病机、治则方药均有论述。而《妇科一百七症发明》则认为与心、肝两经有关。

从临床表现来看，西医学中的经前期综合征、月经周期性精神病等神志异常，可参考本病论治。

【病因病机】

1. 肝气郁结

情志不畅，肝气不疏，郁而化火，冲脉隶于阳明附于肝，经前冲气旺盛，气血变化急骤，肝火夹冲气上逆，扰乱心神，遂致情志异常。

2. 痰火上扰

素体痰盛，或肝郁犯脾，脾失健运而痰湿内生，肝郁化火，火性炎上，炼液成痰，痰火壅积于胸，经期冲气旺盛，冲气夹痰火上扰清窍，神明逆乱，以致情志异常。

3. 心血不足

素体脾胃虚弱，或思虑劳倦伤脾，脾虚化源不足，水谷精微不能上输以化血，精血虚少，心血不足，行经前后或经期气血下注冲任，心血更虚，心神失养，神不守舍。

本病病理因素以气、痰、火为主，相兼错杂，多有情志内伤史，部分患者也可因心血虚所致，其病机关键是气机失调。故本病以实证为主，但部分患者可出现虚证表现。病变所属脏腑主要为肝脾心，久而伤肾。本病的转归预后，关键在于早期诊断，及时治疗，注重情志调护，避免复发。

【诊断】

1. 诊断要点

（1）病史　平素多有肝郁不疏、过度思虑或情志内伤史。

（2）临床表现　经行前后或经行期间，出现神志变化，表现为郁闷寡言，神志恍惚，反应迟钝，悲伤欲哭，喃喃自语，或心中懊恼，烦躁易怒，夜寐难安。甚者语无伦次，狂言妄语，经后逐渐恢复如常人，其症状伴随月经周期反复发作。

2. 鉴别诊断

经行神志异常与郁证　两者精神症状虽相似，然经行神志异常为经行前后或经行期间出现神志变化，而郁证的发生与经期无关，且发作时间较长，必须通过药物治疗才能控制症状，故与经行情志异常不同。

3. 相关检查

妇科检查一般无明显异常改变。辅助检查可有见血清泌乳素的增高，或雌/孕激素比值升高。

【治疗】

本病以实证为主，但有部分为虚证，治疗上须结合证型，调其形神为总则，理气不可峻猛，辛燥不可太过，虚证者补虚养心安神。肝气郁结证，临床上多以逍遥散为基本方，疏肝解郁，健脾和营；痰火上扰证，清热涤痰，可则用生铁落饮或礞石滚痰丸；心血不足，心脾两虚，健脾养心安神，可用甘麦大枣汤或归脾汤治疗。加强情志护理，防止复发。

【预后】

本病为经行时病证，根据患者病情、月经期及月经前后的生理病理特点、气血盈亏转化规律，加以辨证分析，灵活应用，及时进行治疗，可达到良好效果。但女性素多抑郁，病情易反复发作，应注意预防复发，注重精神调养，避免情志刺激。

【辨证康复】

康复原则上，应从整体观念出发，形神共养，全面调治，整体康复。另外康复必须与临床辨证结合起来，采用辨证康复原则。《素问·至真要大论》说："谨察阴阳所在而调之，以平为期。"首先，临证时应分清先病与后病。因发作期时值月经来潮，注意其所发疾病与月经之间可互相影响，因经不调而生病的应调经，经调则病易除；因病而致月经不调者，应先治病，病去而经自调。《女科经纶·月经门·调经莫先于去病论》云："妇人有先病而致经不调者，有月经不调而生诸病者。如先因病而后经不调，当先治病，病去则经自调。若因经不调而后生病，当先调经，经调则病自除。"去病时又应注意适逢月经期及月经前后，勿忘调理冲任气血，气畅血行，诸症可去。其次，临床上还须掌握虚实补泻规律，结合证型，虚者以补为主，实者以泻为期，虚实夹杂者，又当攻补兼施。结合妇女月经期及月经前后的生理病理特点辨证分析，如月经前血海充盈，宜予疏导，勿滥补；经后血海空虚，宜予以调补，勿攻泻太过；经期血室正开，宜调气和血，引血归经，以免血滞或动血。再者，在治疗中应根据具体辨证如气滞、痰浊等不同病理因素，予以疏肝理气养血安神、涤痰开窍安神等，并注意心理疗法，未发之时，尤其是经期欲发之前，通过语言、暗示等方法，积极设法转移情志，防治结合。发病期，属狂躁者要压抑之，低沉者要开导之。

1. 肝气郁结

经前抑郁闷闷不乐，烦躁易怒，甚则发狂，经后渐减轻至复如常人，月经量少，经前提前，经色红，伴胸胁闷胀，不思饮食，夜寐难眠或彻夜不眠，舌红，苔白，脉弦细。

（1）康复原则　疏肝理气解郁，养血调经安神。

（2）康复疗法

中药疗法：逍遥散（《太平惠民和剂局方》）为基本方。方中柴胡疏肝解郁，薄荷助柴胡疏肝，白芍、当归养血柔肝调经，茯苓、白术、甘草健脾和中，煨生姜温胃行气，诸药合用以疏肝解郁，健脾养血。若肝郁化热，心烦不宁者，可选用丹栀逍遥散养血健脾，疏肝清热；若肝火炽盛，肝经湿热者，则用龙胆泻肝汤清肝胆湿热；冲气夹肝热上逆，蒙蔽心窍，扰乱心神者，可用二齿安神汤清热平肝，镇惊安神。

针灸疗法：期门、神门、内关、太冲、心俞诸穴。耳针取神门、脑、心、皮质下穴。针刺平补、平泻手法。每日1次，留针20分钟，10天为1个疗程。耳针行针刺、埋豆，埋豆者每日按压3~5次，隔1~3天换1次，10天为1个疗程。

饮食疗法：可以根据个人的习惯、口味对食物进行选择、加工，增进患者的食欲，利于患者康复。应戒烟、限酒、忌食辛辣甘肥的食品，平素适量吃清肝泻热的食物，多用蔬菜、水果等清淡食品。因肝气郁滞，木不疏土，纳食不佳，迁延日久，体力减，可选择补养心、肝、脾三脏的食谱。食用橘皮粥、梅花粥、山楂粥、双花粥（玫瑰花、红梅花各10g，粳米50g。粳米先加水常法煮粥，粥将熟时加入双花，粥熟即可趁热服食）可疏肝解郁，补养肝脾，宁神定志；冲泡丹栀佛手茶（牡丹皮3g，生山栀3g，佛手9g。3药同入杯中，用沸水冲泡，焖10分钟即可），当茶频频饮用，具有解郁清热之功。

情志疗法：针对本病肝气不疏、心神不畅之病机，采用以情制情法。发病期，以解除抑郁为主旨。属狂躁者予以压抑之，低沉者宜开导之。对神情抑郁者，使用振奋、欢快、喜乐的方法；神情紧张、激动者，使用悠扬、静雅、轻松的方法。以喜疗、思疗为主，可用语言、诱导、暗示、释疑等法，使其神情喜乐、舒展；而未发之时，尤其是经期欲发之前，应设法转移情志。恢复期及间歇期，排除各种易导致忧思、困扰的刺激，结合音乐、文娱、香花疗法、色疗法等，配以暖色、红色、喜色为宜。适当安排劳动、学习、工作等，以提高情趣。引导其扩大活动范围，开阔心胸，积极进取。总以愉快、轻松、喜乐为原则，以解郁、宁神、定志为宜，务使肝气条达、心神振奋、血脉畅通。

2. 痰火上扰

月经前后或经期狂躁不安，心胸烦闷，头痛失眠；或头晕目眩，面红气粗，便秘尿赤，平时带下量增多，质稠，色黄，舌红，苔黄腻或厚，脉弦滑而数。甚则神志失常、哭笑无常、语无伦次、狂躁妄动，舌红苔黄腻，脉弦滑有力。

（1）康复原则　清心泻热，涤痰开窍。

（2）康复疗法

中药疗法：柴胡加龙骨牡蛎汤（《伤寒论》）。对心肝火旺，痰蒙清窍者可用，方中柴胡、黄芩、桂枝和解里外；龙骨、牡蛎、铅丹重镇安神；大黄泻里热，和胃气；生姜、半夏和胃降逆；茯苓安心神，利小便；人参、大枣益气和营。共成和解清热祛痰、镇惊安神之功。胆胃不和，痰热内扰者，则用温胆汤（《三因极一病证方论》）清热化痰、清心除烦，使痰热去，心神安。另可加丸剂巩固治疗，心烦不寐者，可予朱砂安神丸以养心安神。大便秘结、舌苔黄燥者，可用礞石滚痰丸以豁痰泻热。痰蒙心窍，神失所养者，则用人参琥珀丸加减，并加生龙骨、生牡蛎、珍珠母、石决明镇心安神。火热伤阴者，加沙参、麦门冬、玉竹、天门冬、生地黄滋阴养液。因热易伤阴，且值经期，病情缓解后伤阴之候明显者，可出烦躁易惊、唇干口燥、疲乏、舌红少苔、脉细数等症，可用滋阴降火、安神定志法，选用二阴煎合定心丸加减。

针灸疗法：曲池、大陵、水沟、隐白、少商、风府、丰隆诸穴。耳针取心、胃、神门、枕小神经、皮质下、脑干等穴。可采用毫针刺，泻法。每日1次，留针20分钟，10天为1个疗程。亦可配合穴位挑刺：取隐白、少商穴，用三棱针挑刺出血，1次/隔天，5次为1个疗程。狂躁患者还可选用水针：心俞、间使、巨阙、足三里、三阴交。采用25mg氯丙嗪注射液，每天1次，每次1～2穴，各穴交替使用。耳穴用埋针或埋豆，每日按压3～5次，隔1～3天换1次，10天为1个疗程。

饮食疗法：饮食宜清淡饮食，进食营养丰富而易消化的食物，低脂、低盐饮食，忌烟酒、浓茶，忌肥膏厚腻之品，防积湿生痰化热加重病情；忌辛辣、燥热防其辛温伤阴化火。鼓励患者多吃蔬菜、水果，保持大便通畅，以免腑气不通增加烦躁症状。可用食疗方，如竹沥粥，即以粳米30g左右煮粥，待粥将成，兑入竹沥30～60g，再稍煮即可。可供早晚餐或上下午点心服食。本粥可清热涤痰开窍。半夏天麻汤，即制半夏3g，天麻10g，豆腐150g。将制半夏、天麻水煎，去渣取汁，加入豆腐，煮熟调味服食，每天1次，具有清热息风化痰之功。

情志疗法：本证以制止患者神情亢奋的狂躁状态为主旨，因人而异，因人制宜地做好劝导安慰的思想工作。在发病期，采取适当的以情制情法和睡眠疗法。结合音乐、文娱、环境疗法，以低沉、幽静为宜。

香花疗法：宜解郁方、宁神方、定志方。

色彩疗法：以冷色、青色、粉红色为宜。有条件的可配合高山疗法、森林疗法，取其幽静宁神。并根据患者的情况，适当安排学习、工作和劳动，以转移情志，获得乐趣。同样也应注意月经不同时期的情志疗法，间隙和恢复期应避免激惹、排除各种忧思困扰的刺激，帮助解决各种困难，应用以情制情之法，音乐、文娱、色彩、香花等疗法。保持其情绪稳定为原则，切忌触怒、大喜、大惊。并可结合中医中药，间歇期调整体质、健脾化痰等，逐步巩固疗效，防止复发。家属、朋友、医护人员均应从感情上爱护、体贴患者，创造一个清静、安宁、和谐的气氛与环境，以安神定志，加速康复。

3. 心血不足

神志恍惚，心神不宁，言语错乱，心悸易惊，沉默寡言，善悲欲哭，夜寐不安，月经量少，色淡，食少倦怠，舌淡，苔薄白，脉细。

（1）康复原则　补血养心，安神定志。

（2）康复疗法

中药疗法：归脾汤（《济生方》）加减，方中以人参、黄芪、白术、甘草补脾益气以生血，使气旺而血生；当归、龙眼肉甘温补血养心；茯苓、远志、酸枣仁宁心安神；木香辛香理气醒脾，与大量益气健脾药配伍，复脾胃运化之功，防益气补血药滋腻碍胃，使补而不腻；姜、枣调和脾胃，以资化源。全方共济补益心脾、养血安神为法，使心脉得养，神志得守，胞络得心气调摄，经水自调。夹痰热者，加竹茹、贝母、胆星、黄连之类。平素可服补益心脾的膏方，以补养心脾，安心宁神。

针灸疗法：心俞、胆俞、神门、内关、三阴交诸穴。均用补法。每日1次，留针20分钟，10天为1个疗程。体质虚弱病人，可配用灸法，取穴同体针艾条温和灸。

饮食疗法：平时加强饮食调理，规律饮食，不要暴饮暴食，可根据"以脏补脏"的食疗原理，配合具有益气养血的药膳，少食辛辣、煎炒、油炸、咖啡、浓茶、烈酒等不消化和刺激性食物，多食水果、蔬菜和纤维性食物，多饮水。食疗方，如莲子百合汤（莲子去心，百合泡洗）能清心益气；甘麦豆枣汤（甘草、小麦、绿豆、大枣）能补益心脾、安宁心神；糯麦灵芝粥（糯米、小麦、灵芝、白糖）能补脾、宁心、安神。红参炖龟，即红参12g，龟500g。红参洗净切片；将红参、龟甲、龟肉一并放入砂锅，加水适量，武火烧开，再文火煮至肉熟烂即成。分多次吃完，吃肉喝汤，红参也可吃下，具有益心气、安神之功。

情志疗法：积极、乐观、向上的精神状态可使人体脏腑功能协调，气血畅通，有助于健康及既病之后的康复。而厌世、悲观、焦虑等不良的情志活动，削弱人体的抗病能力、引发疾病，也不利于疾病康复。本证患者可采用开导法，即指通过劝说、安慰、指导、保证等手法来消除患者的焦虑、紧张、恐惧等心理障碍，疏泄患者不良情感，提供精神支持的一种方法。《灵枢·师传》曰："人之情，莫不恶死而乐生。告之以其败，语之以其善，导之以其所便，开之以其所苦，虽有无道之人，恶有不听者乎？"这说明开导法的重要性。在临床上，医者除了要斟酌表达方式，注意语句、语气外，还要注意自己的态度、表情、动作和姿势，增加患者对医者的信任，加强与患者的沟通和交流，避免患者惊吓、忧思和过于兴奋及激动。治疗采用以情制情法，宜以喜疗为主，掌握病人喜好，或真或假，投其所好，使其喜从心出，神情喜乐、舒展以摆脱悲伤心情。悲泣缓解后，应继续稳定其情绪，根据不同职业、文化程度选择笑料，保持患者喜笑颜开，并帮助正确分析悲喜事物，建立正确对待的态度，逐步展现美好前景，形成乐观向上的心情，以巩固康复效果。可配以音乐疗法，宜振奋、鼓舞、欢快曲目；香花疗法以宁神方、定志方、解郁方为宜；配以暖色、红色、喜色的色疗法。高山、森林、空气疗法，均可酌情应用。另外，劳神过度耗伤心血，损伤脾气，阻滞气机，故应保证患者有充足的睡眠时间，改善患者心理素质，缓解压力，树立正确的处事观，使心理尽可能保持一种均衡健康的状态。

【其他康复疗法】

（一）传统体育疗法

元代朱丹溪《格致余论·相火论》有云："……天主生物，故恒于动，人有此生，亦恒于动。"在形动的同时，疏通经络，调和气血，从而起到康复、保健的作用。体育疗法可畅通气血，月经近来潮或时值经前，宜早晚以五禽戏、太极拳、八段锦、内养操进行锻炼。以轻慢活动为宜，并可采用气功疗法，用松静功、内养功，加强内守功法，加强意守锻炼为宜，以修身养性怡情，促进康复，巩固治疗效果。

（二）传统物理疗法

经前可采取睡前短时温泉水浴、经期足浴，每次 20～30 分钟。水温 34～36℃为宜，此温度与人体的体表温度接近，洗浴后入睡能镇静、助眠，每日 1 次。

【康复护理】

经行情志异常的治疗，强调以患者为中心，在护理上重视身心护理的个性化，根据患者不同的情况及个性、情绪进行护理。以清心静养为主，避免劳累过度和感受外邪；注意起居护理、饮食护理、情志护理、运动护理，创造安全舒适的康复环境，合理安排作息和运动训练时间，帮助患者实现全面康复的护理措施。

1. 一般护理

在康复护理过程中，采取全面的康复护理措施，必须注重证障合辨。根据患者情况，建议患者及家属创造舒适、安全的康复环境，合理安排作息和时间，起居有常，帮助患者实现全面康复的护理措施。室内陈设简单整洁明亮，方便舒适，保持地面、床、椅等用品的清洁。房间经常通风，保持空气新鲜，室内温湿度适宜，一般以湿度 18%和温度 20℃为宜。对狂躁患者，室内保持安静，光线宜稍暗，使患者感到舒适安静，心情舒畅，有利于患者的休息，以缓解患者的不良情绪。

2. 情志护理

有效的心理干预可消除患者的紧张、烦恼、愤怒等不良心理刺激，帮助患者树立战胜疾病的信心，提高临床疗效，对实现全面康复的目标有非常重要的临床意义。气郁患者的护理应以疏畅情志为主，可采用疏导、移情等方式。疏导即疏通和引导，通过与患者谈话、交流等信息反馈，了解患者的生活习惯、兴趣爱好和性格特征，分析致病原因，把患者心理症结充分表达出来，提高患者自我认识，把各种不正确的认识及病理心理引向科学、正确、健康的轨道，解除致病因素，促使机体脏腑气机调顺。移情，就是指转移患者注意力，同时也可通过行动、语言或情景感染等方式，调动患者的积极性，达到调整气机、精神内收的目的，使患者移易精气，调动患者的祛病抗邪能力。另外，也要对患者家属进行心理教育知识普及，使其与康复护理人员相配合，共同调整患者的心理状态。避免家庭及社会的不良刺激，并让家属协助做好患者康复期的治疗和护理。护理人员应用耐心、关怀、诚恳、同情的态度对待患者，取得信任，防止激惹患者的情绪。对患者的合理要求，尽量给予满足；对于不合理的要求，做好耐心细致的解释工作，纠正患者不正确的想法；注意尊重患者，不可鄙视，并进行说服；对感情高涨、哭闹不止的患者，护理人员要正确对待，制止无关人员围观，排除加重病情的因素，劝阻患者的吵闹行为，稳定其情绪。痰火扰心、神明迷乱病人，宜卧床休息并且严加防范，神志未清醒时，不能让病人自由行动。对重症病人的打人、骂人、自伤、毁物要采取防护措施。经常观察患者的精神、神志情况，通过适当的方式避免和消除患者紧张、恐惧、忧愁、绝望等一切不良的精神因素。

3. 饮食护理

饮食结构合理、饮食有时、饮食因人而异，因证而异，应向患者及其家属详细讲解饮食中注意点，引导患者合理、平衡饮食，克服偏食的习惯。

4. 运动护理

在康复护理过程中，注意保持患者生活作息有规律。鼓励户外活动，积极进行适当的体育锻炼，但活动时应注意安全。

产后神志异常

【概述】

产后神志异常是以发热谵语，惊悸怔忡，精神恍惚，悲忧善哭，或兴奋、喧扰不宁，狂躁打骂，昏不识人，饮食无度或不思饮食，虚烦不眠为主要临床常见的一类病证。

隋代，《诸病源候论·产后风虚瘀狂候》一书较早论述了类似的内容。宋代，《妇人大全良方》较广泛地论述相关病证，分列有产后癫狂、产后狂言谵语如有神灵、产后不语、产后乍见鬼神等方论，为后世奠定了基础。《重订严氏济生方》云："妊娠……

而苦烦闷者，由母将理失宜，七情伤感，心惊胆怯而然也。"《校注妇人良方》则认为心肺虚热，痰积于胸，停痰积饮，寒热相搏为本病的病机。明代，《万氏妇人科》曰："心主血，血失太多，心神恍惚，睡眠不安，言语失度，如见鬼神，俗医不治以为邪祟，误人多也，茯神散主之。"又云："产后虚弱，败血停积，闭于心窍，神志不能明了，故多昏愦。又心气通于舌，心气闭则舌强不语也，七珍散主之。"《证治准绳》亦有"产后心神恍惚，言事失度，睡卧不安"的描述。清代，《医宗金鉴·订正仲景要略论》提出"或平素多思不断，情志不遂，偶触怀疑，卒临景遇"，这与产后抑郁的现代医学研究相似，认为情绪不稳定、不开朗、好思虑等不良情感体验是产后抑郁发病的主要原因。《医宗金鉴·妇科心法要诀》则进一步指出："产后血虚，心气不守，神志怯弱，故令惊悸、恍惚不宁也，宜用茯神散。若因忧愁思虑，损伤心脾者，宜归脾汤加朱砂、龙齿治之。"

与西医学的产后抑郁、精神分裂症、躁狂等病可互为参考诊治。

【病因病机】

1. 产后血虚

产后营血伤耗，心神失养。妇人受孕之后，气血皆上注于冲任以养胎儿，形成相对的血不足气有余，造成阴居于下、阳盛于上的特点。分娩时有一定的耗血伤气，产后又要排出血性恶露，故曰为数脱血。分娩后，所受水谷精华除供养母体外，另一部分则随冲脉与阴阳二气上行化生乳汁，以供养婴儿，这就导致了体质虚弱、抗病能力下降，再加家务操劳外因，导致了精神失常的发生。

2. 情志不畅

新生命的诞生给家庭增添欢乐的同时，也带来了很多繁重的家务，妇人产后正气未复加之初为人母日夜操持家务，精神压力较大，如稍有不顺意之处，忧思恼怒，难以排遣，又气虚血虚则容易化生此病。

3. 体质因素

平素多有肝郁不疏或过度思虑、情志内伤史。加之思虑过重，过分在意婴儿性别及形态特点，或由于婴儿日夜吵闹，睡眠受到影响，产后血虚扰动肝火，肝火上扰，心神妄动，以致此病。

妇人产后多为正虚之体，若产后伤损冲任，或产后调养失宜，则必然导致失血过多或血源不足，而致心神失养。病机主要为患者体虚，生产耗伤气血；或产程长，失血耗气；或产后哺乳操劳过度，暗耗心血，导致气血两虚；产后各脏腑俱虚，加之各种因素所致情志不畅，忧思郁结；产后体虚，败血瘀滞，邪瘀日久则化火，成正虚邪实。产后神志异常与心、脾、肝三脏关系密切，与冲任带脉功能失调有关。调治得当则大多预后良好，若失治误治则经久难愈或变生他病。

【诊断】

1. 诊断要点

（1）情绪抑郁，对全部或多数活动明显缺乏兴趣或愉悦，体重显著下降或者增加。

（2）失眠或睡眠过度，精神运动性兴奋或阻滞，疲劳或乏力。

（3）遇事皆感毫无意义或自罪感，反复出现死亡或自杀的想法。

（4）思维力减退或注意力涣散，无力照顾婴儿及家务，表现迟钝、懒散。

（5）出现以上部分症状且持续两周以上。

2. 鉴别诊断

（1）产后神志异常与产后痉病　　产后神志异常是以发热谵语，惊悸怔忡，精神恍惚，悲忧善哭，或兴奋、喧扰不宁，狂躁打骂，昏不识人，饮食无度或不思饮食，虚烦不眠为主要症状。而产后痉病是以新产后或产褥期内，产妇发生手足抽搐，项背强直，甚或口噤、角弓反张等为主要表现的产后疾病。从发病时间上虽都发生在生产不久，但产后神志异常发病缓于产后痉病，多为渐渐发病，虽有吵闹但病情不至危重；而痉病起病急骤，病情凶险。产后神志异常以神志症状为主，躯体症状由精神症状引发，随情绪波动而好转或恶化；产后痉病不因情志因素为转移，不能自控必须及时就医。

（2）产后神志异常与癫狂郁病　　产后神志异常是以发热谵语，惊悸怔忡，精神恍惚，悲忧善哭，或兴奋、喧扰不宁，狂躁打骂，昏不识人，饮食无度或不思饮食，虚烦不眠为主要症状表现；癫病则精神抑郁、表情淡漠、沉默痴呆、语无伦次、静而多喜；狂证为精神亢奋、狂躁不安、喧扰不宁、骂詈毁物、动而多怒；郁证为心情抑郁、情绪不宁、胸部满闷、胁肋胀痛，或易怒喜哭，或咽中如有异物梗塞等。这些症状颇为相似。但与癫狂、郁病不同，本病与产后因素密切相关，病因以产后体虚为主要内因，治疗时需充分考虑身体刚生产不久的特点，兼顾哺乳等因素细心调养，参考突出的症状辨证分型治之。

3. 相关检查

产后体内激素水平急剧变化，与本病发病有密切联系，可检测催乳素、孕激素、雌二醇、HCG 及甲状腺相关激素水平。行产后妇科检查，血常规、尿常规及心电图等常规检查，以掌握患者产后身体恢复情况以供临床治疗参考。

【治疗】

针对妇女的特点及产后耗气伤血，治疗上应以补益为主，但体虚又往往易于受邪，故又不可以完全予以补法，应本着"勿拘于产后，又勿忘产后"的原则，以"有故无损，亦无殒也"的精神，根据具体病情加以治疗。治血者，必以脾为主，补血要兼佐以补气药，皆因"血为气之母，气为血之帅""血无气则凝，气无血则散"。补气时不要太滋腻，应加入少许理气药，达到气血双补的功效。狂躁者，非为实火，是因为阴血不足，阴不敛阳所致，治疗以滋阴降火，水生火自灭。

【预后】

此病对产妇的身心健康及婴儿的心理生理发育均产生严重影响，家人及社会应对此病引起足够的认识，尽早发现，尽早治疗，保证母婴的心理健康。调治得当则大多预后良好，若失治误治，加之体弱难复，或体质素喜忧思，或对此病缺乏认识以为"邪祟"，延误治疗则易经久难愈或变生他病。

【辨证康复】

产后神志异常康复应扶正祛邪，以补心血、定心气、安心神为主，同时兼以化瘀、祛痰、清火、解郁。康复注意产后体虚和顾及婴儿哺育两个方面，保证母亲的营养，参用中药、针灸及综合调理等方法促进本病康复。

1. 心脾两虚

产后精神不振，夜寐不安，神志恍惚，悲伤欲哭，不能自主，情绪低落，舌质淡红，苔色薄白，脉象沉细无力。

（1）康复原则　补益心脾，养血安神。

（2）康复疗法

中药疗法：治疗以补益心脾、养血安神为法，使心脉得养，神志得守，可用归脾汤（《济生方》）合养心汤（《仁斋直指方》）加减健脾益气、养心安神。亦可与甘麦大枣汤合用。因患者精神恍惚，故临睡前可服柏子养心丸。对惊悸怔忡，神志恍惚，虚烦不眠者，冲服琥珀粉1.5g，朱砂粉1g，或朱砂安神丸2丸口服。方中人参、白术、黄芪、甘草补气健脾；远志、酸枣仁、茯神、龙眼肉补心益脾、安神定志；当归滋阴养血；木香行气舒脾，使之补而不滞。诸药相伍，养血宁神，健脾生血，上滋脑神，安神。养心汤方用当归、生地黄、熟地黄、麦门冬滋阴补血；更用人参、酸枣仁、柏子仁、五味子、茯神养心安神；甘草和中护胃，调和诸药。各药相合，共奏养心安神功效。

2. 肝郁脾虚

因产后情志不遂，心神失守而致喜怒无常，失眠易醒，坐卧不安，大便秘结，小便短赤，恶露量少色暗，胸胁乳房胀痛，或呕恶痰涎，神疲乏力，舌质淡红，苔薄白腻，脉象弦细。

（1）康复原则　疏肝解郁，健脾安神。

（2）康复疗法

中药疗法：临床上多以逍遥散（《太平惠民和剂局方》）为基本方，疏肝解郁，健脾养血。本方既有柴胡疏肝解郁，使肝气得以调达，为君药。当归甘辛苦温，养血和血；白芍酸苦微寒，养血敛阴，柔肝缓急，为臣药。白术、茯苓健脾去湿，使运化有权，气血有源；炙甘草益气补中，缓肝之急，为佐药。用法中加入薄荷少许，疏散郁遏之气，透达肝经郁热；烧生姜温胃和中，为使药。若肝郁化热，心烦不宁者，可选用丹栀逍遥散。若脾虚明显，腹胀便溏，神疲乏力明显者，加入广木香、党参、砂仁；若肝热偏重，大便燥结，口苦口渴者，加入大黄、黄连、郁李仁、柏子仁；若肝热扰心，五心烦热，急躁忿怒者，加入栀子、牡丹皮、钩藤、苦丁茶。

3. 痰火上扰

产后起病较急，烦躁易怒，哭笑无常，狂躁不安，甚则打人毁物，弃衣而走，登高而歌，喉中痰鸣，面红目赤，大便秘结，舌质红绛，苔黄腻较厚，脉象滑数。

（1）康复原则　泻火涤痰，宁心安神。

（2）康复疗法

中药疗法：以黄连温胆汤（《六经条辨》）为主方。若火热偏甚，面红目赤，狂证明显者，加入大黄、玄明粉、青礞石；若夜难入寐，躁动不安者，加入紫贝齿、生铁落；若口腻痰多，舌苔黄白而厚者，加入竹沥一匙（吞服）、瓜蒌皮、制川朴。方中以黄连苦寒清心泻火，半夏、橘红苦温行气化痰，竹茹降逆化痰，枳实理脾下气，茯苓健脾渗湿化痰，甘草和中益气，生姜补润散肝润肝以燮体用。诸药合伍，共奏清心豁痰、降火舒脑之功。

4. 血瘀络阻

产后恶露不下或下而不畅，色黑有血块，小腹硬痛、拒按，默默无语，焦虑，欲哭无声，神思恍惚，记忆力下降，食欲减退，或神志错乱，如见鬼神，喜怒无常，哭笑不休，登高弃衣，不识亲疏，狂态毕具，面色晦黯，舌质边紫，脉象细涩。

（1）康复原则　活血化瘀，醒神安脑。

（2）康复疗法

中药疗法：以癫狂梦醒汤为主方加减。方中重用桃仁合赤芍活血化瘀，还可加用丹参、红花、水蛭以助活血之力；柴胡、香附理气解郁；青皮、陈皮、大腹皮、桑白皮、苏子行气降气；半夏和胃；甘草调中。若兼有热结，大便燥艰，加入大黄、炒枳实；若瘀结较甚者，尚应加入五灵脂、琥珀粉，必要时加入地鳖虫、麝香粉；若兼夹痰浊者，加入制苍术、陈胆星、炙橘红。使用时注意产后体虚，不可过于峻猛必不得效也。

【其他康复疗法】

（一）中成药

1. 天王补心丹（《世医得效方》），功效滋阴养血，补心安神。口服，1丸，每日2次。用于产后阴血亏虚型产褥期抑郁。

2. 柏子仁散（《证治准绳》）。用一个白羊心煎汤，每日15g柏子仁散入羊心汤煎煮，去滓，不拘时温服。治产后败血夹邪攻心的产褥期抑郁。

（二）饮食调摄

因产后母亲需要哺乳，所以饮食尤为重要，需格外注意。饮食宜清淡且富有营养，忌食辛辣刺激、油炸之品。可选用下列食物常食①肉蛋奶类：淡水鱼、鸭肉、牡蛎肉、黄鱼、猪心、鹌鹑蛋、牛奶；②水果：香蕉、葡萄、柚子、苹果、樱桃、橙汁、龙眼肉、桑椹、大枣；③蔬菜：菠菜、金针菇、马铃薯、芹菜、南瓜、莲子；④菌类：蘑菇、灵芝、黑木耳、银耳；⑤主食：小米、全麦面包、小麦、糯米。以上这些饮食对恢复情绪有所帮助。

【康复护理】

1. 对于产后病人，饮食宜清淡，易消化、低盐、高蛋白、有营养的食物，水分也应适当增加，适当增加新鲜水果、蔬菜等含纤维较多的食物，以荤素搭配，要采用少食多餐的做法，多给流质饮食，不宜饥饱无度。

2. 积极、乐观、向上的精神状态可使人体脏腑功能协调，气血畅通，有助于健康及既病之后的康复。而厌世、悲观、焦虑等不良的情志活动，削弱人体的抗病能力，引发疾病，也不利于疾病康复。可采用开导法，开导法指通过劝说、安慰、指导、保证等方法来消除患者的焦虑、紧张、恐惧等心理障碍，疏泄患者不良情感，以提供精神支持的一种方法。

3. 产后精神病人的体质很虚弱，多汗，怕冷，应注意室内的温度和湿度。根据病情轻重、体质的虚弱、个人的爱好，适当安排休息和活动，对于心脾两虚患者，宜多休息，适当安排轻度的床边及室内活动。

4. 产后尿潴留，可影响子宫复旧，甚至引起产后出血、蓄血，因此要定时排尿，切忌有意憋尿。若小便不能自解，用水壶或将水龙头稍稍打开，使病人听到流水声音，可以诱导排尿，也可用温水冲洗会阴部，以诱导排尿；还可以用消毒棉签向鼻中取嚏或咽中探吐，也可用皂角末30~60mg吹鼻取嚏、排尿。以上诸法无效则可行导尿，严防阴部感染。便秘者，应多食蔬菜，切忌怒责、屏气、用力排便，服蜂蜜、阿胶或归脾丸以养血通便，必要时用肥皂水灌肠。

5. 痰火扰心、神明迷乱的病人，宜卧床休息并且严加防范，神志未清醒，不能让病人自由行动。避免家庭及社会的不良刺激，并让家属协助做好患者康复期的治疗和护理。

瘾　病

【概述】

瘾病是指对某种事物过分迷恋或沉迷，而产生一系列的生理及心理症状，表现为植物神经紊乱，如出汗、腹泻、恶心和呕吐、心悸等，有时会伴有神经失调，例如震颤麻痹、头晕头疼、四肢疼痛、焦虑不安、抑郁、犯罪感、自责倾向等，与此同时又对于自己所沉迷的东西有难以抗拒的强烈渴望。

接触成瘾物后人体各组织器官会直接或间接受成瘾物的影响而发生病变，导致脏腑组织不能正常运行，功能减退，气血津液的运行自然也会受到影响。机体因为不能得到正常的营养供应而出现萎缩等症状，瘾病患者多数面色黄染，骨瘦如柴。脏腑功能失调，正气不足，邪气入侵。机体防病能力衰退，邪气侵入体内，导致各种疾病伴生，久之则身体机能丧失、正气衰败，严重者导致死亡。同时产生妄闻、妄想等精神症状，易激惹，好发脾气等。部分患者想过戒瘾，但停止接触后容易产生不寐、焦虑不安、心情郁闷，甚至是精神恍惚、谵妄等，未寻求正规治疗的患者多难以耐受而再次接触成瘾物。

目前瘾病的种类较多，我们主要介绍神志病临床常见的药物成瘾和酒精成瘾，以及近些年来所产生的网络成瘾等。

【辨证康复】

本病以过分沉迷伴神经功能紊乱为主要辨证要点。多有家庭支持不良或情志刺激，其病机关键是五脏痹结，邪阻脏腑。在治疗时应注重分类治疗，药物及酒精成瘾者在治疗中应避成瘾物、理气排毒、畅达神机等；网络成瘾多伴其他轻症的神志疾病，治疗中应避网络、调节情志、畅达气机。在康复治疗上，应注重形神共养，达到全面调治，避免反复与发生意外，同时还要注意情志变化，避免患者病情变化转化为他病。

（一）药物及酒精成瘾

药物及酒精成瘾主要是指对于海洛因、甲基苯丙胺、冰毒等毒品、安定类安眠药物及酒精等的成瘾。

因为接触这些物品后，人体各组织器官受成瘾药物的影响而发生病变，导致器官不能正常运行，功能减退，气血津液的运行自然也会受到影响，机体因为不能得到正常的营养供应而出现萎缩等症状，所以长期成瘾的人面色黄染，骨瘦如柴。脏腑功能失调，正气不足，邪气入侵，机体防病能力衰退，邪气侵入体内，导致各种疾病伴生，久之则身体机能丧失、正气衰败而亡。同时容易产生妄闻、妄想等精神症状，易激惹，好发脾气。

停服后容易产生不寐、焦虑不安、心情郁闷，甚至是精神恍惚、谵妄等。

1. 康复原则

中医学认为，人体正常的生长发育及各脏腑经络的生理活动、血液的循行、津液的输布，均是气的激发和推动作用。在治疗药物成瘾方面多根据中医学传统理论，即"痛则不通，通则不痛"，以补气活血为康复根本。

"气为血之帅，血为气之母"，补气可以增强人体气的推动能力，活血能够促进机体的生理活动，补气活血能够促进血液循环，排除邪气，促进正气的生成及运行，促进各脏腑经络的生理活动，保证全身经络畅通，各脏腑组织功能恢复。同时行气、活血均可以止痛，药物依赖所带来的不适症状能够有效改善。同时合用补益药物，能够配合身体的恢复，其他戒断症状也会随之消失。

2. 康复疗法

（1）针灸疗法　主要针刺百会、印堂、内关、足三里、太冲、肝俞等诸穴，针刺用平补、平泻手法，改善康复过程中产生的不寐、焦虑不安等。还可根据患者的具体的躯体状况配合穴位，如头痛配合风池、风府等；脾胃不和者，配合中脘、胃俞等。

（2）按摩手法　对药物成瘾患者给予疏肝行气的按摩手法，帮助患者改善戒毒过程中产生的躯体不适症状，同时能够稳定患者的情绪，增加医患间的信任感。

（3）运动疗法　以轻慢活动为宜，保持患者心平气和，调整其情绪状态，调整气息，帮助患者改善体质。如气功、五禽戏、内养操等，调整机体的气血运行，调高患者的社交水平。整体改善患者的躯体状况，促进身心的全面康复。

（4）情志疗法　对患者进行全方面心理干预治疗，让成瘾者认识到成瘾的危害，使其在心理层面上厌恶成瘾，从根本上杜绝病情的复发。同时加强对其家人进行家庭心理干预，帮助建立良好的家庭支持，对其预后恢复起到至关重要的作用。

（5）音乐疗法　配合舒缓的音乐进行心理解压，消除患者的抑郁情绪、焦虑不安等不良情绪，同时根据患者的体质特征配合相应的五行音乐，能够改善患者的情绪状态。

3. 康复护理

护理者从身心两方面对患者给予关注与照护，尊重患者的人格尊严，维护他们的隐私权益。应对其热情、友好，深切的同情和严格的监督。辅导病员用积极的心态面对人生中的负性事件，提供一些疏导情绪的方法让他们练习。患者在脱毒期间不仅要加强蛋白质、维生素等营养物质的摄入，以利于身体的恢复；而且也为患者提供一些健身场所，鼓励他们与他人交流，恢复其社会功能；做好其家属的工作，为其将来回归家庭、贡献社会做好心理准备。

（二）网络成瘾

网络成瘾主要是指在无成瘾物质作用下的上网行为冲动失控。上网时精神集中，不上网时会烦躁不安、情绪低落等，为了上网还会耽误正常的生活和学习，放弃正常的人际交往，过度消费，甚至有欺瞒家人、人格改变等症状。

1. 康复原则

中医学无相关网络成瘾的记载，但根据网络成瘾患者的烦躁不安、健忘等表现，认为情志变异和气机郁滞为其主要病因病机。疏肝理气、调气活血为其主要康复原则，同时根据患者详细的躯体状况合用补益药物，能够配合身体的恢复，进行身心的全面康复。

2. 康复疗法

（1）针灸疗法　《素问·血气形志》说："形乐志苦，病生于脉，治之以灸刺。形乐志乐，病生于肉，治之以针石。形苦志乐，病生于筋，治之以熨引。形乐志苦，病生于咽嗌，治之以百药。形数惊恐，经络不通，病生于不仁，治之以按摩醪药，是谓五形志也。"通过针刺穴位达到调节情绪的目的。根据网络成瘾患者的表现，主要针刺期门、神门、内关、足三里、太冲、肝俞等诸穴，针刺以平补、平泻手法。改善患者康复过程中产生的抑郁紧张、烦躁不安等，根据患者的具体的躯体状况配合穴位，如心慌气短配合百会、心俞等。

（2）运动疗法　改善患者的躯体状态，促进体内气血的运行，改善患者的社交情况。以舒缓的活动为宜，调整其情绪状态，改善体质。如瑜伽、五禽戏等，调整机体的气血运行，改善患者的神志状态，全面康复身心。

（3）情志疗法　一般情志调节使患者保持乐观精神，稳定其情绪，坚定信心，避免不良的各种精神刺激，以免加重病情。对其家人同时也要进行家庭心理干预，帮助建立良好的家庭支持，帮助其预后。

情志相胜法：即采用中医学五行相生相克的基本原理，有意识地采用一种情志活动去控制、调节另一种疾病状态的情志活动，从而达到治疗的手段。患者戒网后若表现出烦躁不安、易激惹时，可以用引发悲伤情绪的事件诱导患者来调节情绪。

3. 康复护理

护理者应了解患者的相关信息，掌握必要的沟通技巧，建立起可行的心理干预方案。采取认知疗法对青少年患者进行干预效果较好，配合情绪疏导消除焦虑、抑郁情绪，指导患者采取积极的应对方式面对网瘾戒除过程中的心理不适感。鼓励患者广泛参与文体活动，从其他娱乐活动中重新寻找到现实的乐趣。制定人生规划，帮助患者树立正确的人生目标。

脑　鸣

【概述】

脑鸣亦称"天白蚁"，多因脑髓空虚，或因火郁、痰湿阻滞所致，是指患者自觉脑内鸣响的一种疾病，头内如有虫蛀鸣响，或如蝉鸣，或如鸟叫，或如潮声，甚者痛苦不堪难以入眠。《灵枢·海论》说："髓海不足，则脑转耳鸣，胫酸眩冒，目无所见，懈怠安卧。"常伴头晕耳鸣、健忘、腰膝酸软、目眩等症状。

脑鸣发生在老年人则多由于气血不足引起脑髓空虚，或劳累可导致脑鸣产生；发生在年轻人，多数是精神紧张引起肝郁气滞，或是肝气横逆犯胃，胃失和降，脾失健运，导致水液代谢异常，痰湿内阻上扰清窍所致，属于功能性疾病，病人多数伴有焦虑不安、烦躁易怒、心慌气短，并伴有一定程度的躯体疾病。

【辨证康复】

本病以髓海不足、肝郁气滞为主要辨证要点。多有诱发事件或不良情绪刺激，理化检查或实验室检查多无异常。其病机关键是气滞血瘀，脑髓空虚。在治疗时应注重疏肝理气，养脑安神。临床上多采用活血补气、填精益髓的方剂来治疗脑鸣。在康复治疗上，应注重调达情志、理气安神，达到全面调治。

（一）中药疗法

在治疗时应注重疏肝理气，养脑安神。临床上多采用活血补气、填精益髓的方剂来治疗脑鸣，如龙胆泻肝汤、补中益气丸、血府逐瘀汤、柴胡疏肝散等。

（二）针灸疗法

主要针刺取穴肾俞、厥阴俞、三阴交、足三里、丰隆、太冲、神门等诸穴，针刺平补、平泻手法，改善患者的脑鸣及伴随症状等。还可根据患者的个体差异配合穴位，醒脑开窍则针刺完骨、风池、天柱等；肝气郁滞，配合太冲、三阴交等。

（三）饮食疗法

牛奶中含有多种维生素，坚持饮用牛奶可改善气血运行，促进脑鸣康复。常吃有活血作用的食物活血化瘀，改善血液运行，填髓补脑，可常食用黑木耳、韭菜、红葡萄酒、黄酒等。减少脂肪的摄入，高脂肪摄入会影响气血循行，中年人每日脂肪总摄入量应控制在40g左右，应少吃各种动物内脏、肥肉、奶油、蛋黄、鱼子酱、油炸食物等富含脂类的食物。

（四）耳针疗法

取内耳、外耳、肝、肾、心、肾上腺、内分泌等穴。先用探穴（以压痛点为准），然后用耳穴粘贴。每日用手按压揉捏压豆穴3~5次，每次每穴1~2分钟。5天换1次药，中间休息3~5天，再进行第2次耳穴压豆治疗。

（五）运动疗法

运动疗法以有氧运动为宜，保持患者心平气和，调整其情绪状态，改善气血运行。如慢跑、太极拳、气功等，调畅气机，改善气血运行。在运动中增强意志，正确面对压力。

（六）情志疗法

对患者进行全方面心理干预治疗，改善患者情绪状态，稳定心态，学会正确应对压力的方法，并学会减压。

（七）音乐疗法

配合舒缓的音乐，进行心理解压，平稳患者的情绪，改善心境。促进气血的正常运行，帮助脑鸣的康复。

【康复护理】

为患者创造舒适、整洁明亮、安全的康复环境，室内陈设简单，保持地面、床、椅等用品的清洁，合理安排作息和时间，并要按照规定执行作息时间。并要安排多种康复活动，如棋牌活动、团体活动等，增进患者间的交流，互相鼓励进步。房间经常通风，保持空气新鲜。鼓励患者正确面对压力，改善躯体状况。消除患者的紧张、烦恼、焦虑等不良心理情绪，帮助患者树立战胜疾病的信心，提高临床疗效。并且要注意患者的饮食状况，少食辛辣刺激食物，伴有睡眠障碍的患者要禁服咖啡及浓茶。

邪祟病

【概述】

邪祟病是指外在六淫之邪或疫毒侵犯人体，由于失治、误治使邪气留滞，苛毒内蓄，或饮食失调，劳逸失调，情志抑郁，苛毒自起而生。祟是指临床的病象错综复杂，症状多种多样，变幻无常，如幻觉、妄想，时作时止，面黄体瘦，或惊恐不安，哭泣，或欲死状。邪祟病病位在脑髓，脑功能失调则五脏六腑不能自我调控，病变丛生，因而症状错综复杂，变化多端。

邪祟的临床发病率较高，病象错综复杂，症状多样。素无疾患之人，突然患病，或哭，或笑，或歌，或骂，或沉默不语，或昏睡，或多言亡魂鬼怪之言；其脉多杂乱无章，若有若无，或大或小，或长或短，或一脉乱而两脉静，一般独慎一脉即可知病之所在。女性发病多于男性，脑力劳动者多于体力劳动者。

【辨证康复】

本病以肝郁气滞、症状多变为主要辨证要点。多因情志抑郁，自身情志失调，引发五脏六腑、经络、气血、津液生理功能失衡，气机郁滞，血行不畅，造成邪毒内生，上犯于脑。理化检查或实验室检查多无异常。在治疗时应注重疏肝理气，填精益髓。在康复治疗上，应注重调达情志、理气安神，达到全面调治。

（一）中药疗法

在治疗时应注重疏肝理气，填精益髓。临床上多采用逍遥丸、补中益气丸、柴胡疏肝散等。

（二）针灸疗法

针刺主要取肝俞、心俞、百会、印堂、三阴交、足三里、丰隆、神门等诸穴，针刺用平补、平泻手法。改善患者的情志不遂及伴随症状等，还可根据患者的个体差异配合穴位，寝不安眠则针刺安眠、风池、太阳等；肝气郁滞，配合太冲、三阴交者等。耳针取心、脾、胃、神门、内分泌、皮质下等穴，用埋针或埋豆，每天按压3~5次，每次3~5分钟。电针百会、印堂、内关、足三里等，疏肝理气。

（三）饮食疗法

要求饮食有时、有节、结构合理，克服偏食的习惯，引导患者平衡、合理饮食。进食清淡，并要求营养丰富且易消化的食物，低脂、低盐饮食，忌烟酒、浓茶，忌辛辣刺激之品，戒烟戒酒，避免影响气机运行。配合麦门冬、五味子、枸杞、百合、合欢花等滋阴降火、疏肝理气等，可煮水代茶饮，或根据个人饮食喜好烹入食物中。

（四）音乐疗法

根据中医学五行音乐疗法，按患者的体质差异选择舒缓的音乐，进行心理解压，平稳患者的情绪，改善心境，促进睡眠。

（五）运动疗法

以舒缓的运动为宜，保持患者心平气和，调整气血运行，稳定其情绪状态。如慢跑、瑜伽、气功等，调畅气机，改善气血运行。在运动中增强意志，正确面对压力，避免情绪大起大落。

（六）情志疗法

帮助患者养成积极向上的心理状态，避免大喜大悲等强烈的情绪波动。对患者进行全方面心理干预治疗，改善患者情绪状态，稳定其心态，学会正确应对压力的方法，并学会减压。

【康复护理】

为患者创造舒适、整洁明亮、安全的康复环境，室内陈设简单，保持地面、床、椅等用品的清洁，房间经常通风，保持空气新鲜。合理安排作息和时间，并要按照规定执行作息时间，安排多种康复活动，如瑜伽、团体活动等，增进患者间的交流，互相鼓励进步。鼓励患者正确面对压力，改善躯体状况。消除患者的紧张、烦恼、焦虑等不良心理情绪，帮助患者树立战胜疾病的信心，提高临床疗效。并且要注意患者的饮食状况，避免暴饮暴食或营养不良，少食辛辣刺激食物，伴有睡眠障碍的患者要禁服咖啡及浓茶。

花　　癫

【概述】

花癫是以肝郁化火、肝风内动引起情欲失调，主要表现情绪易激动，见男子则以为情人，甚则出现夜间四肢抽搐、牙关拘紧等。首见清·周登庸《续广达生篇》，亦名花风、花心风。《辨证奇闻》记载："治妇人一时发癫，不识羞耻，见男子而不肯释，甚至赤身裸露而不烦着。"由于患病者女性远多于男性，且易发于如花似玉的年华，故亦称为花癫或者花痴。

属于西医青春型精神分裂症范畴，主要表现是出现被钟情妄想、嫉妒妄想等。在意识清楚情况下出现视、听、嗅等感官方面的幻觉，以言语性幻听、性交幻觉、关系妄想较常见。

【辨证康复】

本病以肝郁化火、肝风内动为主要辨证要点。多有情感生活诱发事件或不良情绪刺激，也可以来自于某些药物产生的副作用。理化检查或实验室检查多无异常。其病机关键是多因妇女所愿不遂或失恋等导致肝郁化火，君相火旺，肝风易动的病证。在康复治疗上，应注重调达情志，降火理气，达到全面调治。

【康复疗法】

（一）中药疗法

在治疗时应注重疏肝理气，降火养神。临床上多采用泻肝火、平肝风的方剂来治疗花癫，如散花生癫汤、丹栀逍遥散、知柏地黄汤、龙胆泻肝汤等。

（二）针灸疗法

针刺肝俞、太冲、行间、通里、神门，施泻法，留针 3 小时，每 30 分钟捻针 1 次，大敦穴砭刺出血。还可根据患者的个体差异配合穴位，痰热烦躁者则针刺丰隆、脾俞、心俞等；心火盛者，配合肾俞、心俞、三阴交等。

（三）饮食疗法

禁食辛辣刺激性食物及可乐、咖啡等兴奋性饮料。可饮用热牛奶等，促进睡眠平稳。伴不寐症状的患者可食百合粥、莴笋汤等安神促眠的饮食。

（四）运动疗法

以静功为宜，保持患者心平气和，调整其情绪状态，改善情绪高亢的状态。如打坐、慢跑、瑜伽等，调畅气机，改善气血运行。在运动中增强意志，正确面对压力，改善人际交往，正确面对男女关系。

（五）情志疗法

患者症状稳定后可配合心理干预，要进行全方面心理干预治疗，改善患者情绪状态，稳定心态，正确对待男女关系和以往的感情创伤等，学会正确处理婚恋问题方法，学会爱惜自己，尊重感情。

【康复护理】

为患者创造舒适、整洁明亮、安全的康复环境，室内陈设简单，保持地面、床、椅等用品的清洁，合理安排作息和时间，并要按照规定执行作息时间。安排多种康复活动，如棋牌活动、团体活动、陶艺、瑜伽等，增进患者间的交流，并有助于患者情绪的稳定，能够有效改善患者内心的情感障碍。房间经常通风，保持空气新鲜，鼓励患者适当参加户外活动。鼓励患者正确处理面对的感情问题或压力事件，改善社交情况。稳定患者兴奋、躁动、焦虑等不良的心理情绪，同时帮助患者树立战胜疾病的信心，提高临床疗效。并且要注意患者的饮食状况，少食辛辣刺激食物，禁服咖啡及浓茶，避免引起患者情绪异常波动的刺激。

梦　　遗

【概述】

梦遗是指睡眠过程中，有梦时遗精，醒后方知的症状。前人认为："遗精不离肾病，但亦当责之于心君。"明朝医家戴原礼在《证治备要·遗精篇》中说："有用心过度，心不摄肾，以致失精者；有因思色欲不遂，精色失位，精液而出者。"时至清朝，对遗精指出"有梦为心病，无梦为肾病""梦之遗者，谓之梦遗；不梦而遗者，谓之滑精"。又将遗精分为梦遗和滑精，后世医家多沿用至今。

梦遗有虚有实，有先实而后虚。病程日久以虚证为多见，或虚实夹杂。虚又分阳虚与阴虚。病位主要在肾，阳虚则精关不固，多由先天不足、自慰过频、早婚、房事不节而致；肾阴虚，阴虚则火旺，精室被扰而遗精。

【辨证康复】

本病以肾失封藏、精关不固为主要辨证要点。多因青年人性知识缺乏或对性知识无正确的认识，导致过度纵欲、劳神过度，或饮食失节，或情志失调，引发肾虚不固，湿热下注，扰动精室。理化检查或实验室检查多无异常。在康复治疗上，应注重调达情志，补肾安神，达到全面调治。

【康复疗法】

（一）中药疗法

在治疗时应注重补肾固涩，清热安神。临床上多采用金锁固精丸、左归丸、右归丸、金匮肾气丸、六味地黄丸等。

（二）针灸疗法

主要针刺肾俞、关元、三阴交、少冲、隐白、厉兑、大敦等诸穴，采用平补平泻，改善患者的肾虚体质及伴随症状等。还可根据患者的个体差异配合穴位，寝不安眠者，针刺安眠、风池、太阳等；湿热下注者，配合太冲、丰隆等。耳针取心、肾、神门、内分泌等穴，用埋针或埋豆法，每天按压 3~5 次，每次 3~5 分钟。

（三）饮食疗法

进食清淡，少食厚味滋腻之品，并要求营养丰富且易消化的食物，低脂、低盐饮食，忌烟酒、浓茶，忌辛辣刺激之品，戒烟戒酒。首乌、枸杞、仙灵脾、合欢花、当归等，根据个人饮食喜好烹入食物中。

（四）运动疗法

以有氧运动为宜，如慢跑、散步等，调畅气机，改善躯体整体状态，补肾健体，在运动中增强意志，正确面对梦遗，避免情绪紧张波动。

（五）情志疗法

帮助青年人应养成正确的性心理。学会将主要的精力从对性的关注上转移到其他方面。为此，青少年首先应树立积极而远大的理想，将主要精力放到学业和事业上。建立规律的作息，充实生活，减少无事乱想的空闲，消除或冲淡性渴望。克服恐惧和内疚感，不要有太大的心理压力，应积极去了解性健康知识，掌握梦遗是一种正常的生理现象。减轻心理压力，平衡心态，自我放松。克服或消除恐惧和内疚感，以轻松的心理去应对梦遗。与异性朋友进行正常交往，学会自我疏导。

（六）文娱疗法

培养患者积极乐观的兴趣爱好，陶冶情操，积极参加健康的体育与文艺活动，丰富业余生活。根据患者的自身爱好选择相应的文娱活动，进行心理解压，放松心情，促进睡眠。

【康复护理】

合理安排作息和时间，并要按照规定执行作息时间，安排多种康复活动，如唱歌、陶艺活动等，增进患者间的交流，尤其是与女性的交流，使患者摆脱困扰。鼓励患者正确面对梦遗，消除患者的紧张、烦恼、焦虑等不良心理情绪，帮助患者树立战胜疾病的信心，提高临床疗效。并且要注意患者的饮食状况，避免暴饮暴食或营养不良，少食刺激性食物，睡眠时内裤应稍宽大，不要用手触摸外阴，不看淫秽的宣传品。

失 志

【概述】

失志是因情志抑郁而致神志失常。主要表现为兴趣、志向等方面低于常人，伴有意志消沉、悲观失望。《证治要谈》指出："失志者，由所求不遂，或过误，自咎，懊恨嗟叹不已，独语书空，若有所失。沿用温胆汤去竹茹，加人参、柏子仁各一钱，仍佐以酒调辰砂妙香散。"

【辨证康复】

本病以肝郁气滞、神志失常为主要辨证要点。多有诱发事件或不良情绪刺激，理化检查或实验室检查多无异常。其病机关键是肝气不疏，气机郁滞，扰乱心神。在治疗时应注重疏肝理气，养心安神。在康复治疗上，应注重调畅气机、理气安神，达到全面调治。

【康复疗法】

（一）中药疗法

临床上多采用理气安神的方剂来治疗失志，如龙胆泻肝汤、柴胡疏肝散、朱砂安神丸等。

（二）针灸疗法

主要针刺肝俞、心俞、三阴交、足三里、丰隆、太冲、神门等诸穴，针刺采用泻法。还可根据患者的个体差异配合穴位，醒脑开窍者，针刺完骨、风池、天柱等；不寐者，配合安眠、内关等。

（三）耳针疗法

取心、肝、胃、神门、内分泌等穴，用埋针或埋豆，每天按压 3~5 次，每次 3~5 分钟。

（四）饮食疗法

进食清淡，根据自身口味烹入莲藕、萝卜等理气食物。

（五）音乐疗法

根据中医五行音乐疗法选择"木性"的音乐，疏肝理气，进行心理解压，平稳患者的情绪，改善心境。促进气机正常运行，疏肝安神，帮助失志的康复。

（六）运动疗法

以有氧运动为宜，保持患者心平气和，调整其情绪状态，改善气机运行。如慢跑、太极拳、气功等，调畅气机，改善气血运行。在运动中增强意志，正确面对压力。

（七）情志疗法

采用情志相胜的方法以喜胜悲，对患者进行全面心理干预治疗，改善患者情绪状态，稳定心态，学会正确应对压力的方法，并学会减压。

【康复护理】

劝慰患者以乐观的态度看待生活中的挫折，勇敢面对压力，消除患者焦虑、忧郁情绪，树立起康复的信心。督促其按时就寝，规律饮食，鼓励患者多参加户外活动，由轻到重地进行适应性体育锻炼，目的是畅通气血，增长胆识，磨砺意志。

附录　部分评定量表

附表 -1　长谷川痴呆量表（HDS）

姓名_____ 性别_____ 年龄_____ 文化程度_____

指导语：这是一个他评量表，由医生通过提问的方式对被试进行评定，对被试说明："下面我要问你一些非常简单的问题，测验一下你的注意力和记忆力，请你不要紧张，尽力完成。"

1. 今天是几月几号或星期几（任意一个回答正确即可）	（1）正确	（2）错误
2. 这是什么地方	（1）正确	（2）错误
3. 您多大岁数（±3年为正确）	（1）正确	（2）错误
4. 最近发生什么事情（请事先询问知情者）	（1）正确	（2）错误
5. 你出生在哪里	（1）正确	（2）错误
6. 中华人民共和国成立时间（±3年为正确）	（1）正确	（2）错误
7. 一年有几个月或一小时有多少分钟（任意一个回答正确即可）	（1）正确	（2）错误
8. 国家现任总理是谁	（1）正确	（2）错误
9. 计算 100 - 7	（1）正确	（2）错误
10. 计算 93 - 7	（1）正确	（2）错误
11. 请倒背下列数字：6 - 8 - 2	（1）正确	（2）错误
12. 请倒背下列数字：3 - 5 - 2 - 9	（1）正确	（2）错误
13. 先将纸烟、火柴、钥匙、表、钢笔5样东西摆在受试者前，令其说一遍，然后把东西拿走，请受试者回忆	（1）完全正确　（2）正确4项　（3）正确3项　（4）正确2项　（5）正确1项或完全错误	

注：文化程度为必填项。

附表 -2 痴呆简易筛查量表（BSSD)

姓名_____ 性别_____ 年龄_____ 文化程度_____

老年人常有记忆和注意等方面的问题，下面有一些问题检查您的记忆和注意能力，都很简单，请听清楚再回答，现在开始。（1. 正确　2. 错误）

1. 现在是哪一年	1	2
2. 现在是几月	1	2
3. 现在是几日	1	2
4. 现在是星期几	1	2
5. 这里是什么市（省）	1	2
6. 这里是什么区（县）	1	2
7. 这里是什么街道（乡、镇）	1	2
8. 这里是什么路（村）	1	2
9. 取出五分硬币，请说出其名称	1	2
10. 取出钢笔套，请说出其名称	1	2
11. 取出钥匙圈，请说出其名称	1	2
12. 移去物品，问"刚才您看过哪些东西"（五分硬币）	1	2
13. 移去物品，问"刚才您看过哪些东西"（钢笔套）	1	2
14. 移去物品，问"刚才您看过哪些东西"（钥匙圈）	1	2
15. 一元钱用去7分，还剩多少	1	2
16. 再加7分，等于多少	1	2
17. 再加7分，等于多少	1	2
18. 请您用右手拿纸（取）	1	2
19. 请将纸对折（折）	1	2
20. 请把纸放在桌子上（放）	1	2
21. 请再想一下，让您看过什么东西（五分硬币）	1	2
22. 请再想一下，让您看过什么东西（钢笔套）	1	2
23. 请再想一下，让您看过什么东西（钥匙圈）	1	2
24. 取出图片（孙中山或其他名人），问："请看这是谁的相片?"	1	2
25. 取出图片（毛泽东或其他名人），问："请看这是谁的相片?"	1	2
26. 取出图片，让被试者说出图的主题（送伞）	1	2
27. 取出图片，让被试者说出图的主题（买油）	1	2
28. 我国的总理是谁	1	2
29. 一年有多少天	1	2
30. 中华人民共和国是哪一年成立的	1	2

附表－3　简易智力状态检查量表（MMSE）

姓名_____　性别_____　年龄_____　文化程度_____

下面是检查认知智力功能的一些问题，请直接向被试者询问，并根据被试者的实际表现和回答结果进行选择。注意：测验时，不要让其他人干扰检查。（1. 正确　2. 错误　3. 拒绝回答　4. 说不会做　5. 文盲）

1. 今年的年份	1　2　3　4　5
2. 现在是什么季节	1　2　3　4　5
3. 今天是几号	1　2　3　4　5
4. 今天是星期几	1　2　3　4　5
5. 现在是几月份	1　2　3　4　5
6. 你能告诉我现在我们在哪里？例如：现在我们在哪个省，市	1　2　3　4　5
7. 你住在什么区（县）	1　2　3　4　5
8. 你住在什么街道	1　2　3　4　5
9. 我们现在是第几楼	1　2　3　4　5
10. 这儿是什么地方	1　2　3　4　5
11. 现在我要说3样东西的名称，在我讲完之后，请你重复说一遍，请你记住这3样东西，因为等一下要再问你的（请仔细说清楚，每一样东西一秒钟）。"皮球""国旗""树木"请你把这3样东西说一遍（以第1次答案记分）	1　2　3　4　5
12. 第二样是什么东西	1　2　3　4　5
13. 第三样是什么东西	1　2　3　4　5
14. 现在请你从100减去7，然后从所得的数目再减去7，如此一直计算下去把每一个答案都告诉我，直到我说"停"为止	1　2　3　4　5
15. 93 - 7 =	1　2　3　4　5
16. 86 - 7 =	1　2　3　4　5
17. 79 - 7 =	1　2　3　4　5
18. 现在请你告诉我，刚才我要你记住的三样东西是什么	1　2　3　4　5
19. 第二样东西是什么	1　2　3　4　5
20. 第三样东西是什么	1　2　3　4　5
21. 请问这是什么（拿出你的手表）	1　2　3　4　5
22. 请问这是什么（拿出你的铅笔）	1　2　3　4　5
23. 现在我要说一句话，请清楚地重复一遍，这句话是："44只石狮子。"	1　2　3　4　5

24. 请照着这卡片所写的去做。把写有"闭上您的眼睛"大字的卡片交给受访者	1 2 3 4 5
25. 请用右手拿这张纸，再用双手把纸对折，然后将纸放在你的大腿上	1 2 3 4 5
26. 把纸对折	1 2 3 4 5
27. 放在大腿上	1 2 3 4 5
28. 请你说一句完整的，有意义的句子（句子必须有主语、动词）记下所叙述句子的全文	1 2 3 4 5
29. 这是一张图，请你在同一张纸上照样把它画出来（对：两个五边形的图案，交叉处形成个小四边形）	1 2 3 4 5

附表-4 日常生活能力量表（ADL）

姓名_____ 性别_____ 年龄_____ 文化程度_____

请根据病人的回答或家属、护理人员等知情人的观察进行选择评定。（1. 自己完全能做 2. 有些困难 3. 需要帮助 4. 根本无法做）

1. 使用公共车辆	1 2 3 4
2. 行走	1 2 3 4
3. 做饭菜	1 2 3 4
4. 做家务	1 2 3 4
5. 吃药	1 2 3 4
6. 吃饭	1 2 3 4
7. 穿衣	1 2 3 4
8. 梳头、刷牙等	1 2 3 4
9. 洗衣	1 2 3 4
10. 洗澡	1 2 3 4
11. 购物	1 2 3 4
12. 定时上厕所	1 2 3 4
13. 打电话	1 2 3 4
14. 处理自己钱财	1 2 3 4

附表 -5　匹茨堡睡眠质量指数量表

姓名_____　性别_____　年龄_____　文化程度_____

指导语：以下的问题仅与你过去一个月的睡眠习惯有关。你应该对过去一个月中多数白天和晚上的睡眠情况作精确的回答，要回答所有的问题。

1. 过去一个月你通常上床睡觉的时间是（请按 24 小时制填写）
   上床睡觉的时间是　点　分
2. 过去一个月你每晚通常要多长时间（分钟）才能入睡
   ① < 15 分钟　　②16 ~ 30 分钟　　③31 ~ 60 分钟　　④ > 60 分钟
3. 过去一个月每天早上通常什么时候起床（请按 24 小时制填写）
   起床时间点 分
4. 过去一个月你每晚实际睡眠的时间有多少
   每晚实际睡眠的时间 小时 分钟
   过去一个月你是否因为以下问题而经常睡眠不好（以下第 5 ~ 13 个问题前都显示此表述）
5. 不能在 30 分钟内入睡
   ①过去一个月没有　　　　　　②每周平均不足一个晚上
   ③每周平均一或两个晚上　　　④每周平均 3 个或更多晚上
6. 在晚上睡眠中醒来或早醒
   ①过去一个月没有　　　　　　②每周平均不足一个晚上
   ③每周平均一或两个晚上　　　④每周平均 3 个或更多晚上
7. 晚上有无起床上洗手间
   ①过去一个月没有　　　　　　②每周平均不足一个晚上
   ③每周平均一或两个晚上　　　④每周平均 3 个或更多晚上
8. 不舒服的呼吸
   ①过去一个月没有　　　　　　②每周平均不足一个晚上
   ③每周平均一或两个晚上　　　④每周平均 3 个或更多晚上
9. 大声咳嗽或打鼾声
   ①过去一个月没有　　　　　　②每周平均不足一个晚上
   ③每周平均一或两个晚上　　　④每周平均 3 个或更多晚上
10. 感到寒冷
    ①过去一个月没有　　　　　　②每周平均不足一个晚上
    ③每周平均一或两个晚上　　　④每周平均 3 个或更多晚上
11. 感到太热
    ①过去一个月没有　　　　　　②每周平均不足一个晚上
    ③每周平均一或两个晚上　　　④每周平均 3 个或更多晚上

12. 做不好的梦
　　①过去一个月没有　　　　　②每周平均不足一个晚上
　　③每周平均一或两个晚上　　④每周平均 3 个或更多晚上

13. 出现疼痛
　　①过去一个月没有　　　　　②每周平均不足一个晚上

附表 -6　躁狂量表（BRMS）

姓名_____　性别_____　年龄_____　文化程度_____

请根据病人的实际情况，选择最适合病人的答案。（1. 无症状　2. 轻微　3. 中度
4. 较重　5. 严重）

| 一、动作 | 1 | 2 | 3 | 4 | 5 |

1. 无该项症状或与患者正常时的水平相仿

2. 动作稍多，表情活跃

3. 动作多，姿势活跃

4. 动作极多，会谈时曾起立活动

5. 动个不停，虽予劝说仍坐立不安宁

| 二、言语 | 1 | 2 | 3 | 4 | 5 |

1. 无该项症状或与患者正常时的水平相仿

2. 话较多

3. 话多，几无自动停顿

4. 很难打断

5. 无法打断

| 三、意念飘忽 | 1 | 2 | 3 | 4 | 5 |

1. 无该项症状或与患者正常时的水平相仿

2. 描述、修饰或解释的词句过多

3. 内容稍散漫或离题，有意联、音联或双关语

4. 思维散漫无序

5. 思维不连贯，内容无法理解

| 四、言语/喧闹程度 | 1 | 2 | 3 | 4 | 5 |

1. 无该项症状或与患者正常时的水平相仿

2. 说话声音高

3. 大声说话，隔开一段距离仍能听到

4. 语音极高夹带歌声或躁音

5. 呼喊或尖叫

| 五、敌意/破坏行为 | 1 | 2 | 3 | 4 | 5 |

1. 无该项症状或与患者正常时的水平相仿

2. 稍急躁或易激惹，能控制

3. 明显急躁，易激惹或易怒

4. 有威胁性行为，但能被安抚

5. 狂暴、冲动或破坏行为

六、情绪　　　　　　　　　　　　　　1　　2　　3　　4　　5

1. 无该项症状或与患者正常时的水平相仿

2. 略高涨，乐观

3. 高涨，爱开玩笑，易笑

4. 明显高涨，洋洋自得

5. 极高涨，和环境不协调

七、自我评价　　　　　　　　　　　　1　　2　　3　　4　　5

1. 无该项症状或与患者正常时的水平相仿

2. 略高

3. 高，常自诩自夸

4. 有不合实际的夸大观念

5. 有难以纠正的夸大妄想

八、接触　　　　　　　　　　　　　　1　　2　　3　　4　　5

1. 无该项症状或与患者正常时的水平相仿

2. 稍有爱管闲事或指手划脚倾向

3. 爱管闲事，好争辩

4. 爱发号施令，指挥他人

5. 专横，与环境不协调

九、睡眠　　　　　　　　　　　　　　1　　2　　3　　4　　5

1. 无该项症状或与患者正常时的水平相仿

2. 睡眠时间减少 25%

3. 睡眠时间减少 50%

4. 睡眠时间减少 75%

5. 整夜不眠

十、性兴趣　　　　　　　　　　　　　1　　2　　3　　4　　5

1. 无该项症状或与患者正常时的水平相仿

2. 兴趣稍增强，有些轻浮言行

3. 性兴趣增强，有明显轻浮言行

4. 性兴趣显著增强，有严重调戏异性，或卖弄风情言行

5. 整日专注于性活动

十一、工作　　　　　　　　　　　　　1　　2　　3　　4　　5

1. 无该项症状或与患者正常时的水平相仿

2. 工作质量略有下降

3. 工作质量明显下降

4. 无法继续工作，或在医院内尚能参加活动数小时

5. 日常活动不能自理，或不能参加病房活动

十二、幻觉　　　　　　　　　　　　　　　　　1　　2　　3　　4　　5

1. 无该项症状或与患者正常时的水平相仿

2. 偶有或可疑

3. 肯定存在，每天≥3 次

4. 经常出现

5. 行为受幻觉支配

十三、妄想（不包括夸大妄想）　　　　　　　　1　　2　　3　　4　　5

1. 无该项症状或与患者正常时的水平相仿

2. 偶有或可疑

3. 妄想肯定，可用情绪解释

4. 妄想肯定，难以用情绪解释

5. 出现幻觉的妄想

附表 –7　90 项症状自评（SCL –90）

姓名_____　性别_____　年龄_____　文化程度_____

以下表格中列出了有些人可能会有的问题，请仔细地阅读每一条，然后根据最近一星期以内下述情况影响你的实际感觉，在 5 个答案里选择一个最适合你的答案。（1. 没有　2. 很轻　3. 中等　4. 偏重　5. 严重）

1. 头痛	1	2	3	4	5
2. 神经过敏，心中不踏实	1	2	3	4	5
3. 头脑中有不必要的想法或字句盘旋	1	2	3	4	5
4. 头昏或昏倒	1	2	3	4	5
5. 对异性的兴趣减退	1	2	3	4	5
6. 对旁人责备求全	1	2	3	4	5
7. 感到别人能控制你的思想	1	2	3	4	5
8. 责怪别人制造麻烦	1	2	3	4	5
9. 记忆力减退，忘性大	1	2	3	4	5
10. 担心自己的衣饰整齐及仪态的端正	1	2	3	4	5
11. 容易烦恼和激动	1	2	3	4	5
12. 胸痛	1	2	3	4	5
13. 害怕空旷的场所或街道	1	2	3	4	5
14. 感到自己的精力下降，活动减慢	1	2	3	4	5
15. 想结束自己的生命	1	2	3	4	5

16.	听到旁人听不到的声音	1 2 3 4 5
17.	发抖	1 2 3 4 5
18.	感到大多数人都不可信任	1 2 3 4 5
19.	胃口不好	1 2 3 4 5
20.	容易哭泣	1 2 3 4 5
21.	同异性相处时感到害羞不自在	1 2 3 4 5
22.	感到受骗，中了圈套或有人想抓您	1 2 3 4 5
23.	无缘无故地突然感到害怕	1 2 3 4 5
24.	自己不能控制地大发脾气	1 2 3 4 5
25.	怕单独出门	1 2 3 4 5
26.	经常责怪自己	1 2 3 4 5
27.	腰痛	1 2 3 4 5
28.	感到难以完成任务	1 2 3 4 5
29.	感到孤独	1 2 3 4 5
30.	感到苦闷	1 2 3 4 5
31.	过分担忧	1 2 3 4 5
32.	对事物不感兴趣	1 2 3 4 5
33.	感到害怕	1 2 3 4 5
34.	感情容易受到伤害	1 2 3 4 5
35.	旁人能知道您的私下想法	1 2 3 4 5
36.	感到别人不理解、不同情您	1 2 3 4 5
37.	感到人们对你不友好，不喜欢您	1 2 3 4 5
38.	做事必须做得很慢以保证做得正确	1 2 3 4 5
39.	心跳得很厉害	1 2 3 4 5
40.	恶心或胃部不舒服	1 2 3 4 5
41.	感到比不上他人	1 2 3 4 5
42.	肌肉酸痛	1 2 3 4 5
43.	感到有人在监视您谈论您	1 2 3 4 5
44.	难以入睡	1 2 3 4 5
45.	做事必须反复检查	1 2 3 4 5
46.	难以做出决定	1 2 3 4 5
47.	怕乘电车、公共汽车、地铁或火车	1 2 3 4 5
48.	呼吸有困难	1 2 3 4 5
49.	一阵阵发冷或发热	1 2 3 4 5
50.	因为感到害怕而避开某些东西、场合或活动	1 2 3 4 5
51.	脑子变空了	1 2 3 4 5
52.	身体发麻或刺痛	1 2 3 4 5

53. 喉咙有梗塞感	1	2	3	4	5
54. 感到对前途没有希望	1	2	3	4	5
55. 不能集中注意力	1	2	3	4	5
56. 感到身体的某一部分较弱、无力	1	2	3	4	5
57. 感到紧张或容易紧张	1	2	3	4	5
58. 感到手或脚发沉	1	2	3	4	5
59. 想到有关死亡的事	1	2	3	4	5
60. 吃得太多	1	2	3	4	5
61. 当别人看着您或谈论您时感到不自在	1	2	3	4	5
62. 有一些不属于您自己的想法	1	2	3	4	5
63. 有想打人或伤害他人的冲动	1	2	3	4	5
64. 醒得太早	1	2	3	4	5
65. 必须反复洗手、点数目或触摸某些东西	1	2	3	4	5
66. 睡得不稳不深	1	2	3	4	5
67. 有想摔坏或破坏东西的冲动	1	2	3	4	5
68. 有一些别人没有的想法或念头	1	2	3	4	5
69. 感到对别人神经过敏	1	2	3	4	5
70. 在商店或电影院等人多的地方感到不自在	1	2	3	4	5
71. 感到任何事情都很难做	1	2	3	4	5
72. 一阵阵恐惧或惊恐	1	2	3	4	5
73. 感到在公共场合吃东西很不舒服	1	2	3	4	5
74. 经常与人争论	1	2	3	4	5
75. 单独一人时精神很紧张	1	2	3	4	5
76. 别人对您的成绩没有作出恰当的评价	1	2	3	4	5
77. 即使和别人在一起也感到狐单	1	2	3	4	5
78. 感到坐立不安心神不宁	1	2	3	4	5
79. 感到自己没有什么价值	1	2	3	4	5
80. 感到熟悉的东西变成陌生或不象是真的	1	2	3	4	5
81. 大叫或摔东西	1	2	3	4	5
82. 害怕会在公共场合昏倒	1	2	3	4	5
83. 感到别人想占您的便宜	1	2	3	4	5
84. 为一些有关"性"的想法而很苦恼	1	2	3	4	5
85. 认为应该因为自己的过错而受到惩罚	1	2	3	4	5
86. 感到要赶快把事情做完	1	2	3	4	5
87. 感到自己的身体有严重问题	1	2	3	4	5
88. 从未感到和其他人很亲近	1	2	3	4	5
89. 感到自己有罪	1	2	3	4	5

90. 感到自己的脑子有毛病　　　　　　　　　1　2　3　4　5

附表 -8　汉密顿焦虑量表

姓名_____　性别_____　年龄_____　文化程度_____

请选择最适合病人情况的答案。(1. 无症状　2. 轻　3. 中等　4. 重　5. 极重)

1. 焦虑心境：担心、担忧，感到有最坏的事情将要发生，容易激惹
　1　2　3　4　5

2. 紧张：紧张感，易疲劳，不能放松，情绪反应，易哭、颤抖、感到不安
　1　2　3　4　5

3. 害怕：害怕黑暗、陌生人、一人独处、动物、乘车或旅行及人多的场合
　1　2　3　4　5

4. 失眠：难以入睡，易醒，多梦，梦魇，夜惊，醒后感疲倦
　1　2　3　4　5

5. 认知功能：或称记忆、注意障碍。注意力不能集中，记忆力差
　1　2　3　4　5

6. 抑郁心境：丧失兴趣，对以往爱好缺乏快感，忧郁，早醒，昼重夜轻
　1　2　3　4　5

7. 肌肉系统症状：肌肉酸痛、抽动，不灵活，牙齿打颤，声音发抖
　1　2　3　4　5

8. 感觉系统症状：视觉模糊，发冷发热，软弱无力感，浑身刺痛
　1　2　3　4　5

9. 心血管系统症状：心动过速，心悸，胸痛，血管跳动感，昏倒感，心搏脱漏
　1　2　3　4　5

10. 呼吸系统症状：胸闷，窒息感，叹息，呼吸困难
　1　2　3　4　5

11. 胃肠道症状：吞咽困难，消化不良，肠动感，腹泻，体重感轻，便秘
　1　2　3　4　5

12. 生殖泌尿系统症状：尿意频数，尿急，停经，性冷淡，阳痿
　1　2　3　4　5

13. 植物神经系统症状：口干，潮红，苍白，易出汗，起"鸡皮疙瘩"等
　1　2　3　4　5

14. 会谈时行为表现
　(1) 一般表现：紧张、面肌抽动、不宁顿足、手发抖、皱眉、肌张力高、叹息
　　　样呼吸、面色苍白
　1　2　3　4　5

（2）生理表现：吞咽、打呃、安静时心率快、呼吸快（＞20 次／分），腱反射亢进，震颤、瞳孔放大，眼睑跳动，易出汗，眼球突出

1　2　3　4　5

附表 -9　汉密顿抑郁量表

姓名＿＿＿＿＿＿　性别＿＿＿＿　年龄＿＿＿＿　文化程度＿＿＿＿＿＿

请选择最适合病人情况的答案。（1. 舌症状　2. 轻　3. 中等　4. 重　5. 极重）

1. 抑郁情绪	1　2　3　4　5
2. 有罪感	1　2　3　4　5
3. 自杀	1　2　3　4　5
4. 入睡困难（初段失眠）	1　2　3　4　5
5. 睡眠不深（中段失眠）	1　2　3　4　5
6. 早醒（末段失眠）	1　2　3　4　5
7. 工作和兴趣	1　2　3　4　5
8. 躯体性焦虑（焦虑的生理症状口干、腹胀、心悸、头痛等）	1　2　3　4　5
9. 胃肠道症状	1　2　3　4　5
10. 全身症状	1　2　3　4　5
11. 性症状（指性欲减退、月经紊乱等）	1　2　3　4　5
12. 疑病	1　2　3　4　5
13. 体重减轻（按病史评定或按体重记录评定）	1　2　3　4　5
14. 自知力	1　2　3　4　5
15. 日夜变化（症状分早晨或傍晚加重）	1　2　3　4　5
16. 人格解体或现实解体（指非真实感或虚无妄想）	1　2　3　4　5
17. 偏执症状	1　2　3　4　5
18. 强迫症状（指强迫思维和强迫行为）	1　2　3　4　5
19. 能力减退感	1　2　3　4　5
20. 绝望感	1　2　3　4　5
21. 自卑感	1　2　3　4　5

附表 -10　焦虑自评量表

姓名＿＿＿＿＿＿　性别＿＿＿＿　年龄＿＿＿＿　文化程度＿＿＿＿＿＿

请仔细阅读，然后根据您最近一星期的实际感觉，选择最适合您的答案。（1. 没有或很少时间　2. 小部分时间　3. 相当多时间　4. 绝大部分或全部时间）

1. 觉得比平常容易紧张和着急　　　　　　　　　　　1　2　3　4

2. 无缘无故地感到害怕　　　　　　　　　　　1　2　3　4

3. 容易心里烦乱或觉得惊恐　　　　　　　　　1　2　3　4

4. 觉得我可能将要发疯　　　　　　　　　　　1　2　3　4

5. 觉得一切都好，也不会发生什么不幸　　　　1　2　3　4

6. 手脚发抖打颤　　　　　　　　　　　　　　1　2　3　4

7. 因为头痛、颈痛和背痛而苦恼　　　　　　　1　2　3　4

8. 感觉容易衰弱和疲乏　　　　　　　　　　　1　2　3　4

9. 觉得心平气和，并且容易安静坐着　　　　　1　2　3　4

10. 觉得心跳得很快　　　　　　　　　　　　　1　2　3　4

11. 因为一阵阵头晕而苦恼　　　　　　　　　　1　2　3　4

12. 有晕倒发作，或觉得要晕倒似的　　　　　　1　2　3　4

13. 吸气、呼气都感到很容易　　　　　　　　　1　2　3　4

14. 手脚麻木和刺痛　　　　　　　　　　　　　1　2　3　4

15. 因为胃痛和消化不良而苦恼　　　　　　　　1　2　3　4

16. 常常要小便　　　　　　　　　　　　　　　1　2　3　4

17. 手脚常常是干燥温暖的　　　　　　　　　　1　2　3　4

18. 脸红发热　　　　　　　　　　　　　　　　1　2　3　4

19. 容易入睡并且一夜睡得很好　　　　　　　　1　2　3　4

20. 做恶梦　　　　　　　　　　　　　　　　　1　2　3　4

附表 -11　抑郁自评量表

姓名_____　性别_____　年龄_____　文化程度_____

请仔细阅读每一条，把意思弄明白，然后根据您最近一星期的实际情况，选择最适合您的答案。（1. 没有或很少时间　2. 小部分时间　3. 相当多时间　4. 绝大部分或全部时间）

1. 觉得闷闷不乐，情绪低沉　　　　　　　　　1　2　3　4

2. 觉得一天之中早晨最好　　　　　　　　　　1　2　3　4

3. 一阵阵哭出来或觉得想哭　　　　　　　　　1　2　3　4

4. 晚上睡眠不好　　　　　　　　　　　　　　1　2　3　4

5. 吃得跟平常一样多　　　　　　　　　　　　1　2　3　4

6. 与异性密切接触时和以往一样感到愉快　　　1　2　3　4

7. 发觉我的体重下降　　　　　　　　　　　　1　2　3　4

8. 有便秘的苦恼　　　　　　　　　　　　　　1　2　3　4

9. 心跳比平时快　　　　　　　　　　　　　　1　2　3　4

10. 无缘无故地感到疲乏　　　　　　　　　　　1　2　3　4

11. 头脑跟平常一样清楚　　　　　　　　　　　1　2　3　4

12. 觉得经常做的事情并没有困难	1　2　3　4
13. 觉得不安而平静不下来	1　2　3　4
14. 对将来抱有希望	1　2　3　4
15. 比平常容易生气激动	1　2　3　4
16. 觉得作出决定是容易的	1　2　3　4
17. 觉得自己是个有用的人，有人需要我	1　2　3　4
18. 生活过得很有意思	1　2　3　4
19. 如果我死了别人会生活得好些	1　2　3　4
20. 平常感兴趣的事我仍然照样感兴趣	1　2　3　4

附表－12　阳性与阴性症状量表（PANSS）

姓名_____　性别_____　年龄_____　文化程度_____

	无　极轻　轻度　中度　偏重　重度　极重
1. 阳性分量表	
P1 妄想	1　2　3　4　5　6　7
P2 概念紊乱	1　2　3　4　5　6　7
P3 幻觉行为	1　2　3　4　5　6　7
P4 兴奋	1　2　3　4　5　6　7
P5 夸大	1　2　3　4　5　6　7
P6 猜疑/被害	1　2　3　4　5　6　7
P7 敌对性	1　2　3　4　5　6　7
2. 阴性分量表	
N1 情感迟钝	1　2　3　4　5　6　7
N2 情绪退缩	1　2　3　4　5　6　7
N3 情感交流障碍	1　2　3　4　5　6　7
N4 被动/淡漠	1　2　3　4　5　6　7
N5 抽象思维	1　2　3　4　5　6　7
N6 交谈缺乏自发性和流畅性	1　2　3　4　5　6　7
N7 刻板思维	1　2　3　4　5　6　7
3. 一般精神病理性分量表	
G1 担心身体健康	1　2　3　4　5　6　7
G2 焦虑	1　2　3　4　5　6　7
G3 罪恶观念	1　2　3　4　5　6　7
G4 紧张	1　2　3　4　5　6　7
G5 装相和作态	1　2　3　4　5　6　7
G6 抑郁	1　2　3　4　5　6　7

G7 动作迟缓	1 2 3 4 5 6 7
G8 不合作	1 2 3 4 5 6 7
G9 异常思维内容	1 2 3 4 5 6 7
G10 定向障碍	1 2 3 4 5 6 7
G11 注意障碍	1 2 3 4 5 6 7
G12 自知力缺乏	1 2 3 4 5 6 7
G13 意志障碍	1 2 3 4 5 6 7
G14 冲动控制障碍	1 2 3 4 5 6 7
G15 先占观念	1 2 3 4 5 6 7

附表 –13　社会功能缺陷量表（SDSS）

姓名_____　性别_____　年龄_____　文化程度_____

以下的问题目的是了解受试者在家中和工作单位的一些情况，是否能做到他应该做的，在以下这些方面是否存在问题或困难。（1. 无缺陷　　2. 有些缺陷　　3. 严重缺陷）

1. 职业和工作（指工作和职业活动的能力、质量和效率，遵守劳动纪律和规章制度，完成生产任务，在工作中与他人合作等）

　　　　　　　　　　　　　　　　　　　　1　　　2　　　3

2. 婚姻职能（仅评已婚者。指夫妻间相互交流，共同处理家务，对对方负责，相互间的爱、支持和鼓励）

　　　　　　　　　　　　　　　　　　　　1　　　2　　　3

3. 父母职能（仅评有子女者，指对子女的生活照顾，情感交流，共同活动，以及关心子女的健康和成长）

　　　　　　　　　　　　　　　　　　　　1　　　2　　　3

4. 社会性退缩（指主动回避和他人交往）

　　　　　　　　　　　　　　　　　　　　1　　　2　　　3

5. 家庭外的社会活动（指和其他家庭及社会的接触和活动，以及参加集体活动的情况）

　　　　　　　　　　　　　　　　　　　　1　　　2　　　3

6. 家庭内活动过少（指在家庭中不做事，也不与人说话的情况）

　　　　　　　　　　　　　　　　　　　　1　　　2　　　3

7. 家庭职能（指日常家庭活动中应起的作用，如分担家务，参加家庭娱乐，讨论家事务等）

　　　　　　　　　　　　　　　　　　　　1　　　2　　　3

8. 个人生活自理（指保持个人身体、衣饰、住处的整洁，大小便习惯，进食等）

1　　2　　3

9. 对外界的兴趣和关心（了解和关心周围、当地和全国的重要消息和新闻）

1　　2　　3

10. 责任心和计划性（关心本人及家庭成员的进步，努力完成任务，发展新的兴趣或计划）

1　　2　　3

附表-14　世界卫生组织生存质量测定量表（WHOQOL）

姓名_____　性别_____　年龄_____　文化程度_____

指导语：这份问卷是要了解您对自己的生活质量、健康状况及日常活动的感觉如何，请您一定回答所有问题。如果某个问题您不能肯定如何回答，就选择最接近您自己真实感觉的那个答案。所有问题都请您按照自己的标准，或者自己的感觉来回答。注意所有问题都只是您最近两星期内的情况。

1. 您对自己的疼痛或不舒服担心吗
①根本不担心　　②很少担心　　③担心（一般）　　④比较担心　　⑤极担心

2. 您在对付疼痛或不舒服时有困难吗
①根本没困难　　②很少有困难　　③有困难（一般）　　④比较困难　　⑤极困难

3. 您觉得疼痛妨碍您去做自己需要做的事情吗
①根本不妨碍　　②很少妨碍　　③有妨碍（一般）　　④比较妨碍　　⑤极妨碍

4. 您容易累吗
①根本不客易　　②很少容易　　③容易（一般）　　④比较容易　　⑤极容易

5. 疲乏使您烦恼吗
①根本不烦恼　　②很少烦恼　　③烦恼（一般）　　④比较烦恼　　⑤极烦恼

6. 您睡眠有困难吗
①根本没困难　　②很少有困难　　③有困难（一般）　　④比较困难　　⑤极困难

7. 睡眠问题使您担心吗
①根本不但心　　②很少担心　　③担心（一般）　　④比较担心　　⑤极担心

8. 您觉得生活有乐趣吗
①根本没乐趣　　②很少有乐趣　　③有乐趣（一般）　　④比较有乐趣　　⑤极有乐趣

9. 您觉得未来会好吗
①根本不会好　　②很少会好　　③会好（一般）　　④会比较好　　⑤会极好

10. 在您生活中有好的体验吗
①根本没有　　②很少有　　③有（一般）　　④比较多　　⑤极多

11. 您能集中注意力吗
①根本不能　　②很少能　　③能（一般）　　④比较能　　⑤极能

12. 您怎样评价自己

①根本没价值　②很少有价值　③有价值（一般）　④比较有价值　⑤极有份值

13. 您对自己有信心吗

①根本没信心　②很少有信心　③有信心（一般）　④比较有信心　⑤极有信心

14. 您的外貌使您感到压抑吗

①根本投压抑　②很少有压抑　③有压抑（一般）　④比较压抑　⑤极压抑

15. 您外貌上有无使您感到不自在的部分

①根本没有　②很少有　③有（一般）　④比较多　⑤极多

16. 您感到忧虑吗

①根本没忧虑　②很少有忧虑　③有忧虑（一般）　④比较忧虑　⑤极忧虑

17. 悲伤或忧郁等感觉对您每天的活动有妨碍吗

①根本没妨碍　②很少有妨碍　③有妨碍（一般）　④比较妨碍　⑤极妨碍

18. 忧郁的感觉使您烦恼吗

①根本不烦恼　②很少烦恼　③烦恼（一般）　④比较烦恼　⑤极烦恼

19. 您从事日常活动时有困难吗

①根本没困难　②很少有困难　③有困难（一般）　④比较困难　⑤极困难

20. 日常活动受限制使您烦恼吗

①根本不烦恼　②很少烦恼　③烦恼（一般）　④比较烦恼　⑤极烦恼

21. 您需要依靠药物的帮助进行日常生活吗

①根本不需要　②很少需要　③需要（一般）　④比较需要　⑤极需要

22. 您需要依靠医疗的帮助进行日常生活吗

①根本不需要　②很少需要　③需要（一般）　④比较需要　⑤极需要

23. 您的生存质量依赖于药物或医疗辅助吗

①根本不依赖　②很少依赖　③依赖（一般）　④比较依赖　⑤极依赖

24. 生活中，您觉得孤单吗

①根本不孤单　②很少孤单　③孤单（一般）　④比较孤单　⑤极孤单

25. 您在性方面的需求得到满足吗

①根本不满足　②很少满足　③满足（一般）　④多数满足　⑤完全满足

26. 您有性生活困难的烦恼吗

①根本没烦恼　②很少有烦恼　③有烦恼（一般）　④比较烦恼　⑤极烦恼

27. 日常生活中您感受安全吗

①根本不安全　②很少安全　③安全（一般）　④比较安全　⑤极安全

28. 您觉得自己居住在一个安全和有保障的环境里吗

①根本没安全保障　②很少有安全保障　③有安全保障（一般）

④比较有安全保障　⑤总有安全保障

29. 您担心自己的安全和保障吗

①根本不担心　②很少担心　③担心（一般）　④比较担心　⑤极担心

30. 您住的地方舒适吗

①根本不舒适　②很少舒适　③舒适（一般）　④比较舒适　⑤极舒适

31. 您喜欢自己住的地方吗

①根本不喜欢　②很少喜欢　③喜欢（一般）　④比较喜欢　⑤极喜欢

32. 您有经济困难吗

①根本不困难　②很少有困难　③有困难（一般）　④比较困难　⑤极困难

33. 您为钱财担心吗

①根本不但心　②很少担心　③担心（一般）　④比较担心　⑤极担心

34. 您容易得到好的医疗服务吗

①根本不容易得到　　②很少容易得到　　③容易得到（一般）

④比较容易得到　　⑤极容易得到

35. 您空闲时间享受到乐趣吗

①根本没乐趣　②很少有乐趣　③有乐趣（一般）　④比较有乐趣　⑤极有乐趣

36. 您的生活环境对健康好吗

①根本不好　②很少好　③好（一般）　④比较好　⑤极好

37. 居住地的噪声问题使您担心吗

①根本不担心　②很少担心　③担心（一般）　④比较担心　⑤极担心

38. 您有交通上的困难吗

①根本没困难　②很少有困难　③有困难（一般）　④比较困难　⑤极困难

39. 交通上的困难限制您的生活吗

①根本没限制　②很少有限制　③有限制（一般）　④比较限制　⑤极限制

40. 您有充沛的精力去应付日常生活吗

①根本没精力　②很少有精力　③有精力（一般）　④多数有精力　⑤完全有精力

41. 您觉得自己的外形过得去吗

①根本过不去　②很少过得去　③过得去（一般）　④多数过得去　⑤完全过得去

42. 您能做自己日常生活的事情吗

①根本不能　②很少能　③能（一般）　④多数能　⑤完全能

43. 您依赖药物吗

①根本不依赖　②很少依赖　③依赖（一般）　④多数依赖　⑤完全依赖

44. 您能从他人那里得到您所需要的支持吗

①根本不能　②很少能　③能（一般）　④多数能　⑤完全能

45. 当需要时您的朋友能依靠吗

①根本不能依靠　②很少能依靠　③能依靠（一般）　④多数能依靠　⑤完全能依靠

46. 您住所的质量符合您的需要吗

①根本不符合　②很少符合　③符合（一般）　④多数符合　⑤完全符合

47. 您的钱够用吗

①根本不够用　②很少够用　③够用（一般）　④多数够用　⑤完全够用

48. 在日常生活中您需要的信息都齐备吗

①根本不齐备　　②很少齐备　　③齐备（一般）　　④多数齐备　　⑤完全齐备

49. 您有机会得到自己所需要的信息吗

①根本没机会　　②很少有机会　　③有机会（一般）　　④多数有机会　　⑤完全有机会

50. 您有机会进行休闲活动吗

①根本没机会　　②很少有机会　　③有机会（一般）　　④多数有机会　　⑤完全有机会

51. 您能自我放松和自找乐趣吗

①根本不能　　②很少能　　③能（一般）　　④多数能　　⑤完全能

52. 您有充分的交通工具吗

①根本没有　　②很少有　　③有（一般）　　④多数有　　⑤完全有

53. 您对自己的生存质量满意吗

①很不满意　　②不满意　　③即非满意也非不满意　　④满意　　⑤很满意

54. 总得来讲，您对自己的生活满意吗

①很不满意　　②不满意　　③即非满意也非不满意　　④满意　　⑤很满意

55. 您对自己的健康状况满意吗

①很不满意　　②不满意　　③即非满意也非不满意　　④满意　　⑤很满意

56. 您对自己的精力满意吗

①很不满意　　②不满意　　③即非满意也非不满意　　④满意　　⑤很满意

57. 您对自己的睡眠情况满意吗

①很不满意　　②不满意　　③即非满意也非不满意　　④满意　　⑤很满意

58. 您对自己学习新事物的能力满意吗

①很不满意　　②不满意　　③即非满意也非不满意　　④满意　　⑤很满意

59. 您对自己作决定的能力满意吗

①很不满意　　②不满意　　③即非满意也非不满意　　④满意　　⑤很满意

60. 您对自己满意吗

①很不满意　　②不满意　　③即非满意也非不满意　　④满意　　⑤很满意

61. 您对自己的能力满意吗

①很不满意　　②不满意　　③即非满意也非不满意　　④满意　　⑤很满意

62. 您对自己的外形满意吗

①很不满意　　②不满意　　③即非满意也非不满意　　④满意　　⑤很满意

63. 您对自己做日常生活事情的能力满意吗

①很不满意　　②不满意　　③即非满意也非不满意　　④满意　　⑤很满意

64. 您对自己的人际关系满意吗

①很不满意　　②不满意　　③即非满意也非不满意　　④满意　　⑤很满意

65. 您对自己的性生活满意吗

①很不满意　　②不满意　　③即非满意也非不满意　　④满意　　⑤很满意

66. 您对自己从家庭得到的支持满意吗

①很不满意　　②不满意　　③即非满意也非不满意　④满意　　⑤很满意

67. 您对自己从朋友那里得到的支持满意吗

①很不满意　　②不满意　　③即非满意也非不满意　④满意　　⑤很满意

68. 您对自己供养或支持他人的能力满意吗

①很不满意　　②不满意　　③即非满意也非不满意　④满意　　⑤很满意

69. 您对自己的人身安全和保障满意吗

①很不满意　　②不满意　　③即非满意也非不满意　④满意　　⑤很满意

70. 您对自己居住地的条件满意吗

①很不满意　　②不满意　　③即非满意也非不满意　④满意　　⑤很满意

71. 您对自己的经济状况满意吗

①很不满意　　②不满意　　③即非满意也非不满意　④满意　　⑤很满意

72. 您对得到卫生保健服务的方便程度满意吗

①很不满意　　②不满意　　③即非满意也非不满意　④满意　　⑤很满意

73. 您对社会福利服务满意吗

①很不满意　　②不满意　　③即非满意也非不满意　④满意　　⑤很满意

74. 您对自己学习新技能的机会满意吗

①很不满意　　②不满意　　③即非满意也非不满意　④满意　　⑤很满意

75. 您对自己获得新信息的机会满意吗

①很不满意　　②不满意　　③即非满意也非不满意　④满意　　⑤很满意

76. 您对自己使用空闲时间的方式满意吗

①很不满意　　②不满意　　③即非满意也非不满意　④满意　　⑤很满意

77. 您对周围的自然环境（如污染、气候、噪声、景色）满意吗

①很不满意　　②不满意　　③即非满意也非不满意　④满意　　⑤很满意

78. 您对自己居住地的气候满意吗

①很不满意　　②不满意　　③即非满意也非不满意　④满意　　⑤很满意

79. 你对自己的交通情况满意吗

①很不满意　　②不满意　　③即非满意也非不满意　④满意　　⑤很满意

80. 您与家人的关系愉快吗

①很不愉快　　②不愉快　　③即非愉快也非不愉快　④愉快　　⑤很愉快

81. 您怎样评价您的生存质量

①很差　　　　②差　　　　③不好也不差　　　④好　　　　⑤很好

82. 您怎样评价您的性生活

①很差　　　　②差　　　　③不好也不差　　　④好　　　　⑤很好

83. 您睡眠好吗

①很差　　　　②差　　　　③不好也不差　　　④好　　　　⑤很好

84. 您怎样评价自己的记忆力

①很差　　　　②差　　　　③不好也不差　　　④好　　　　⑤很好

85. 您怎样评价自己可以得到的社会服务的质量

①很差　　　　②差　　　　③不好也不差　　　④好　　　　⑤很好

86. 您有疼痛吗

①没有疼痛　　　　　　②偶尔有疼痛　　　③时有时无

④经常有疼痛　　　　　⑤总是有疼痛

87. 您通常有满足感吗

①没有满足感　　　　　②偶尔有满足感　　③时有时无

④经常有满足感　　　　⑤总是有满足感

88. 您有消极感受吗（如情绪低落、绝望、焦虑、忧郁）

①没有消极感受　　　　②偶尔有消极感受　③时有时无

④经常有消极感受　　　⑤总是有消极感受

89. 您能工作吗

①根本不能　　②很少能　　③能（一般）　　④多数能　　⑤完全能

90. 您觉得您能完成自己的职责吗

①根本不能　　②很少能　　③能（一般）　　④多数能　　⑤完全能

91. 您对自己的工作能力满意吗

①很不满意　　　　　　②不满意　　　　③即非满意也非不满意

④满意　　　　　　　　⑤很滴意

92. 您怎样评价自己的工作能力

①很差　　　　②差　　　　③不好也不差　　　④好　　　　⑤很好

93. 您行动的能力如何

①很差　　　　②差　　　　③不好也不差　　　④好　　　　⑤很好

94. 行动困难使您烦恼吗

①根本不烦恼　　②很少烦恼　　③烦恼（一般）　　④比较烦恼　　⑤极烦恼

95. 行动困难影响您的生活方式吗

①根本不影响　　②很少影响　　③影响（一般）　　④比较影响　　⑤极影响

96. 您对自己的行动能力满意吗

①很不满意　　　　　　②不满意　　　　③即非满意也非不满意

④满意　　　　　　　　⑤很满意

97. 您的个人信仰增添您生活的意义吗

①根本没增添　　　　　②很少有增添　　　③有增添（一般）

④有比较大增添　　　　⑤有极大增添

98. 您觉得自己的生活有意义吗

①根本没意义　　②很少有意又　　③有意义（一般）　　④比较有意又　　⑤极有意义

99. 您的个人信仰给您力量去对待困难吗

①根本没力量　　　　　②很少有力量　　　③有力量（一般）

④有比较大力量　　　　⑤有极大力量

100. 您的个人信仰帮助您理解生活中的困难吗

①根本没帮助　　　　　②很少有帮助　　　③有帮助（一般）

④有比较大帮助　　　　⑤有极大帮助

附加问题：

101. 家庭摩擦影响您的生活吗

①根本不影响　　　　　②很少影响　　　　③影响（一般）

④有比较大影响　　　　⑤有极大影响

102. 您的食欲怎么样

①很差　　　　②差　　　③不好也不差　　　④好　　　⑤很好

如果让您综合以上各方面（生理健康、心理健康、社会关系和周围环境等方面）给自己的生存质量打一个总分，您打多少分？（满分为100分）

附表－15　锥体外系副反应量表（RESES）

姓名＿＿＿＿＿＿　性别＿＿＿＿　年龄＿＿＿＿　文化程度＿＿＿＿＿＿

请根据在对病人进行检查或观察时的表现，对以下的题目，选择最符合病人的答案，进行判断评分。（1. 无　　2. 可疑　　3. 轻度　　4. 中度　　5. 重度）

1. 步态

（1）正常　　（2）病人步行时，臂的摆动减少　　（3）双臂摆动明显减少，伴有明显的手臂僵直　　（4）僵直的步态，伴有双臂直放在腹部前面　　（5）弯腰驼背、拖足而行的步态，伴有前冲或后倾

2. 落臂

（1）正常，双臂自由落下时具有粗重的拍击声，有轻微的回跳　　（2）落下稍缓慢，可听到较轻的拍击声，有轻微的回跳　　（3）落下缓慢，没有回跳　　（4）明显缓慢，全没有拍击声　　（5）双臂落下好像有抵抗一样，好像胶黏着一样

3. 摇肩

（1）正常　　（2）轻度发挺和抵抗　　（3）中度发挺和抵抗　　（4）明显的僵直，伴被动运动困难　　（5）极端的发挺和强直，肩膀几乎象冻僵了一样

4. 肘强直

（1）正常　　（2）轻度发挺和抵抗　　（3）中度发挺和抵抗　　（4）明显的僵直，伴被动运动困难　　（5）极端的发挺和强直，肩膀几乎象冻僵了一样

5. 固定姿势或腕强直

（1）正常　　（2）轻度发挺和抵抗　　（3）中度发挺和抵抗　　（4）明显的僵直，伴被动运动困难　　（5）极端的发挺和强直，肩膀几乎象冻僵了一样

6. 腿的摆动

（1）双腿自由摆动 （2）双腿摆动轻度减少 （3）摆动中度减少 （4）明显的抵抗和摆动的减幅 （5）摆动完全消失

7. 头颈部运动

（1）头自然落在诊查床上 （2）头落下稍缓慢，主要注意头部碰在诊查床上时有无扑咚声 （3）用眼睛可以观察到头落下时中度缓慢 （4）头落下时非常缓慢和僵硬 （5）头达不到诊查床上

8. 眉间轻敲

（1）0～5次眨眼 （2）6～10次眨眼 （3）11～15次眨眼 （4）16～20次眨眼 （5）21次以上眨眼

9. 震颤

（1）正常 （2）轻度的手指震颤，看起来或触起来是明显的 （3）间断地发生手或臂的震颤 （4）一个肢体或一个以上肢体持续性的震颤 （5）全身震颤

10. 流涎

（1）正常 （2）病人张口抬舌，有口涎积聚 （3）有口涎过多，偶有可能造成说话困难 （4）因为口涎过多而说话困难 （5）口涎径直外流

附表 –16 副反应量表（TESS）

姓名_____ 性别_____ 年龄_____ 文化程度_____

指导语：这份问卷适用于精神科医师评定各种精神药物引起副作用的成年病人。请根据病人报告、体格检查结果以及实验室报告作出相应评定，有些项目还应向病人家属或病房工作人员询问。评定时间为治疗前及治疗后2周、4周和6周各评定1次。

1. 中毒性意识模糊

（1）无该项症状 （2）极轻或可疑 （3）轻度 （4）仅见于晚上，短暂 （5）持续至白天

处理：（1）无 （2）加强观察 （3）予拮抗药 （4）减少剂量 （5）减少剂量并予拮抗药 （6）暂停治疗 （7）中止治疗

2. 兴奋激越

（1）无该项症状 （2）极轻或可疑 （3）有焦虑或恐惧 （4）有非持续性的激越性运动行为 （5）持续激越，如捶首、顿足和搓手等

处理：（1）无 （2）加强观察 （3）予拮抗药 （4）减少剂量 （5）减少剂量并予拮抗药 （6）暂停治疗 （7）中止治疗

3. 情绪抑郁

（1）无该项症状 （2）极轻或可疑 （3）问出来的心境抑郁 （4）主动诉述抑郁绝望，易哭 （5）伴阻滞的符合诊断标准的重症抑郁发作。

处理：（1）无　（2）加强观察　（3）予拮抗药　（4）减少剂量　（5）减少剂量并予拮抗药　（6）暂停治疗　（7）中止治疗

4. 活动增加

（1）无该项症状　（2）极轻或可疑　（3）非持续性，能自行控制　（4）持续性，不需外力控制　（5）持续，需他人干涉。

处理：（1）无　（2）加强观察　（3）予拮抗药　（4）减少剂量　（5）减少剂量并予拮抗药　（6）暂停治疗　（7）中止治疗。

5. 活动减退

（1）无该项症状　（2）极轻或可疑　（3）主动活动减少　（4）需外力推动才活动　（5）木僵或亚木僵。

处理：（1）无　（2）加强观察　（3）予拮抗药　（4）减少剂量　（5）减少剂量并予拮抗药　（6）暂停治疗　（7）中止治疗。

6. 失眠

（1）无该项症状　（2）极轻或可疑　（3）比平时睡眠减少2小时　（4）减少3~6小时　（5）减少6小时以上。

处理：（1）无　（2）加强观察　（3）予拮抗药　（4）减少剂量　（5）减少剂量并予拮抗药　（6）暂停治疗　（7）中止治疗。

7. 嗜睡

（1）无该项症状　（2）极轻或可疑　（3）白天嗜睡或睡觉2小时　（4）白天睡眠3~8小时　（5）白天睡8小时以上。

处理：（1）无　（2）加强观察　（3）予拮抗药　（4）减少剂量　（5）减少剂量并予拮抗药　（6）暂停治疗　（7）中止治疗。

8. 血象异常

（1）无该项症状　（2）极轻或可疑　（3）轻度　（4）血象化验异常，如白细胞减少　（5）严重异常，如白细胞缺乏。

处理：（1）无　（2）加强观察　（3）予拮抗药　（4）减少剂量　（5）减少剂量并予拮抗药　（6）暂停治疗　（7）中止治疗。

9. 肝功能

（1）无该项症状　（2）极轻或可疑　（3）轻度　（4）化验异常　（5）黄疸。

处理：（1）无　（2）加强观察　（3）予拮抗药　（4）减少剂量　（5）减少剂量并予拮抗药　（6）暂停治疗　（7）中止治疗。

10. 尿化验异常

（1）无该项症状　（2）极轻或可疑　（3）轻度　（4）化验结果为肯定异常　（5）严重异常。

处理：（1）无　（2）加强观察　（3）予拮抗药　（4）减少剂量　（5）减少剂量并予拮抗药　（6）暂停治疗　（7）中止治疗。

11. 肌强直

（1）无该项症状　（2）极轻或可疑　（3）肌张力轻度增高，不影响活动　（4）肌张力明显增高未用拮抗药　（5）肌张力极高，即使使用拮抗药亦不能逆转。

处理：（1）无　（2）加强观察　（3）予拮抗药　（4）减少剂量　（5）减少剂量并予拮抗药　（6）暂停治疗　（7）中止治疗。

12. 震颤

（1）无该项症状　（2）极轻或可疑　（3）自觉有震颤感，或闭目平伸双手有轻度震颤　（4）明显可见的震颤，影响精细活动　（5）震颤严重，影响生活，如无法进食。

处理：（1）无　（2）加强观察　（3）予拮抗药　（4）减少剂量　（5）减少剂量并予拮抗药　（6）暂停治疗　（7）中止治疗。

13. 扭转运动

（1）无该项症状　（2）极轻或可疑　（3）有，但不影响活动　（4）影响活动但不影响生活　（5）影响生活。

处理：（1）无　（2）加强观察　（3）予拮抗药　（4）减少剂量　（5）减少剂量并予拮抗药　（6）暂停治疗　（7）中止治疗。

14. 静坐不能

（1）无该项症状　（2）极轻或可疑　（3）自觉心烦，缺乏耐心，能自控　（4）因缺乏耐心，会谈时或工作中起立行走　（5）无法静坐，无法完成任务，不能自控。

处理：（1）无　（2）加强观察　（3）予拮抗药　（4）减少剂量　（5）减少剂量并予拮抗药　（6）暂停治疗　（7）中止治疗。

15. 口干

（1）无该项症状　（2）极轻或可疑　（3）主诉口腔黏膜干燥　（4）可查出的口腔黏膜干燥（对生活无严重影响）　（5）可明显查出的口腔黏膜干燥（严重影响病人的活动和生活）。

处理：（1）无　（2）加强观察　（3）予拮抗药　（4）减少剂量　（5）减少剂量并予拮抗药　（6）暂停治疗　（7）中止治疗。

16. 鼻塞

（1）无该项症状　（2）极轻或可疑　（3）自感鼻塞　（4）可见或可证实的鼻塞（如说话的声音；对生活无严重影响）　（5）可见或可证实的鼻塞（严重影响病人的活动和生活）。

处理：（1）无　（2）加强观察　（3）予拮抗药　（4）减少剂量　（5）减少剂量并予拮抗药　（6）暂停治疗　（7）中止治疗。

17. 视力模糊

（1）无该项症状　（2）极轻或可疑　（3）只是主诉　（4）影响视力的清晰度　（5）累及日常活动，如绊倒东西等。

处理：（1）无　（2）加强观察　（3）予拮抗药　（4）减少剂量　（5）减少剂

量并予拮抗药 （6）暂停治疗 （7）中止治疗。

18. 便秘

（1）无该项症状 （2）极轻或可疑 （3）便秘36小时以上 （4）4天以上的便秘 （5）需手通大便。

处理：（1）无 （2）加强观察 （3）予拮抗药 （4）减少剂量 （5）减少剂量并予拮抗药（6）暂停治疗 （7）中止治疗。

19. 唾液增加

（1）无该项症状 （2）极轻或可疑 （3）轻度 （4）唾液增多 （5）流口水。

处理：（1）无 （2）加强观察 （3）予拮抗药 （4）减少剂量 （5）减少剂量并予拮抗药 （6）暂停治疗 （7）中止治疗。

20. 出汗

（1）无该项症状 （2）极轻或可疑 （3）汗比平时多，或阵阵出汗 （4）汗比平时多，或阵阵出汗（对生活有些影响） （5）面部大汗淋漓。

处理：（1）无 （2）加强观察 （3）予拮抗药 （4）减少剂量 （5）减少剂量并予拮抗药 （6）暂停治疗 （7）中止治疗。

21. 恶心呕吐

（1）无该项症状 （2）极轻或可疑 （3）轻度 （4）恶心 （5）呕吐。

处理：（1）无 （2）加强观察 （3）予拮抗药 （4）减少剂量 （5）减少剂量并予拮抗药 （6）暂停治疗 （7）中止治疗。

22. 腹泻

（1）无该项症状 （2）极轻或可疑 （3）1天2次，（4）1天3~5次 （5）1天5次以上。

处理：（1）无 （2）加强观察 （3）予拮抗药 （4）减少剂量 （5）减少剂量并予拮抗药 （6）暂停治疗 （7）中止治疗。

23. 血压降低

（1）无该项症状 （2）极轻或可疑 （3）轻度 （4）比平时低10%以上 （4）降低20%以上 （5）低至难以测出。

处理：（1）无 （2）加强观察 （3）予拮抗药 （4）减少剂量 （5）减少剂量并予拮抗药 （6）暂停治疗 （7）中止治疗。

24. 头昏和头晕

（1）无该项症状 （2）极轻或可疑 （3）有头昏、头晕感，（4）伴失平衡感的头昏和头晕 （5）晕厥，失去知觉。

处理：（1）无 （2）加强观察 （3）予拮抗药 （4）减少剂量 （5）减少剂量并予拮抗药 （6）暂停治疗 （7）中止治疗。

附表 -17　住院病人观察量表（护士用）

姓名_____　性别_____　年龄_____　文化程度_____

指导语：该量表由临床护士依据对住院的成年精神病人病情的纵向观察，评定病人的行为障碍、病情演变及治疗效果，做出相应的选择。

1. 肮脏	（1）无 （2）有时有 （3）常常 （4）经常 （5）一直是
2. 不耐烦	（1）无 （2）有时有 （3）常常 （4）经常 （5）一直是
3. 哭泣	（1）无 （2）有时有 （3）常常 （4）经常 （5）一直是
4. 对周围活动感兴趣	（1）无 （2）有时有 （3）常常 （4）经常 （5）一直是
5. 不督促就一直坐着	（1）无 （2）有时有 （3）常常 （4）经常 （5）一直是
6. 容易生气	（1）无 （2）有时有 （3）常常 （4）经常 （5）一直是
7. 听到不存在的声音	（1）无 （2）有时有 （3）常常 （4）经常 （5）一直是
8. 衣着保持整洁	（1）无 （2）有时有 （3）常常 （4）经常 （5）一直是
9. 对人友好	（1）无 （2）有时有 （3）常常 （4）经常 （5）一直是
10. 不如意便心烦	（1）无 （2）有时有 （3）常常 （4）经常 （5）一直是
11. 拒绝做日常事务	（1）无 （2）有时有 （3）常常 （4）经常 （5）一直是
12. 易激动发牢骚	（1）无 （2）有时有 （3）常常 （4）经常 （5）一直是
13. 忘记事情	（1）无 （2）有时有 （3）常常 （4）经常 （5）一直是
14. 问而不答	（1）无 （2）有时有 （3）常常 （4）经常 （5）一直是
15. 对好笑的事发笑	（1）无 （2）有时有 （3）常常 （4）经常 （5）一直是
16. 进食狼藉	（1）无 （2）有时有 （3）常常 （4）经常 （5）一直是
17. 与人攀谈	（1）无 （2）有时有 （3）常常 （4）经常 （5）一直是
18. 自觉抑郁沮丧	（1）无 （2）有时有 （3）常常 （4）经常 （5）一直是
19. 谈论个人爱好	（1）无 （2）有时有 （3）常常 （4）经常 （5）一直是
20. 看到不存在的东西	（1）无 （2）有时有 （3）常常 （4）经常 （5）一直是
21. 提醒后才做事	（1）无 （2）有时有 （3）常常 （4）经常 （5）一直是
22. 不督促便一直睡着	（1）无 （2）有时有 （3）常常 （4）经常 （5）一直是
23. 自觉一无是处	（1）无 （2）有时有 （3）常常 （4）经常 （5）一直是
24. 不太遵守医院规则	（1）无 （2）有时有 （3）常常 （4）经常 （5）一直是
25. 难以完成简单任务	（1）无 （2）有时有 （3）常常 （4）经常 （5）一直是
26. 自言自语	（1）无 （2）有时有 （3）常常 （4）经常 （5）一直是
27. 行动缓慢	（1）无 （2）有时有 （3）常常 （4）经常 （5）一直是

28. 无故发笑	（1）无	（2）有时有	（3）常常	（4）经常	（5）一直是
29. 容易冒火	（1）无	（2）有时有	（3）常常	（4）经常	（5）一直是
30. 保持自身整洁	（1）无	（2）有时有	（3）常常	（4）经常	（5）一直是

附表 –18 艾森克个性测验（成人）

姓名_____ 性别_____ 年龄_____ 文化程度_____

以下一些问题要求按实际情况回答，不要猜测怎样才是正确的回答，因为不存在正确或错误的问题，也没有捉弄人的问题，将问题的意思看懂了就尽快回答，不要花很多时间去想。（1. 是   2. 否）

1. 你是否有许多不同的业余爱好	1	2
2. 你是否在做任何事情以前都要停下来仔细思考	1	2
3. 你的心境是否常有起伏	1	2
4. 你曾有过明知是别人的功劳而你去接受奖励的事吗	1	2
5. 你是否健谈	1	2
6. 欠债会使你不安吗	1	2
7. 你曾无缘无故觉得"真是难受"吗	1	2
8. 你曾经贪图过份外之物吗	1	2
9. 你是否在晚上小心翼翼地关好门窗	1	2
10. 你是否比较活跃	1	2
11. 你在见到小孩或动物受折磨时是否会感到非常难过	1	2
12. 你是否常为自己不该做而做了的事，不该说而说了的话而紧张吗	1	2
13. 你喜欢跳降落伞吗	1	2
14. 通常你能在热闹联欢会中尽情地玩吗	1	2
15. 你容易激动吗	1	2
16. 你曾经将自己的过错推给别人吗	1	2
17. 你喜欢会见陌生人吗	1	2
18. 你是否相信保险制度是一种好办法	1	2
19. 是一个容易伤感情的人吗	1	2
20. 你所有的习惯都是好的吗	1	2
21. 在社交场合你是否总不愿露头角	1	2
22. 你会服用有奇异或危险作用的药物吗	1	2

23. 你常有"厌倦"之感吗		1	2
24. 你曾拿过别人的东西（哪怕是一针一线）吗		1	2
25. 你是否常爱外出		1	2
26. 你是否从伤害你所宠爱的人而感到乐趣		1	2
27. 你常为有罪恶之感所苦恼吗		1	2
28. 你在谈论中是否有时不懂装懂		1	2
29. 你是否宁愿去看些书而不愿去多见人		1	2
30. 你有要伤害你的仇人吗		1	2
31. 你觉得自己是一个神经过敏的人吗		1	2
32. 对人有所失礼时你是否经常要表示歉意		1	2
33. 你有许多朋友吗		1	2
34. 你是否喜爱讲些有时确能伤害人的笑话		1	2
35. 你是一个多忧多虑的人吗		1	2
36. 你在童年是否按照吩咐要做什么便做什么，毫无怨言		1	2
37. 你认为你是一个乐天派吗		1	2
38. 你很讲究礼貌和整洁吗		1	2
39. 你是否总在担心会发生可怕的事情		1	2
40. 你曾损坏或遗失过别人的东西吗		1	2
41. 交新朋友时一般是你采取主动吗		1	2
42. 当别人向你诉苦时，你是否容易理解他们的苦衷		1	2
43. 你认为自己很紧张，如同"拉紧的弦"一样吗		1	2
44. 在没有废纸篓时，你是否将废纸扔在地板上		1	2
45. 当你与别人在一起时，你是否言语很少		1	2
46. 你是否认为结婚制度是过时了，应该废止		1	2
47. 你是否有时感到自己可怜		1	2
48. 你是否有时有点自夸		1	2
49. 你是否很容易将一个沉寂的集会搞得活跃起来		1	2
50. 你是否讨厌那种小心翼翼地开车的人		1	2
51. 你为你的健康担忧吗		1	2
52. 你曾讲过什么人的坏话吗		1	2
53. 你是否喜欢对朋友讲笑话和有趣的故事		1	2
54. 你小时曾对父母粗暴无礼吗		1	2

55. 你是否喜欢与人混在一起　　　　　　　　　　　　　　　1　　2

56. 你如知道自己工作有错误，这会使你感到难过吗　　　　　1　　2

57. 你失眠吗　　　　　　　　　　　　　　　　　　　　　　1　　2

58. 你吃饭前必定洗手吗　　　　　　　　　　　　　　　　　1　　2

59. 你常无缘无故感到无精打采和倦怠吗　　　　　　　　　　1　　2

60. 和别人玩游戏时，你有过欺骗行为吗　　　　　　　　　　1　　2

61. 你是否喜欢从事一些动作迅速的工作　　　　　　　　　　1　　2

62. 你的母亲是一位善良的妇人吗　　　　　　　　　　　　　1　　2

63. 你是否常常觉得人生非常无味　　　　　　　　　　　　　1　　2

64. 你曾利用过某人为自己取得好处吗　　　　　　　　　　　1　　2

65. 你是否常常参加许多活动，超过你的时间所允许　　　　　1　　2

66. 是否有几个人总在躲避你　　　　　　　　　　　　　　　1　　2

67. 你是否为你的容貌而非常烦恼　　　　　　　　　　　　　1　　2

68. 你是否觉得人们为了未来有保障而办理储蓄和保险所花的时间太多　1　　2

69. 你曾有过不如死了为好的愿望吗　　　　　　　　　　　　1　　2

70. 如果有把握永远不会被人发现，你会逃税吗　　　　　　　1　　2

71. 你能使一个集会顺利进行吗　　　　　　　　　　　　　　1　　2

72. 你能克制自己不对人无礼吗　　　　　　　　　　　　　　1　　2

73. 遇到一次难堪的经历以后，你是否在一段长时间内还感到难受　1　　2

74. 你患有"神经过敏"吗　　　　　　　　　　　　　　　　1　　2

75. 你曾经故意说些什么来伤害别人的感情吗　　　　　　　　1　　2

76. 你与别人的友谊是否容易破裂，虽然不是你的过错　　　　1　　2

77. 你常感到孤单吗　　　　　　　　　　　　　　　　　　　1　　2

78. 当人家寻你的差错，找你工作中的缺点时，你是否容易在精神上受挫伤　1　　2

79. 你赴约会或上班曾迟到过吗　　　　　　　　　　　　　　1　　2

80. 你喜欢忙忙碌碌和热热闹闹过日子吗　　　　　　　　　　1　　2

81. 你愿意别人怕你吗　　　　　　　　　　　　　　　　　　1　　2

82. 你是否觉得有时浑身是劲，而有时又是懒洋洋的吗　　　　1　　2

83. 你有时把今天应做的事拖到明天去做吗　　　　　　　　　1　　2

84. 别人认为你是生气勃勃的吗　　　　　　　　　　　　　　1　　2

85. 别人是否对你说了许多谎话　　　　　　　　　　　　　　1　　2

86. 你是否对某些事物容易冒火	1	2
87. 当你犯了错误时，你是否常常愿意承认它	1	2
88. 你会为动物落入圈套被捉拿而感到很难过吗	1	2

附表 –19　明尼苏达多相人格测验

姓名_____　性别_____　年龄_____　文化程度_____

本测验由许多与你有关的问题组成，当你阅读每一道题时，请考虑是否符合你自己的行为、感情、态度意见等，答案没有好坏对错，请根据第一印象进行选择，现在开始吧！

1. 我喜欢看机械方面的杂志	是	否
2. 我的胃口很好	是	否
3. 我早上起来的时候，多半觉得睡眠充足，头脑清醒	是	否
4. 我想我会喜欢图书管理员的工作	是	否
5. 我很容易被吵醒	是	否
6. 我喜欢看报纸上的犯罪新闻	是	否
7. 我的手脚经常是很暖和的	是	否
8. 我的日常生活中，充满了使我感兴趣的事情	是	否
9. 我现在工作（学习）的能力，和从前差不多	是	否
10. 我的喉咙里总好象有一块东西堵着似的	是	否
11. 一个人应该去了解自己的梦，并从中得到指导和警告	是	否
12. 我喜欢侦探小说或神秘小说	是	否
13. 我总是在很紧张的情况下工作	是	否
14. 我每个月至少有一两次拉肚子	是	否
15. 偶尔我会想到一些坏得说不出口的事	是	否
16. 我深信生活对我是残酷的	是	否
17. 我的父亲是一个好人	是	否
18. 我很少有大便不通的毛病	是	否
19. 当我干一件新的工作时，总喜欢别人告诉我，我应该接近谁	是	否
20. 我的性生活是满意的	是	否
21. 有时我非常想离开家	是	否

22. 有时我会哭一阵笑一阵，连我自己也不能控制 是 否

23. 恶心和呕吐的毛病使我苦恼 是 否

24. 似乎没有一个人了解我 是 否

25. 我想当一个歌唱家 是 否

26. 当我处境困难的时候，我觉得最好是不开口 是 否

27. 有时我觉得有鬼附在我身上 是 否

28. 当别人惹了我时，我觉得只要有机会就会报复，这是理所当然的 是 否

29. 我有胃酸过多的毛病，一星期要犯好几次，使我苦恼 是 否

30. 有时我真想骂人 是 否

31. 每隔几个晚上我就做恶梦 是 否

32. 我发现我很难把注意力集中到一件工作上 是 否

33. 我曾经有过很特别、很奇怪的体验 是 否

34. 我时常咳嗽 是 否

35. 假如不是有人和我作对，我一定会有更大的成就 是 否

36. 我很少担心自己的健康 是 否

37. 我从来没有为了我的性方面的行为出过事 是 否

38. 小的时候，有一段时间我干过小偷小摸的事 是 否

39. 有时我真想摔东西 是 否

40. 有很多时候我宁愿坐着空想，而不愿做任何事情 是 否

41. 我曾一连几天、几个星期、几个月什么也不想干，因为我总是提不起精神 是 否

42. 我家里人对我已选择的工作（或将要从事的职业）不满意 是 否

43. 我睡得不安，容易被惊醒 是 否

44. 我觉得我的头到处都疼 是 否

45. 有时我也讲假话 是 否

46. 我的判断力比以往任何时候都好 是 否

47. 每星期至少有一两次，我突然觉得无缘无故地全身发热 是 否

48. 当我与人相处的时候听到别人谈论稀奇古怪的事，我就心烦 是 否

49. 最好是把所有的法律全都不要 是 否

50. 有时我觉得我的灵魂离开了我的身体 是 否

51. 我的身体和我的大多数朋友一样健康 是 否

52. 遇到同学或不常见的朋友，除非他们先向我打招呼，不然我就装作没看见　　　　　　　　　　　　　　　　　　　　是　否

53. 一位牧师（和尚、道士、神父、阿訇等教士）能用祈祷和把手放在病人头上来治病　　　　　　　　　　　　　　　　　　是　否

54. 认识我的人差不多都喜欢我　　　　　　　　　　　　　是　否

55. 我从来没有因为胸部痛或心痛而感到苦恼　　　　　　　是　否

56. 我小时候，曾经因为胡闹而受过学校的处分　　　　　　是　否

57. 我和别人一见面就熟了（自来熟）　　　　　　　　　　是　否

58. 一切事情都由老天爷安排好了　　　　　　　　　　　　是　否

59. 我时常得听从某些人的指挥，其实他们还不如我高明　　是　否

60. 我不是每天都看报纸上的每一篇社论　　　　　　　　　是　否

61. 我从未有过正常的生活　　　　　　　　　　　　　　　是　否

62. 我的身体的某些部分，常有象火烧、刺痛、虫爬、麻木的感觉　　是　否

63. 我的大便正常，不难控制　　　　　　　　　　　　　　是　否

64. 有时我会不停地做一件事，直到别人不耐烦为止　　　　是　否

65. 我爱我的父亲　　　　　　　　　　　　　　　　　　　是　否

66. 我能在我周围看到其他人所看不到的东西、动物和人　　是　否

67. 我希望我能像别人那样快乐　　　　　　　　　　　　　是　否

68. 我从未感到脖子（颈）后面疼痛　　　　　　　　　　　是　否

69. 和我性别相同的人对我有强烈的吸引力　　　　　　　　是　否

70. 我过去经常玩"丢手帕"的游戏　　　　　　　　　　　　是　否

71. 我觉得许多人喜欢夸大自己的不幸，以便得到别人的同情和帮助　　是　否

72. 我为每隔几天或经常感到胃不舒服而烦恼　　　　　　　是　否

73. 我是个重要人物　　　　　　　　　　　　　　　　　　是　否

74. 男性：我总希望我是个女的；女性：我从不因为我是女的而遗憾　　是　否

75. 我有时发怒　　　　　　　　　　　　　　　　　　　　是　否

76. 我时常感到悲观失望　　　　　　　　　　　　　　　　是　否

77. 我喜欢看爱情小说　　　　　　　　　　　　　　　　　是　否

78. 我喜欢诗　　　　　　　　　　　　　　　　　　　　　是　否

79. 我的感情不容易受伤害　　　　　　　　　　　　　　　是　否

80. 我有时捉弄动物　　　　　　　　　　　　　　　　　　是　否

81. 我想我会喜欢干森林管理员那一类的工作　　　　　　　是　否

82. 和人争辩的时候，我常争不过别人　　　　　　　　　　　　是　否

83. 任何人只要他有能力，而且愿意努力工作是能成功的　　　是　否

84. 近来，我觉得很容易放弃对某些事物的希望　　　　　　　是　否

85. 有时我对别人的东西如鞋、手套等，虽然这些东西对我毫无用处，但
我总想摸摸它或把它偷来　　　　　　　　　　　　　　　　是　否

86. 我确实缺少自信心　　　　　　　　　　　　　　　　　　是　否

87. 我愿意做一名花匠　　　　　　　　　　　　　　　　　　是　否

88. 我总觉得人生是有价值的　　　　　　　　　　　　　　　是　否

89. 要使大多数人相信事实的真相，是要经过一番辩论的　　　是　否

90. 有时我将今天应该做的事，拖到明天去做　　　　　　　　是　否

91. 我不在乎别人拿我开玩笑　　　　　　　　　　　　　　　是　否

92. 我想当个护士　　　　　　　　　　　　　　　　　　　　是　否

93. 我觉得大多数人是为了向上爬而不惜说谎的　　　　　　　是　否

94. 许多事情，我做过以后就后悔了　　　　　　　　　　　　是　否

95. 我几乎每星期都去教堂（或常去寺庙）　　　　　　　　　是　否

96. 我几乎没和家里人吵过嘴　　　　　　　　　　　　　　　是　否

97. 有时我有一种强烈的冲动，去做一些惊人或有害的事　　　是　否

98. 我相信善有善报，恶有恶报　　　　　　　　　　　　　　是　否

99. 我喜欢参加热闹的聚会　　　　　　　　　　　　　　　　是　否

100. 我碰到一些千头万绪的问题，使我感到犹豫不决　　　　　是　否

101. 我认为女的在性生活方面，应该和男的有同等的自由　　　是　否

102. 我认为最难的是控制我自己　　　　　　　　　　　　　　是　否

103. 我很少有肌肉抽筋或颤抖的毛病　　　　　　　　　　　　是　否

104. 我似乎对什么事情都不在乎　　　　　　　　　　　　　　是　否

105. 身体不舒服的时候，我有时发脾气　　　　　　　　　　　是　否

106. 我总觉得我自己好象做错了什么事或犯了什么罪　　　　　是　否

107. 我经常是快乐的　　　　　　　　　　　　　　　　　　　是　否

108. 我时常觉得头胀鼻塞似的　　　　　　　　　　　　　　　是　否

109. 有些人太霸道，即使我明知他们是对的，也要和他们对着干　是　否

110. 有人想害我　　　　　　　　　　　　　　　　　　　　　是　否

111. 我从来没有为寻求刺激而去做危险的事　　　　　　　　　是　否

112. 我时常认为必须坚持那些我认为正确的事　　　　　　　　是　否

113.	我相信法制	是	否
114.	我常觉得头上好像有一根绷得紧紧的带子	是	否
115.	我相信人死后还会有"来世"	是	否
116.	我更喜欢我下了赌的比赛和游戏	是	否
117.	大部分人之所以是诚实的，主要是因为怕被人识破	是	否
118.	我有时因胡闹而被领导叫去	是	否
119.	我说话总是那样不快也不慢，不含糊也不嘶哑	是	否
120.	我在外边和朋友们一起吃饭的时候，比在家里规矩得多	是	否
121.	我相信有人暗算我	是	否
122.	我似乎和我周围的人一样精明能干	是	否
123.	我相信有人在跟踪我	是	否
124.	大多数人不惜用不正当的手段谋取利益，而不愿失掉机会	是	否
125.	我的胃有很多毛病	是	否
126.	我喜欢戏剧	是	否
127.	我知道我的烦恼是谁造成的	是	否
128.	看到血的时候，我既不怕，也不难受	是	否
129.	我自己时常弄不清为什么会这样爱生气和发牢骚	是	否
130.	我从来没有吐过血或咯过血	是	否
131.	我不为得病而担心	是	否
132.	我喜欢栽花或采集花草	是	否
133.	我从来没有放纵自己发生过任何不正常的性行为	是	否
134.	有时我的思想跑得太快都来不及表达出来	是	否
135.	假如我能不买票白看电影，而且不会被人发觉，我可能会去做的	是	否
136.	如果别人待我好，我常常怀疑他们别有用心	是	否
137.	我相信我的家庭生活，和我所认识的许多人一样幸福快乐	是	否
138.	批评和责骂都使我非常伤心	是	否
139.	有时我仿佛觉得我必须伤害自己或别人	是	否
140.	我喜欢做饭、烧菜	是	否
141.	我的行为多半受我周围人的习惯所支配	是	否
142.	有时我觉得我真是毫无用处	是	否
143.	小时候我曾加入过一个团伙，有福共享，有祸同当	是	否
144.	我喜欢当兵	是	否

145. 有时我想借故和别人打架   是   否

146. 我喜欢到处乱逛，如果不行，我就不高兴   是   否

147. 由于我经常不能当机立断，因而失去许多良机   是   否

148. 当我正在做一件重要事情的时候，如果有人向我请教或打扰我，我会不耐烦的   是   否

149. 我以前写过日记   是   否

150. 做游戏的时候，我只愿赢而不愿输   是   否

151. 有人一直想毒死我   是   否

152. 大多数晚上，我睡觉时不受什么思想干扰   是   否

153. 近几年来，大部分时间我的身体都很好   是   否

154. 我从来没有过抽疯的毛病   是   否

155. 现在我的体重既没有增加也没有减轻   是   否

156. 有一段时间，我自己做过的事情全不记得了   是   否

157. 我觉得我时常无缘无故地受到惩罚   是   否

158. 我容易哭   是   否

159. 我不能象从前那样理解我所读的东西了   是   否

160. 在我一生中，我从来没有感觉到像现在这么好   是   否

161. 有时候我觉得我的头一碰就疼   是   否

162. 我痛恨别人以不正当的手段捉弄我，使我不得不认输   是   否

163. 我不容易疲倦   是   否

164. 我喜欢研究和阅读与我目前工作有关的东西   是   否

165. 我喜欢结识一些重要人物，这样会使我感到自己也很重要   是   否

166. 我很害怕从高处往下看   是   否

167. 即使我家里有人犯法，我也不会紧张   是   否

168. 我的脑子有点毛病   是   否

169. 我不怕管钱   是   否

170. 我不在乎别人对我有什么看法   是   否

171. 在聚会当中，尽管有人出风头，如果让我也这样做，我会感到很不舒服   是   否

172. 我时常需要努力使自己不显出怕羞的样子   是   否

173. 我过去喜欢上学   是   否

174. 我从来没有昏倒过   是   否

175. 我很少头昏眼花　　　　　　　　　　　　　　　　　　　　　　是　否

176. 我不大怕蛇　　　　　　　　　　　　　　　　　　　　　　　　是　否

177. 我母亲是个好人　　　　　　　　　　　　　　　　　　　　　　是　否

178. 我的记忆力似乎还不错　　　　　　　　　　　　　　　　　　　是　否

179. 有关性方面的问题，使我烦恼　　　　　　　　　　　　　　　　是　否

180. 我觉得我遇到生人的时候就不知道说什么好了　　　　　　　　　是　否

181. 无聊的时候，我就会惹事寻开心　　　　　　　　　　　　　　　是　否

182. 我怕自己会发疯　　　　　　　　　　　　　　　　　　　　　　是　否

183. 我反对把钱给乞丐　　　　　　　　　　　　　　　　　　　　　是　否

184. 我时常听到说话的声音，而又不知道它是从哪里来的　　　　　　是　否

185. 我的听觉显然和大多数人一样好　　　　　　　　　　　　　　　是　否

186. 当我要做一件事的时候，我常发觉我的手在发抖　　　　　　　　是　否

187. 我的双手并没有变得笨拙不灵　　　　　　　　　　　　　　　　是　否

188. 我能阅读很长的时间，而眼睛不觉得累　　　　　　　　　　　　是　否

189. 许多时候，我觉得浑身无力　　　　　　　　　　　　　　　　　是　否

190. 我很少头痛　　　　　　　　　　　　　　　　　　　　　　　　是　否

191. 有时，当我难为情的时候会出很多的汗，这使我非常苦恼　　　　是　否

192. 走路时保持平稳，我并不困难　　　　　　　　　　　　　　　　是　否

193. 我没哮喘这一类病　　　　　　　　　　　　　　　　　　　　　是　否

194. 我曾经有过几次突然不能控制自己的行动或言语，但当时我的头脑
　　　还很清醒　　　　　　　　　　　　　　　　　　　　　　　　　是　否

195. 我所认识的人里不是个个我都喜欢　　　　　　　　　　　　　　是　否

196. 我喜欢到我从来没有到过的地方去游览　　　　　　　　　　　　是　否

197. 有人一直想抢我的东西　　　　　　　　　　　　　　　　　　　是　否

198. 我很少空想　　　　　　　　　　　　　　　　　　　　　　　　是　否

199. 我们应该把有关"性"方面的主要知识告诉孩子　　　　　　　　是　否

200. 有人想窃取我的思想和计划　　　　　　　　　　　　　　　　　是　否

201. 但愿我不象现在这样的害羞　　　　　　　　　　　　　　　　　是　否

202. 我相信我是一个被谴责的人　　　　　　　　　　　　　　　　　是　否

203. 假若我是一个新闻记者，我将喜欢报导戏剧界的新闻　　　　　　是　否

204. 我喜欢做一个新闻记者　　　　　　　　　　　　　　　　　　　是　否

205. 有时我控制不住想要偷一点东西　　　　　　　　　　　　　　　是　否

206. 我很信神，程度超过多数人　　　　　　　　　　　　　　　　　是　否

207. 我喜欢许多不同种类的游戏和娱乐　　　　　　　　　　　　是　　否

208. 我喜欢和异性说笑　　　　　　　　　　　　　　　　　　　是　　否

209. 我相信我的罪恶是不可饶恕的　　　　　　　　　　　　　　是　　否

210. 每一种东西吃起来味道都是一样　　　　　　　　　　　　　是　　否

211. 我白天能睡觉，晚上却睡不着　　　　　　　　　　　　　　是　　否

212. 我家里的人把我当做小孩子，而不把我当做大人看待　　　　是　　否

213. 走路时，我很小心地跨过人行道上的接缝　　　　　　　　　是　　否

214. 我从来没有为皮肤上长点东西而烦恼　　　　　　　　　　　是　　否

215. 我曾经饮酒过度　　　　　　　　　　　　　　　　　　　　是　　否

216. 和别人的家庭比较，我的家庭缺乏爱和温暖　　　　　　　　是　　否

217. 我时常感到自己在为某些事而担忧　　　　　　　　　　　　是　　否

218. 当我看到动物受折磨的时候，我并不觉得特别难受　　　　　是　　否

219. 我想我会喜欢建筑承包的工作　　　　　　　　　　　　　　是　　否

220. 我爱我的母亲　　　　　　　　　　　　　　　　　　　　　是　　否

221. 我喜欢科学　　　　　　　　　　　　　　　　　　　　　　是　　否

222. 即使我以后不能报答恩惠，我也愿向朋友求助　　　　　　　是　　否

223. 我很喜欢打猎　　　　　　　　　　　　　　　　　　　　　是　　否

224. 我父母经常反对那些和我交往的人　　　　　　　　　　　　是　　否

225. 有时我也会说说人家的闲话　　　　　　　　　　　　　　　是　　否

226. 我家里有些人的习惯，使我非常讨厌　　　　　　　　　　　是　　否

227. 人家告诉我，我在睡觉中起来走路（梦游）　　　　　　　　是　　否

228. 有时我觉得我非常容易地做出决定　　　　　　　　　　　　是　　否

229. 我喜欢同时参加几个团体　　　　　　　　　　　　　　　　是　　否

230. 我从来没有感到心慌气短　　　　　　　　　　　　　　　　是　　否

231. 我喜欢谈论两性方面的事　　　　　　　　　　　　　　　　是　　否

232. 我曾经立志要过一种以责任为重的生活，我一直照此谨慎从事　　是　　否

233. 我有时阻止别人做某些事，并不是因为那种事有多大影响，而是在
　　　"道义"上我应该干预他　　　　　　　　　　　　　　　　是　　否

234. 我很容易生气，但很快就平静下来　　　　　　　　　　　　是　　否

235. 我已独立自主，不受家庭的约束　　　　　　　　　　　　　是　　否

236. 我有很多心事　　　　　　　　　　　　　　　　　　　　　是　　否

237. 我的亲属几乎全都同情我　　　　　　　　　　　　　　　　是　　否

238. 有时我十分烦躁，坐立不安　　　　　　　　　　　　　　　是　　否

239. 我曾经失恋过　是　否

240. 我从来不为我的外貌而发愁　是　否

241. 我常梦到一些不可告人的事　是　否

242. 我相信我并不比别人更为神经过敏　是　否

243. 我几乎没有什么地方疼痛　是　否

244. 我的做事方法容易被人误解　是　否

245. 我的父母和家里人对我过于挑剔　是　否

246. 我的脖子（颈）上时常出现红斑　是　否

247. 我有理由妒忌我家里的某些人　是　否

248. 我有时无缘无故地，甚至在不顺利的时候也会觉得非常快乐　是　否

249. 我相信阴间有魔鬼和地狱　是　否

250. 有人想把世界上所能得到的东西都夺到手，我决不责怪他　是　否

251. 我曾经发呆（发愣）停止活动，不知道周围发生了什么事情　是　否

252. 谁也不关心谁的遭遇　是　否

253. 有些人所做的事，虽然我认为是错的，但我仍然能够友好地对待他们　是　否

254. 我喜欢和一些能互相开玩笑的人在一起　是　否

255. 在选举的时候，有时我会选出我不熟悉的人　是　否

256. 报纸上只有"漫画"最有趣　是　否

257. 凡是我所做的事，我都指望能够成功　是　否

258. 我相信有神　是　否

259. 做什么事情，我都感到难以开头　是　否

260. 在学校里，我是个笨学生　是　否

261. 如果我是个画家，我喜欢画花　是　否

262. 我虽然相貌不好看，也不因此而苦恼　是　否

263. 即使在冷天，我也很容易出汗　是　否

264. 我十分自信　是　否

265. 对任何人都不信任，是比较安全的　是　否

266. 每星期至少有一两次我十分兴奋　是　否

267. 人多的时候，我不知道说些什么话好　是　否

268. 在我心情不好的时候，总会有一些事使我高兴起来　是　否

269. 我能很容易使人怕我，有时我故意这样作来寻开心　是　否

270. 我离家外出的时候，从来不担心家里门窗是否关好、锁好了　　是　否

271. 我不责怪一个欺负了自找没趣的人　　是　否

272. 我有时精力充沛　　是　否

273. 我的皮肤上有一两处麻木了　　是　否

274. 我的视力和往年一样好　　是　否

275. 有人控制着我的思想　　是　否

276. 我喜欢小孩子　　是　否

277. 有时我非常欣赏骗子的机智，我甚至希望他能侥幸混过去　　是　否

278. 我时常觉得有些陌生人用挑剔的眼光盯着我　　是　否

279. 我每天喝特别多的水　　是　否

280. 大多数人交朋友，是因为朋友对他们有用　　是　否

281. 我很少注意我的耳鸣　　是　否

282. 通常我爱家里的人，偶尔也恨他们　　是　否

283. 假使我是一个新闻记者，我将很愿意报导体育新闻　　是　否

284. 我确信别人正在议论我　　是　否

285. 偶尔我听了下流的笑话也会发笑　　是　否

286. 我独自一个人的时候，感到更快乐　　是　否

287. 使我害怕的事比我的朋友们少得多　　是　否

288. 恶心呕吐的毛病使我苦恼　　是　否

289. 当一个罪犯可以通过能言善辩的律师开脱罪责时，我对法律感到厌恶　　是　否

290. 我总是在很紧张的情况下工作的　　是　否

291. 在我这一生中，至少有一两次我觉得有人用暗示指使我做了一些事　　是　否

292. 我不愿意同人讲话，除非他先开口　　是　否

293. 有人一直想要影响我的思想　　是　否

294. 我从来没有犯过法　　是　否

295. 我喜欢看《红楼梦》这一类的小说　　是　否

296. 有些时候，我会无缘无故地觉得非常愉快　　是　否

297. 我希望我不再受那种和性方面有关的念头所困扰　　是　否

298. 假若有几个人闯了祸，他们最好先编一套假话，而且不改口　　是　否

299. 我认为我比大多数人更重感情　　是　否

300. 在我的一生中，从来没有喜欢过洋娃娃　　是　否

301.	许多时候，生活对我来说是一件吃力的事	是	否
302.	对于某些事情我很敏感，以至使我不能提起	是	否
303.	在学校里，要我在班上发言，是非常困难的	是	否
304.	即使和人们在一起，我还是经常感到孤单	是	否
305.	应得的同情，我全得到了	是	否
306.	我拒绝玩那些我玩得不好的游戏	是	否
307.	有时我非常想离开家	是	否
308.	我交朋友差不多和别人一样地容易	是	否
309.	我不喜欢有人在我身旁	是	否
310.	有人不将自己的贵重物品保管好因而引起别人偷窃，这种人和小偷一样应受责备	是	否
311.	偶尔我会想到一些坏得说不出口的事	是	否
312.	我深信生活对我是残酷的	是	否
313.	我想差不多每个人都会为了避免麻烦说点假话	是	否
314.	我比大多数人更敏感	是	否
315.	我的日常生活中，充满着使我感兴趣的事情	是	否
316.	大多数人都是内心不愿意挺身而出去帮助别人的	是	否
317.	我的梦有好些是关于性方面的事	是	否
318.	我很容易感到不知所措	是	否
319.	我为金钱和事业忧虑	是	否
320.	我从来没有爱上过任何人	是	否
321.	我家里有些人所做的事，使我吃惊	是	否
322.	有时我会哭一阵，笑一阵，连我自己也不能控制	是	否
323.	我的母亲或父亲时常要我服从他，即使我认为是不合理的	是	否
324.	我发现我很难把注意力集中到一件工作上	是	否
325.	我几乎从不做梦	是	否
326.	我从来没有瘫痪过或是感到肌肉非常软弱无力	是	否
327.	即使我没有感冒，我有时也会发不出声音或声音改变	是	否
328.	似乎没有人能了解我	是	否
329.	有时我会闻到奇怪的气味	是	否
330.	我不能专心于一件事情上	是	否
331.	我很容易对人感到不耐烦	是	否
332.	我几乎整天都在为某件事或某个人而焦虑	是	否

333. 我所操心的事，远远超过了我所应该操心的　　　　　　　　　　是　　否

334. 大部分时间，我觉得我还是死了的好　　　　　　　　　　　　是　　否

335. 有时我会兴奋得难以入睡　　　　　　　　　　　　　　　　　是　　否

336. 有时我的听觉太灵敏了，反而使我感到烦恼　　　　　　　　　是　　否

337. 别人对我所说的话，我立刻就忘记了　　　　　　　　　　　　是　　否

338. 哪怕琐碎小事，我也再三考虑后才去做　　　　　　　　　　　是　　否

339. 有时为避免和某些人相遇，我会绕道而行　　　　　　　　　　是　　否

340. 我常常觉得好象一切都不是真的　　　　　　　　　　　　　　是　　否

341. 我有一个习惯，喜欢点数一些不重要的东西，像路上的电线杆等等　是　　否

342. 我没有真正想伤害我的仇人　　　　　　　　　　　　　　　　是　　否

343. 我提防那些对我过分亲近的人　　　　　　　　　　　　　　　是　　否

344. 我有一些奇怪和特别的念头　　　　　　　　　　　　　　　　是　　否

345. 在我独处的时候，我听到奇怪的声音　　　　　　　　　　　　是　　否

346. 当我必须短期离家出门的时候，我会感到心神不定　　　　　　是　　否

347. 我怕一些东西或人，虽然我明知他们是不会伤害我的　　　　　是　　否

348. 如果屋子里已经有人聚在一起谈话，这时要我一个人进去，我是一点也不怕的　是　　否

349. 我害怕使用刀子或任何尖利的东西　　　　　　　　　　　　　是　　否

350. 有时我喜欢折磨我所爱的人　　　　　　　　　　　　　　　　是　　否

351. 我似乎比别人更难于集中注意力　　　　　　　　　　　　　　是　　否

352. 有好几次我放弃正在做的事，因为我感到自己的能力太差了　　是　　否

353. 我脑子里出现一些坏的常常是可怕的字眼，却又无法摆脱它们　是　　否

354. 有时一些无关紧要的念头缠着我，使我好多天都感到不安　　　是　　否

355. 几乎每天都有使我害怕的事情发生　　　　　　　　　　　　　是　　否

356. 我总是将事情看得严重些　　　　　　　　　　　　　　　　　是　　否

357. 我比大多数人更敏感　　　　　　　　　　　　　　　　　　　是　　否

358. 有时我喜欢受到我心爱的人的折磨　　　　　　　　　　　　　是　　否

359. 有人用侮辱性的和下流的话议论我　　　　　　　　　　　　　是　　否

360. 我呆在屋里总感到不安　　　　　　　　　　　　　　　　　　是　　否

361. 即使和人们在一起，我仍经常感到孤单　　　　　　　　　　　是　　否

362. 我并不是特别害羞拘谨　　　　　　　　　　　　　　　　　　是　　否

363. 有时我的头脑似乎比平时迟钝　　　　　　　　　　　　　　　是　　否

364. 在社交场合，我多半是一个人坐着，或者只跟另一个人坐在一起，而不到人群里去　是　否

365. 人们常使我失望　是　否

366. 我很喜欢参加舞会　是　否

367. 有时我常感到困难重重，无法克服　是　否

368. 我常想"我要能再成为一个孩子就好了"　是　否

369. 如果给我机会，我一定能做些对世界大有益处的事　是　否

370. 我时常遇见一些所谓的专家，他们并不比我高明　是　否

371. 当我听说我所熟悉的人成功了，我就觉得自己失败了　是　否

372. 如果有机会，我一定能成为一个人民的好领袖　是　否

373. 下流的故事使我感到不好意思　是　否

374. 一般来说，人们要求别人尊重他们自己比较多，而自己却很少尊重别人　是　否

375. 我总想把好的故事记住，讲给别人听　是　否

376. 我喜欢搞输赢不大的赌博　是　否

377. 为了可以和人们在一起，我喜欢社交活动　是　否

378. 我喜欢人多热闹的场合　是　否

379. 当我和一群活泼的朋友在一起的时候，我的烦恼就消失了　是　否

380. 当人们说我的班组人闲话时，我从来不参与　是　否

381. 只要我开始做一件事，就很难放下，哪怕是暂时的　是　否

382. 我的小便不困难，也不难控制　是　否

383. 我常发现别人妒忌我的好主意，因为他们没能先想到　是　否

384. 只要有可能，我就避开人群　是　否

385. 我不怕见生人　是　否

386. 记得我曾经为了不想做某件事而装过病　是　否

387. 在火车和公共汽车上，我常跟陌生人交谈　是　否

388. 当事情不顺利的时候，我就想立即放弃　是　否

389. 我愿意让人家知道我对于事物的态度　是　否

390. 有些时间，我感到劲头十足，以至一连几天都不需要睡觉　是　否

391. 在人群中，如果叫我带头发言，或对我所熟悉的事情发表意见，我并不感到不好意思　是　否

392. 我喜欢聚会和社交活动　是　否

393. 面对困难或危险的时候，我总退缩不前　是　否

394. 我原来想做的事，假若别人认为不值得做，我很容易放弃　是　否

参考文献

1. 赵永厚，赵玉萍，等．中医神志病学学术体系与发展框架的构建［J］．中医杂志，2013，54（15）：1267－1272.

2. 赵永厚，赵玉萍，等．中医神志病学理论体系构建的学术意义［J］．中医杂志，2012，53（21）：1810－1811.

3. 赵永厚，赵玉萍，等．神志病的体用学说浅议［J］．中医杂志，2010，51（7）：665－666.

4. 李德新．中医基础理论［M］．北京：人民卫生出版社，2002.

5. 郑洪新．中医基础理论专题研究［M］．北京：人民卫生出版社，2009.

6. 江妙津．中医心神学说与临床［M］．北京：人民卫生出版社，2009.

7. 吴玉泓，朱向东．中医治未病之养生方法精粹［M］．兰州：甘肃文化出版社，2009.

8. 张介宾．景岳全书［M］．北京：人民卫生出版社，2012.

9. 蔡光先．情志病学［M］．北京：人民卫生出版社，2011.

10. 王祥生，崔承森，杨阿民．神志病古今名家验案全析［M］．北京：科学技术文献出版社，2010.

11. 颜德馨，颜乾麟，李俊德．颜德馨中医心脑病诊治精粹［M］．北京：人民卫生出版社，2009.

12. 丹波元坚．杂病广要［M］．北京：学苑出版社，2009.

13. 胡幼平．中医康复学［M］．上海：上海科学技术出版社，2008.

14. 丁甘仁．丁甘仁医案［M］．北京：人民卫生出版社，2007.

15. 朱文峰．中医诊断学［M］．北京：中国中医药出版社，2007.

16. 孙广仁．中医基础理论［M］．北京：中国中医药出版社，2007.

17. 周仲瑛．中医内科学［M］．北京：中国中医药出版社，2007.

18. 苏维霞．神志病名医秘验绝技［M］．北京：人民军医出版社，2006.

19. 季绍良，成肇智．中医基础理论［M］．北京：人民卫生出版社，2002.

20. 赵永厚．中医神志病学［M］．上海：上海中医药大学出版社，2009.

21. 张孝娟，黄小玲．中医心理治疗学［M］．北京：中国医药科技出版社，2006.

22. 燕良轼，曾练平．中国传统心理治疗理论与实践［J］．中国临床心理学杂志，2012，20（1）：1810－1811.

23. 王有广，戚琳玉，等．七情病中医论治探析［J］．中华中医药杂志，2008，23（9）：665－666.

24. 王有广，戚琳玉，等．初探七情病中医论治的思路与方法［J］．中国实用医药，2008，3（14）：65－66.

25. 石学敏．针灸学［M］．北京：中国中医药出版社，2007.

26. 严隽陶．推拿学［M］．北京：中国中医药出版社，2009.

27. 刘昭纯，郭海英．中医康复学［M］．北京：中国中医药出版社，2009.

28. 王旭东．中医养生康复学［M］．北京：中国中医药出版社，2004.

29. 魏玉香．常见脑病的中医治疗与康复［M］．北京：中国中医药出版社，2011.

30. 胡永善．新编康复医学［M］．上海：复旦大学出版社，2005.

31. 南登崑．实用康复医学［M］．北京：人民卫生出版社，2009.

32. 王善澄．实用康复精神医学［M］．长沙：湖南科技出版社，1997.

33. 张明园．精神科评定量表手册［M］．长沙：湖南科技出版社，1998.

34. 汪向东，王希林，马弘．心理卫生评定量表手册［M］．北京：中国心理卫生杂志社，1999.

35. 王彦恒．实用中医精神病学［M］．北京：人民卫生出版社，2000.

36. 沈渔邨．精神病学［M］．第5版．北京：人民卫生出版社，2009.

37. 庄家秀．实用中西医结合证治丛书癫狂痫分册［M］．北京：中国中医药出版社，1995.

38. 张明圆．精神病防治康复［M］．北京：华夏出版社，2002.

39. 李彤．针灸穴位治疗常见病一本通精神分裂症·抑郁症［M］．北京：中国中医药出版社，2012.

40. 曹幸徐，谢治橡，陈永顺．简明中西医结合精神病学［M］．西安：陕西科学技术出版社，2010.

41. 赵慧英．癫狂病的辨证治疗体会［J］．内蒙古中医药，2006，1：19－20.

42. 姜德友，宁式颖．癫狂病源流考［J］．中华中医药学刊，2008，26（12）：2544－2547.

43. 张登本．中医神经精神病学［M］．北京：中国医药科技出版社，2000.

44. 赵永厚，蔡定芳．中医神志病学［M］．上海：上海中医药大学出版社，2009.

45. 王永炎，鲁兆麟．中医内科学［M］．北京：人民卫生出版社，1999.

46. 叶天士．临证指南医案［M］．上海：上海人民出版社，1976.

47. 黄跃东．精神疾病中医临床治疗［M］．上海：上海科学技术出版社，1998.

48. 唐学游，唐罡．郁证论［M］．太原：山西科学科技出版社，1997.

49. 周仲瑛．常见病中医临床手册（第三版）［M］．北京：人民卫生出版社．2004.

50. 曹幸徐，谢治缘，陈永顺．简明中西医结合精神病学［M］．西安：陕西科学技术出版社．2002.

51. 和岚，韩巍，刘君．清肝安神法与镇脑安神法电针治疗原发性失眠症临床疗效对比观察［J］．中医杂志，2012，17：1482－1484.

52. 黄春华，陈建斌，黄鹏，等．从阳虚论治失眠中医文献评析［J］．中医杂志，2012，16：1412－1414.

53. 黄学英．常见疾病康复学［M］．北京：中国中医药出版社．2006.

54. 孙国杰．针灸学［M］．北京：人民卫生出版社．2000.

55. 王启才．针灸治疗学［M］北京：中国中医药出版社，2003.

56. 王海霞．多寐辨治之我见［J］．山东中医药大学学报，2004，28（2）：96.

57. 张殿全，孙忠人．中医药治疗发作性睡病的临床研究概况［J］．中医药学报，2007，35（1）：51.

58. 杨雪芹，李亚珍，董微．老年患者睡眠障碍辨证施护［J］．吉林医学，2009，30（12）：1136.

59. 张压西，于慧杰．历代医家对多梦症治的探讨［J］．湖北中医药大学学报，2011，13（6）：49.

60. 韦怀籍，袁野，曾裕宏，等．中医治疗多梦证的探讨［J］．甘肃中医，2005，18（7）：13.

61. 冯济凤．失眠与多梦的证治探讨［J］．贵阳中医学院学报，2000，22（3）：1.

62. 王启才．针灸治疗学［M］北京：中国中医药出版社，2003.

63. 于秀丽．梦游的病因病机［J］．中国中医基础医学杂志，1997，3（增刊下）：89.

64. 巴艳．冯化训教授治疗梦游症的经验［J］．四川中医，2009，27（11）：6.

65. 沈秀茹，霍西武．针刺配合耳压治疗梦游症13例［J］．中国民间疗法，2000，8（9）：11.

66. 徐虹. 推拿治疗梦游症 1 例［J］. 上海针灸杂志，1996，15（3）：188.

67. 宋宇昕. 中西医结合治疗健忘证之临床观察［J］. 科技信息，2008，28：297.

68. 邱立新. 浅析《辨证录》对健忘证的论治［J］. 内蒙古中医药，2006，4：3－4.

69. 臧明仁. 癫痫的中医治疗［M］. 济南：山东大学出版社，1989.

70. 张明圆. 精神病防治康复［M］. 北京：华夏出版社，2002.

71. 王士贞. 中医耳鼻喉科学［M］. 北京：中国中医药出版社. 2007：182.

72. 杨明，钟荣国，刘益. 100 例咽异感症患者病因和治疗分析［J］. 中外医疗，2010，4：72.

73. 李怀章. 180 例梅核气中医辨证分型治疗临床分析［J］. 中国实用医药，2007，2（3）：38－39.

74. 沙明杰. 自拟利咽解郁汤治疗梅核气 64 例临床疗效观察［J］. 中国当代医药，2010，6.17
（18）：86.

75. 李毅. 中医辨证结合心理辅导治疗梅核气 48 例［J］. 济南中医，2008，28（6）：50.

76. 范隆昌，王水庆. 奔豚气的鉴别诊断［J］. 中医药学报，1988（4）：10.

77. 陈光华. 谈《金匮》"奔豚气"与《内经》《难经》的关系［J］. 浙江中医学院学报，1983（3）：
4－7.

78. 杨雨田，武俊青. 奔豚气病源流探讨［J］. 中医文献杂志，1998（3）：15－16.

79. 单鸣. 奔豚病辨析［J］. 四川中医，1984（5）：4－5.

80. 王柄山，牟树理. 奔豚气与梅核气之临床及现代病理生理基础的探讨［J］. 黑龙江中医药，1989
（5）：40.

81. 古龙飞. 奔豚证的现代医学剖析［J］. 中国中西医结合杂志，1995（11）：696－697.

82. 王辉. 奔豚气病机理刍议［J］. 河北中医药学报，1997（4）：7.

83. 王克勤，王孝莹. 关于奔豚气的研究［J］. 国外医学中医中药分册，1988（4）：4－9.

84. 白明光，孙恩业，魏国华. 针灸治疗奔豚气 56 例［J］. 中国针灸，1999（1）：55.

85. 杨茂英. 电针治疗奔豚气 11 例［J］. 国医论坛，1995（4）：40.

86. 郭建山. 针药并用治疗奔豚证 158 例观察［J］. 中国民间疗法，1998（1）：44.

87. 张维平，刘蔼韵.《金匮》百合病及其方证研究之解析［J］. 上海中医药大学学报，1999，13
（4）：15－17.

88. 李群.《金匮》百合病病机要点与治疗原则之我见［J］. 黑龙江中医药，1985，28（1）：12－13.

89. 庄富强，王晓军，桑希生. 百合病病机之我见［J］. 中医药学报，2009，37（1）：77－78.

90. 周翔. 百合病病名及脏腑病位探析［J］. 辽宁中医杂志，2007，34（7）：901－902.

91. 艾华. 百合病与现代医学病名对照［J］. 实用中医内科杂志，1987，1（2）：90.

92. 姜德友，陈永坤. 百合病源流考［J］. 河南中医，2006，26（2）：13－15.

93. 张晔. 百合狐惑病的现代医学内涵启示［J］. 吉林中医药，2011，31（1）：1050－1051.

94. 刘馨雁，齐文升. 从百合病的组方及分量浅议热病后遗症的调治［J］. 北京中医，2010，29
（7）：522－524.

95. 丁德正. 试析百合病及其治疗［J］. 河南中医，2011，3（8）：831－832.

96. 曲丽芳. 以中医神志学说辨析百合病［J］. 上海中医药大学学报，2004，18（2）：8－9.

97. 赵天才，杨景锋. 张仲景辨治百合病思路探析［J］. 河南中医，2010，3（8）：729－730.

98. 任少辉，马晓峰. 从《金匮要略》谈仲景的护理学思想［J］. 长春中医药大学学报，2011，27
（4）：512－513.

99. 袁冰，Sonya Pritzker，石东平. 卑慄考略［J］. 中华医史杂志，2005，35（4）：206－208.

100. 赵金铎，王九一. 卑慄症［J］. 山东中医杂志，1985，42：36－37.

101. 柴巍, 柴崑. 柴瑞霭治疗卑慄症经验举隅 [J]. 中医杂志, 2010, 51 (1): 95 - 96.

102. 程羽, 孙增坤, 等. 焦虑的词源学研究 [J]. 中华中医药学刊, 2012, 30 (2): 271 - 273.

103. 秦竹, 杨晓丽, 卜德艳. 焦虑症中医理论溯源及其相关病症评述 [J]. 辽宁中医药大学学报, 2011, 13 (12): 23 - 26.

104. 易超, 郭王斌, 张永前. 刘淑霞治疗焦虑症经验 [J]. 河南中医, 2011, 31 (11): 1230 - 1231.

105. 毕国伟, 卢政男, 江泳. 抑郁症发病的基础病机之论阳气不足论 [J]. 成都中医药大学学报, 2011, 34 (3): 88 - 90.

106. 王玉露. 抑郁症发病原因及治疗概况 [J]. 福建中医药, 2009, 40 (3): 60 - 62.

107. 周杰, 赵文景. 论中医情志及情志疗法 [J]. 陕西中医, 2007, 28 (10): 1359 - 1360.

108. 王练, 李睿. 浅析中医养生重在调神 [J]. 辽宁中医药大学学报, 2009, 11 (9): 58 - 59.

109. 刘承才, 孔繁芝. 试论 "形神共养" 是中医养生和康复的基本原则 [J]. 山东中医学院学报, 1989, 13 (5): 7 - 10.

110. 张中菊, 华丹, 白雪. 浅析中医心理疗法 [J]. 医学信息: 4543 - 4544.

111. 郭子光, 张子游. 中医康复学 [M]. 成都: 四川科学技术出版社, 1986.

112. 陈立典. 康复医学基础 [M]. 北京: 人民卫生出版社, 2008.

113. 张玉珍. 中医妇科学 [M]. 北京: 中国中医药出版社, 2007.

114. 何裕民. 中医心理学临床研究 [M]. 北京: 人民卫生出版社, 2010.04.

115. 陈展霖, 张景明. 中医药治疗脏躁研究进展 [J]. 陕西中医学院学报, 1999, 22 (6): 48 - 49.

116. 邓敏, 古剑雄. 妇女更年期综合征的心理康复 [J]. 现代康复, 2000, 4 (3): 388 - 389.

117. 王正平, 李金田. 《伤寒论》 "烦" "躁" 证的辨证论治 [J]. 中医临床研究, 2012, 4 (10): 49 - 50.

118. 蔡胜彬, 赵学平. 《伤寒论》 烦躁病理浅析 [J]. 中医研究, 2002, 15 (6): 15 - 16.

119. 唐晓波. 《伤寒论》 烦躁证治浅析 [J]. 中医药学刊, 2006, 24 (2): 342 - 343.

120. 姜建国, 倪方利. 《伤寒论》 烦躁症之探讨 [J]. 内蒙古中医药, 1987, 3 (2): 25 - 27.

121. 刘艳芳, 邹德珠. 《伤寒论》 烦躁之探讨 [J]. 中医药学报, 1987 (2): 7 - 10.

122. 高星泽, 何新慧. 《伤寒论》 治烦躁与中医八法 [J]. 中国民族民间医药, 2012 (2): 15 - 16.

123. 周纯杰, 李宪良. 《伤寒论》 治疗烦躁症十六法辨析 [J]. 黑龙江中医药, 1987 (2): 11 - 13.

124. 吴幼存, 赵家驹. 烦躁证治 [J]. 天津中医, 1994, 11 (4): 41 - 42.

125. 林秋良. 王琦论治烦躁的思路与经验 [J]. 北京中医杂志, 2002, 21 (4): 207 - 209.

126. 滕晶. 中医 "烦躁状态" 概述及脉象探要 [J]. 中国中医急症, 2011, 20 (9): 1529 - 1530.

127. 曹贵珠, 戴长林. 张仲景对康复医学的贡献 [J]. 中国医药学报, 1995, 10 (6): 14 - 16.

128. 邓筱娟. 张仲景护病观初探 [J]. 河南中医, 2003, 23 (4): 1 - 2.

129. 周少林, 林汉芳, 王燕. 中医话康复 [J]. 甘肃中医, 2008, 21 (7): 45 - 46.

130. 张红兰, 郑文清. 中医心理治疗方法述评 [J]. 中华中医药学刊, 2008, 21 (7): 160 - 162.

131. 廖冬莲, 胡建春. 浅谈中医心理护理的体会 [J]. 基层医学坛, 2006, 10 (1): 48 - 49.

132. 付艳芬, 王剑华, 等. 中医心理治疗理论和方法研究 [J]. 大理学院学报, 2012, 11 (6): 68 - 71.

133. 洪兰. 常见心理及相关疾病的中医治疗 [M]. 北京: 中国中医药出版社, 2011.

134. 齐向华. 思虑过度状态辨治析要 [M]. 北京: 人民军医出版社, 2011.

135. 江泳, 汪卫东. 心理应激障碍中医疗法 [M]. 北京: 人民军医出版社, 2012.

136. 张伯华. 中医临床心理治疗学 [M]. 北京: 北京科学技术出版社, 2004.

137. 朱雪梅. 老年性痴呆病人的护理研究现状 ［J］. 护理研究, 2008, 22 (10)：2729 – 2730.

138. 贺菲菲. 老年血管性痴呆病人的护理 ［J］. 护理研究, 2008, 22 (增刊1)：93 – 94.

139. 王维治. 神经病学 (第5版) ［M］. 北京：人民卫生出版社, 2004.

140. 郭蕾, 张启明, 等. 证候规范化研究的思路和方法探讨 ［J］. 中国中西医结合杂志, 2006, 26 (3)：258 – 261.

141. 洪芳, 腾龙, 何建成. 老年性痴呆的常见证候和证候要素的现代文献研究 ［J］. 中华中医药学刊, 2011, 15 (10)：2291 – 2293.

142. 张璐. 张氏医通 ［M］. 太原：山西科技出版社, 2010.

143. 孙国杰. 针灸学 ［M］. 北京：人民卫生出版社. 2000.

144. 朱晨军, 包祖晓. 试论中医学中的"惊悸"病与焦虑症的关系 ［J］. 吉林中医药, 2009, 29 (12)：1018.

145. 刘从明, 杨建宇, 等. 中西医结合内科学 ［M］. 北京：中医古籍出版社, 2010. 511.

146. 齐向华. 失眠患者惊悸状态的理论和临床研究 ［J］. 中国中医基础医学杂志, 2005, 11 (9)：699 – 701.

147. 朱晓旭, 谢鸣. 焦虑症中医药治疗研究现状 (综述) ［J］. 北京中医药大学学报, 2002, 25 (3)：63.

148. 刘娟. 心悸的现代诊断及综合治疗 ［J］. 光明中医, 2010, 25 (11)：2119.

149. 赵玉芝. 心悸的中医药治疗 ［J］. 中国社区医师, 2007, 9 (11)：11.

150. 陈立典. 康复医学基础 ［M］. 北京：人民卫生出版社, 2008.

151. 张玉珍. 中医妇科学 ［M］. 北京：中国中医药出版社, 2007.

152. 乐杰. 妇产科学 ［M］. 第7版. 北京：人民卫生出版社：2008.

153. 万福英, 邹忠香, 崔爱香, 等. 临床实用妇产科学 ［M］. 上海：第二军医大学出版社, 2010.

154. 乌兰, 谈勇. 试论经行情志异常的中医诊治 ［J］. 南京中医药大学学报 (自然科学版), 2001, 17 (2)：118 – 119.

155. 刘萍萍. 周期性精神病 ［J］. 中国医药指南, 2011, 9 (21)：55 – 56.

156. 孙爱英. 产后精神障碍中医护理. 内蒙古中医药, 2010：155

157. 李志梅, 张雅军, 孙晓丹. 用中医的观点分析产后精神失常的病因与治疗 ［J］, 中国民康医学, 2006, 18 (1)：29

158. 张会颜. 产后忧郁的病因分析及护理干预 ［J］, 中国中医药, 2011, 9 (19)：77.

159. 胡伟青. 产后精神障碍及其护理进展 ［J］. 南方护理学报, 2004, 11 (4)：19.

160. 潘央飞, 郑小凤, 裘利敏. 中医治疗产后抑郁症的临床研究 ［J］, 中国乡村医药杂志, 2014, 4, 21 (8)：94 – 95.

161. 周燕蓉. 产后抑郁的中西医研究进展 ［D］. 成都：成都中医药大学. 南方护理学报, 2006.

162. 夏桂成. 中医临床妇科学 (第2版) ［M］. 北京：人民卫生出版社, 2007.

163. 唐顺英. 海洛因成瘾的针刺治疗与调护 ［J］. 中国民间疗法, 2000.8 (3)：11 – 12.

164. 徐克. 戒除酒瘾首先消除心理障碍 ［J］. 健康天地, 2011, 6：73.

165. 刘洋洋, 苏沛珠, 张贵锋. 中医药治疗网络成瘾的临床思路探讨 ［J］. 中国现代医药杂志, 2012, 12 (5)：119 – 121.

166. 庞隐. 中西医结合治疗少年网络成瘾综合征 ［J］. 现代中西医结合杂志, 2009, 18 (4)：362 – 363.

167. 吴瑶, 程为平. 程为平教授治疗脑鸣症验案3则 ［J］. 光明中医, 2009. 24 (10)：1966 – 1967.

168. 郎涛，安佰海．脑鸣诊治探讨［J］．河南中医，2009，10：56－57.

169. 王丽慧，刘庆宪．脑鸣的中医研究进展［J］．神经病学与神经康复学杂志，2010，7（3）：185－186.

170. 胡昱，仝桂兰．针刺治疗脑鸣18例临床疗效观察［J］．长春中医药大学学报，2007，23（1）：43－44.

171. 任喜洁，任喜尧，刘艳华．中医药治疗邪祟病的研究概况［J］．中国中医药杂志，2004，2（1）：1－2.

172. 丁德正．花癫症证治［J］．河南中医，1988，5：28.

173. 李恒生．浅谈遗精［J］．中国性科学，2005，14（10）：23－24.

174. 王克非，张军武，时桂华．心肾不交致频发梦遗证治［J］．中医药杂志，1999，4：36－37.

175. 田丙周．针治梦遗1例［J］．上海针灸杂志，1996，15（1）：46.

176. 田旭升．浅谈抑郁症与中医学相关疾病对应关系［J］．新中医，2007，39（7）：97－98.

177. 郭蓉娟，欧阳帅领，崔丽凤．抑郁症中医药研究现状［J］．环球中医药，2009，2（1）：19－26.